ŒUVRES OPHTALMOLOGIQUES

DE

THOMAS YOUNG

TRADUITES ET ANNOTÉES

PAR

M. TSCHERNING

DIRECTEUR ADJOINT DU LABORATOIRE D'OPHTALMOLOGIE A LA SORBONNE

PRÉCÉDÉES DU PORTRAIT DE YOUNG, DE SON ÉLOGE PAR FRANÇOIS ARAGO
ET D'UNE PRÉFACE PAR ÉMILE JAVAL

PUBLICATION FAITE AUX FRAIS DE LA FONDATION CARLSBERG

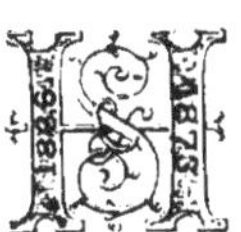

COPENHAGUE

ANDR.-FRED. HÖST & SÖN, ÉDITEURS

MDCCCXCIV

ŒUVRES OPHTALMOLOGIQUES

DE

THOMAS YOUNG

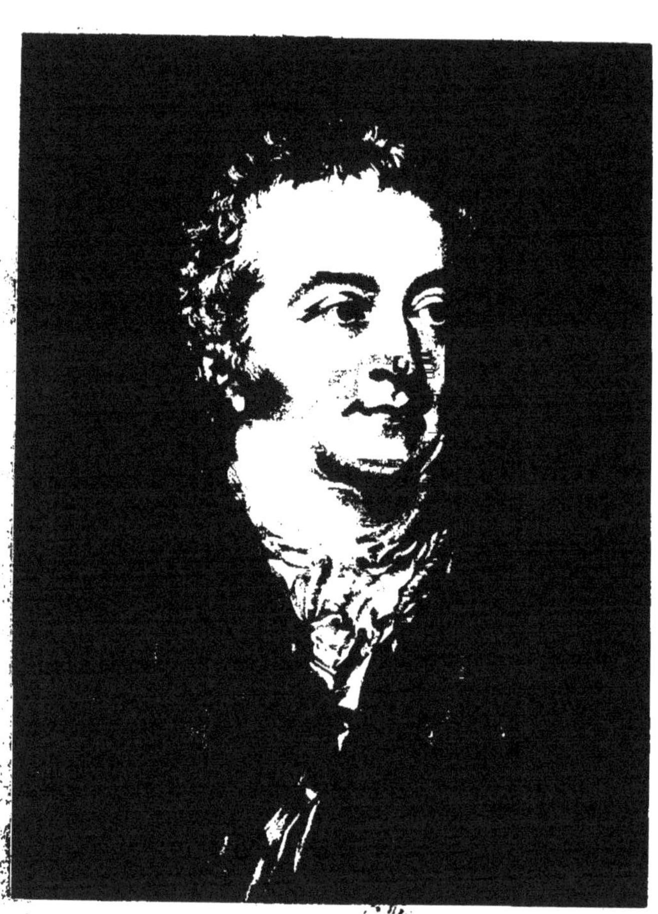

THOMAS YOUNG, M.D., F.R.S.

ŒUVRES OPHTALMOLOGIQUES

DE

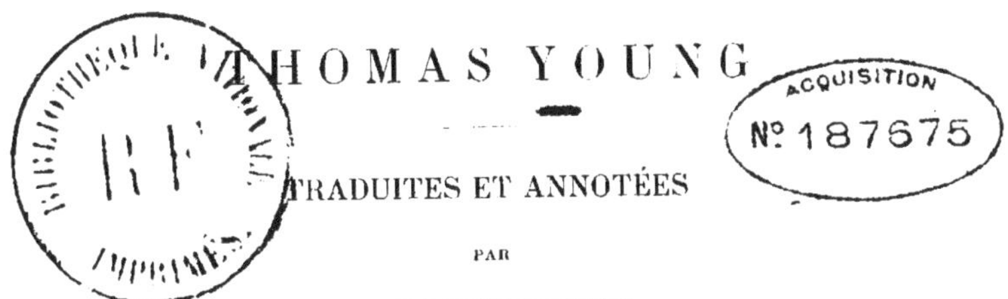

THOMAS YOUNG

TRADUITES ET ANNOTÉES

PAR

M. TSCHERNING

DIRECTEUR ADJOINT DU LABORATOIRE D'OPHTALMOLOGIE A LA SORBONNE

PRÉCÉDÉES DU PORTRAIT DE YOUNG, DE SON ÉLOGE PAR FRANÇOIS ARAGO ET D'UNE PRÉFACE PAR ÉMILE JAVAL

PUBLICATION FAITE AUX FRAIS DE LA FONDATION CARLSBERG

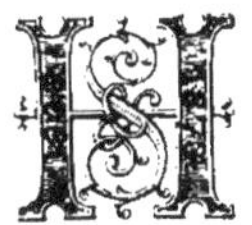

COPENHAGUE

ANDR.-FRED. HÖST & SÖN, ÉDITEURS

MDCCCXCIV

COPENHAGUE. — IMPRIMERIE GRAEBE

PRÉFACE

C'est avec un grand plaisir que j'accepte l'honneur de présenter aux confrères de la spécialité cette traduction des mémoires de Thomas Young, relatifs à l'optique physiologique, car je ne connais pas de lecture plus suggestive.

Ceux qui s'intéressent à l'histoire de l'ophtalmologie partageront notre admiration pour le savant qui, à vingt-sept ans, avait pénétré si avant dans les problèmes les plus difficiles de l'optique de l'œil. Leur surprise grandira encore quand ils verront avec quelle simplicité de moyens l'illustre Anglais allait droit au but, et résolvait des problèmes qui n'avaient même pas été posés par ses prédécesseurs.

De même que les littérateurs recherchent l'édition *princeps* d'un auteur, les hommes de science doivent remonter aux sources et lire les mémoires originaux, car les compilateurs n'ont pris, bien souvent, dans ces mémoires, que ce qui était à leur portée, laissant de côté précisément les parties les plus fortes, parce qu'elles devancent trop les connaissances des contemporains ou parce qu'elles sont inachevées.

Aux lecteurs qui, arrêtés par quelque passage difficile, voudraient consulter le texte anglais, je conseillerai de ne pas recourir à la réimpression Peacock, où l'éditeur, croyant faire mieux, a dénaturé les dessins originaux de l'auteur, qui, dans les *Transactions*, ont un caractère bien plus marqué de vérité. L'auteur lui-même, en retouchant son œuvre, risque parfois de la gâter : je citerai, par exemple, la fig. 67 (p. 181) qui, dans les *lectures* de YOUNG, présente un aspect symétrique et qui, dans le mémoire original, décèle l'asymétrie de l'œil de l'auteur dans le méridien horizontal. — Dans une réédition ou une traduction, des fautes peuvent se glisser, attribuables à la meilleure intention. Remarquez, par exemple, le doute exprimé à tort par le traducteur (p. 191) sur la différence trouvée par YOUNG entre la réfraction centrale et la réfraction périphérique pendant l'accommodation : des observations qu'il a faites tout récemment démontrent que, loin d'être le résultat d'une erreur, cette différence est réelle et d'une très grande importance pour la théorie de l'accommodation.

Les mémoires de YOUNG ont déjà fourni une ample moisson aux physiologistes. v. HELMHOLTZ leur a emprunté, entre autres, la théorie des trois couleurs fondamentales, connue sous le nom de théorie YOUNG-HELMHOLTZ. — DONDERS y a pris, non moins loyalement, la formule de l'amplitude de l'accommodation, et bien d'autres idées, moins importantes, dont les auteurs plus récents ont attribué la paternité au physiologiste d'*Utrecht*.

Notre laboratoire a constamment vécu sur TH. YOUNG. Pour pousser plus loin dans la direction marquée par ce savant, nous avons perfectionné les ophtalmomètres et les optomètres, auxquels les noms de nos collaborateurs, SCHIOETZ, NORDENSON, SULZER, BULL, resteront attachés[1]. Plus résolument encore que ses prédécesseurs, M. TSCHERNING s'est engagé dans cette même voie, et on comprendra le sentiment de reconnaissance qui lui a fait interrompre ses recherches personnelles pour mettre au jour la présente traduction des œuvres du Père de l'ophtalmologie moderne. On lui en saura d'autant plus de gré qu'il lui a fallu plus d'effort pour écrire dans une langue d'adoption, qui s'est parfois montrée un peu marâtre. . .

[1] Les travaux exécutés au laboratoire d'ophtalmologie à la Sorbonne paraissent dans le compte rendu annuel des travaux de la *Société française d'ophtalmologie*.

Au cours de cette publication, le traducteur s'est permis d'intercaler quelques commentaires des passages les plus obscurs et la description de ses principales expériences.

S'il a été beaucoup glané dans TH. YOUNG, il reste encore à moissonner. C'est ainsi que, depuis l'impression de ce qui suit, M. TSCHERNING a acquis des vues bien plus nettes sur le mécanisme par lequel le cristallin se déforme, vues qu'il a exposées dans les *Archives de physiologie* (janvier 1894) et dans la *Revue des sciences* d'OLIVIER (février 1894).

Grâce à ces dernières expériences, il paraît certain qu'au lieu de se produire par le mécanisme décrit par v. HELMHOLTZ, la déformation du cristallin, nécessaire pour voir les objets voisins, résulte d'une traction exercée sur les bords de cette lentille, dont le milieu se bombe grâce à la dureté du noyau. THOMAS YOUNG avait déjà prouvé que la déformation se comporte ainsi et avait affirmé que ce changement de forme rend nécessaire la contraction pupillaire qui accompagne l'accommodation, mais cette partie de son mémoire n'avait pas arrêté l'attention de lecteurs tels qu'ARAGO et v. HELMHOLTZ, et le mécanisme par lequel se produit la déformation lui avait échappé. M. TSCHERNING a donc fait faire un pas décisif à la théorie de l'accommodation.

S'il m'a été facile d'indiquer les principaux travaux issus de la lecture de notre auteur, il est plus malaisé de dresser la liste de ceux qui restent à faire. Je signalerai cependant, parmi les questions d'utilité pratique, dont la solution ne saurait se faire attendre, l'aplanétisation et l'achromatisation de l'œil humain et sa correction pour la vision indirecte, questions qu'il a soulevées et dont l'étude est facilement abordable par les procédés dont on dispose actuellement ; je pense aussi que, dans un avenir rapproché, on arrivera à analyser des défauts optiques dont la correction s'obtiendra par des combinaisons autres que les verres sphéro-cylindriques et toriques, auxquels se restreint actuellement notre arsenal de lunettes. Puisse la lecture du présent volume être le point de départ d'un réveil d'activité dans les études d'optique physiologique, un peu abandonnées depuis vingt ans !

Cette préface passant sous les yeux de M. Tscherning, sa modestie m'interdit d'insister sur l'importance de ses travaux ; mais je reste libre d'exprimer toute la reconnaissance de l'auteur pour M. Potier, dont la lucidité et la bienveillance ont toujours été au service des travailleurs de bonne volonté.

A la Sorbonne, mars 1894

Emile Javal.

TABLE DES MATIÈRES

Page

Préface par M. Émile Javal

Introduction par M. Tscherning 1

Éloge de Th. Young par François Arago 13

Œuvres ophtalmologiques de Th. Young :

I. Observations sur la vision 59

II. Sur le mécanisme de l'œil 73

III. Travaux concernant la vision des couleurs 215

IV. La vision 233

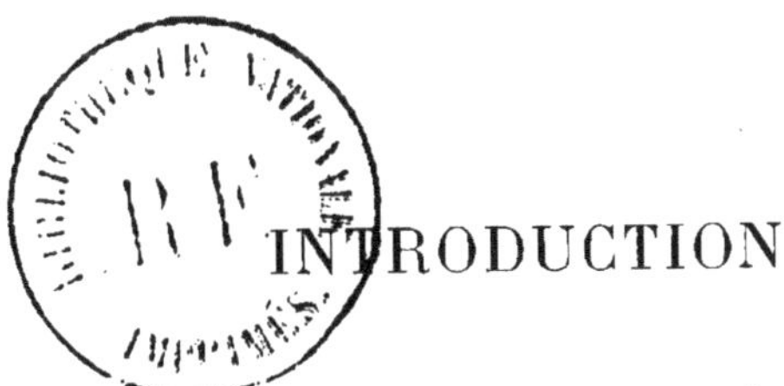

INTRODUCTION

Il nous a paru indispensable de faire précéder la présente traduction des principales œuvres ophtalmologiques de THOMAS YOUNG de quelques mots d'introduction pour en préciser aussi bien l'importance au point de vue de l'ophtalmologie, que la place considérable qu'elles occupent dans l'histoire de cette science. Ce faisant, nous aurons sans doute suffisamment démontré le besoin auquel répond cette publication qui n'a jamais été faite, à notre connaissance, en langue française.

L'ophtalmologie qui, actuellement, comprend la connaissance de la structure et de toutes les fonctions non seulement de l'œil sain mais aussi de l'œil malade, ainsi que les moyens de le guérir, s'est depuis un peu plus d'un siècle, développée en quelque sorte à l'état de science spéciale. Primitivement elle bifurquait en deux branches. L'une, plus théorique, faisait partie de l'optique et, pour ce motif, restait confinée dans le domaine propre des physiciens. L'autre plus particulièrement pratique, se rattachait à la Chirurgie générale. Or, on peut considérer que YOUNG fut le fondateur de l'optique physiologique, comme DAVIEL le fut de la Chirurgie oculaire moderne.

Cela ne veut pas dire, bien entendu, que YOUNG fut le premier et seul initiateur de toute connaissance de l'œil. Avant lui la découverte de la chambre obscure (PORTA, LÉONARDO environ en l'an

1500) avait naturellement provoqué la comparaison de l'œil humain avec cet appareil. KEPLER (1604) avait expliqué la formation de l'image au fond de l'œil. SCHEINER (1619) avait exécuté ses célèbres expériences, MARIOTTE (1668) avait découvert la tache aveugle, et NEWTON (1704) la décomposition de la lumière blanche. On savait aussi que l'œil pouvait s'accommoder à différentes distances, mais le mécanisme de l'accommodation demeurait inconnu et sur ce point le monde des savants était divisé en plusieurs camps ne jurant chacun que par son hypothèse propre.

Parmi les anomalies de la réfraction, la myopie était connue depuis l'époque la plus reculée. A maintes remarques surgissant ça et là, on s'aperçoit que l'hypermétropie n'était pas absolument lettre close. YOUNG lui-même la mentionne plusieurs fois sans la considérer comme neuve.

Mais lorsque, quittant la domaine de l'ancienne ophtalmologie, on entre dans le champ ouvert par les travaux de YOUNG, on semble tomber dans un monde nouveau. Ses œuvres donnent pleinement la sensation de la modernité ; on les dirait d'hier à peine. Il sait et il prouve que l'œil, accommodé à l'état de repos pour la distance la plus grande, peut avec un effort s'accommoder à de plus faibles distances, et obtient ce changement par une augmentation de courbure du cristallin. Ses données sur la construction optique de l'œil n'auraient besoin que de quelques légères corrections pour être à la hauteur de nos connaissances actuelles. Par sa détermination de l'indice du cristallin il obtient un résultat auquel, après de grands écarts, force a été de revenir. Il découvre l'astigmatisme, mesure son dégré et propose de le corriger à l'aide de verres sphériques placés obliquement, moyen que le public emploie aujourd'hui plus souvent qu'on ne le pense. Il détermine la position du remotum, l'amplitude de l'accommodation, les limites du champ visuel et du champ de regard, l'aberration chromatique de l'œil, l'angle α etc. etc. Toutes ces découvertes et observations sont condensées dans son admirable mémoire „Sur le mécanisme de l'œil" (1801), qu'il écrivait, dit-il lui-même, à l'âge de 27 ans et dans l'espace de quelques mois — mémoire qui est, tout à la fois et en réalité une dioptrique complète de l'œil humain et un traité des anomalies de refraction, en ce sens que tous les cadres y ont été consignés et prévus, quelques-uns même restés vides encore, de telle sorte qu'à l'heure actuelle il suffirait d'y joindre la nomenclature moderne et des observations cliniques pour le rendre complet. Malheureusement celles-ci font complètement défaut, car à part quelques amis, YOUNG ne semble avoir jamais examiné d'autres yeux que les siens. On se demande jusqu'à quel point serait avancée notre spécialité aujourd'hui, si par un hasard heureux YOUNG avait été placé à la tête d'un service d'ophtalmologie, au lieu d'être forcé de gagner sa vie en exerçant la médécine générale, qui ne lui réussissait pas du tout.

Par la suite YOUNG semble avoir comme abandonné cet ordre de recherches. En tout cas, les résultats qu'il en a publiés sont d'assez mince importance. Ils les a consignés dans ses leçons de Philosophie naturelle en un chapitre qui fait un excellent petit traité populaire d'optique physiologique, mais qui ne contient que peu d'observations personnelles. — Il faut, toutefois, faire exception pour sa théorie de la vision des couleurs, qui de tout ce qu'il a publié sur l'optique physiologique a certainement contribué le plus à sa gloire, quoiqu'il ait témoigné en faire peu de cas par la façon dont il en parle dans ses „lectures“. Nous devons avouer, du reste, que nous même préférons de beaucoup le mémoire „sur le mécanisme de l'œil“.

Malgré leur originalité et leur haute valeur, les travaux de YOUNG ne parvenaient pas à fixer l'attention en Angleterre. Il faut reconnaître, d'ailleurs, que ses écrits, particulièrement ceux de sa jeunesse, sont d'une lecture difficile. On peut même douter que certaines parties du „Mécanisme de l'œil“ aient été jamais entièrement comprises.

Une autre circonstance, — bien propre à démontrer l'influence parfois dangereuse pour la science de la mémoire des hommes de génie, dont l'ombre trop grande est étouffante pour leurs successeurs, — une autre circonstance, disons-nous, venait jeter la défaveur sur les travaux de YOUNG. Au moment même où il faisait connaître le résultat de ses recherches sur la vision, il publia sa grande découverte de l'interférence des rayons lumineux. Cette découverte le mettait en opposition directe avec les idées de NEWTON, qui faisaient loi en Angleterre à cette époque et étaient tenues pour indiscutables et inattaquables. Il vint donc heurter l'opinion anglaise et la scandaliser à un point difficile à imaginer. Sa conduite sacrilège lui valut d'être en son pays mis à l'écart pendant plus d'un quart de siècle.

C'est de France que lui vint la justice, de France où, à cette même époque, l'optique prenait un dévéloppement jusqu'alors inconnu, grâce aux découvertes de MALUS, de BIOT, grâce surtout aux incomparables travaux de l'immortel FRESNEL. En outre, l'intérêt qu' ARAGO, alors tout puissant, portait à ces recherches, contribuait puissamment à attirer de ce côté l'intérêt du public savant. Ce sera l'éternelle gloire de FRESNEL de n'avoir pas hésité à reconnaître la large part prise par YOUNG à la fondation de l'optique moderne, et d'avoir ainsi, le vengeant des injustes dédains, qu'il subissait en son pays, contribué, lui premier, à faire rendre le tribut de reconnaissance dû au grand homme méconnu. ARAGO, d'autre part, employa son influence à le faire nommer de l'Institut à titre d'associé étranger, et à sa mort, l'honora d'une notice biographique, véritable chef d'œuvre, que nous n'avons pu nous défendre d'insérer en tête de la présente édition. En maître vulgarisateur qu'il était, capable de mettre les données de la science à la portée du grand public avec un art qui ne fut, croyons nous, jamais dépassé, ARAGO trouva là l'occasion d'écrire sur l'optique des pages auxquelles nous ne connaissons de comparables que les célèbres leçons de TYNDALL.

Grâce donc aux efforts d'ARAGO, les travaux de YOUNG vinrent bien à la connaissance des physiciens ; mais ils n'en continuèrent pas moins à ne point exister aux yeux du monde médical, à qui il fallait cinquante ans et l'intervention de DONDERS pour se décider à en utiliser les résultats.

Young mort, les progrès de la science ophtalmologique ne se développent qu'avec lenteur. Airy (1827) invente les verres cylindriques pour la correction de l'astigmatisme ; Sturm (1845), en un mémoire dont on a beaucoup trop exagéré la valeur, émet la théorie des faisceaux astigmates, que Young, du reste, avait déjà développée ; Purkinje, observateur de premier ordre et dont plusieurs observations attendent encore leur vérification, découvre (1823) les images qui portent son nom et que Young n'eût certainement pas manqué de remarquer, s'il n'eût borné ses recherches à ses propres yeux. Puis Max Langenbech (1849), Cramer (1853), et Helmholtz (1855) viennent, à l'aide de ces images, corroborer les preuves que Young avait déjà données du changement du cristallin pendant l'accommodation ; Listing (1853) découvre la loi qui porte son nom, et Bœhm (1845) découvre la corrélation qui existe entre l'hypermétropie, l'asthénopie — „hebetudo visus" — et le strabisme convergent ; Bruecke (1846) trouve le muscle cilaire et ouvre le chemin qui mènera à la grande découverte de l'ophtalmoscope (1851).

Malgré l'importance de toutes ces découvertes, l'ophtalmologie pratique n'en tirait encore à peu près aucun profit. Les progrès, qu'elle parvenait à faire, étaient principalement de nature chirurgicale : amélioration de la technique de l'iridectomie antérieurement pratiquée (1711) par les oculistes anglais Woodhouse et Cheselden ; invention par Daviel (1748) de l'extraction de la cataracte, qui supplantait la réclinaison ; perfectionnement des instruments chirurgicaux, dû à Beer et plus tard à Desmarres ; premiers débuts hésitants et mal assurés de l'opération de strabisme ; enfin découverte par Mackenzie (1844) de l'ophtalmie sympathique. — Quant au choix de lunettes il était à peu près demeuré le monopole des opticiens, qui, il faut l'avouer, ne paraissaient pas s'être trop mal acquittés de leur tâche. Ils avaient, du moins, l'avantage de ne pas sembler partager la peur que manifestait en ce temps là, la généralité des médecins à l'endroit des verres convexes forts.

Et c'est ainsi que, chacune de son côté, les deux branches de l'ophtalmologie opérèrent leur développement respectif, jusqu'au jour où, vers 1860, elles furent heureusement réunies grâce à un concours de circonstances diverses, parmi lesquelles il faut citer au premier rang l'invention de l'ophtalmoscope qui a puissamment contribué à démontrer aux praticiens l'utilité de connaissances théoriques — et ensuite, les efforts faits par Donders, à partir de 1858, en vue d'aboutir à ce résultat.

La raison de la grande influence qu'exerça cet homme éminent sur le développement de l'ophtalmologie moderne est des plus singulières à noter. On se tromperait gravement en la cherchant dans l'originalité de ses travaux. En somme, le nombre d'idées et de faits nouveaux dont la science lui est exclusivement redevable, est assez restreint et ce qu'il a mis en lumière n'est pas à l'abri de toute critique (rôle de l'angle α dans le développement du strabisme, méthode de mensuration de l'astigmatisme an moyen de la fente sténopéique, etc.). Mais, ce qui le distinguait au plus haut point, c'était une prodigieuse faculté de s'assimiler les travaux d'autrui et d'en exposer la substance avec précision et clarté. Il est difficile de rencontrer deux individualités de nature plus différente que celles de Young et de Donders. Le premier dédaigneux des chemins battus, véritable *pathfinder* comme disent les Anglais, ne se plaisait qu'aux sentiers vierges de tout pied humain. L'autre, au contraire, bornait son talent — presque sans égal, du reste — à élargir les voies ouvertes par de plus hardis pionniers, et à les rendre praticables au commun des mortels. Supérieurement doué pour appliquer à la Clinique les données scientifiques, il savait avec l'imperturbable et impeccable bon sens qui le caractérisait, s'arrêter juste au point où pouvait commencer l'exagération, ce piège insidieusement tendu sous le pas de tous ceux qui introduisent dans la pratique des idées nouvelles, et ne savent pas toujours résister aux tentations de la généralisation.[1]

[1] Rien ne saurait mieux que l'histoire de l'astigmatisme donner une idée du genre d'influence que Donders exerça. S'il fallait citer, sur cette anomalie et sa correction, un seul fait qu'on lui pût attribuer en propre, on serait dans

Donders donc, prenant texte des idées de Young et de quelques autres encore, tels que Bœhm et Stellwag, écrivit sur les anomalies de réfraction et d'accommodation un traité qui est resté et restera classique. La partie théorique y est si bien et si clairement exposée qu'elle est, on peut le dire, mise à la portée même des personnes qui ont reçu une éducation scientifique des plus sommaires. En outre, à coté d'excellentes observations cliniques, qui viennent remplir les cadres antérieurement établis, mais laissés vides par Young, on y trouve édifié de toutes pièces la nomenclature moderne. Mais là où Donders donna la mesure de ce bon sens dont nous l'avons loué, c'est lorsque, comprenant que pour faire avancer une science en quelque sorte double, comme l'est l'ophtalmologie, on ne peut séparer le laboratoire de la clinique et réciproquement, il fonda sur ce principe son admirable institution d'Utrecht, où, pendant tant d'années et surtout à partir de la mort de von Graefe, les jeunes savants désireux de vouer leurs efforts à l'ophtalmologie, accoururent de tous les points de l'Europe, pour travailler sous l'œil et la direction du maître. La science vit rarement une période plus fertile en résultats que le fut pour l'ophtalmologie, celle qui va de 1850 à 1870, et pendant laquelle elle éprouva une transfor-

le plus grand embarras. Ce n'est ni lui qui l'a découverte, ni lui qui en a établi la théorie, ni lui qui a inventé les verres cylindriques. Il ne saurait pas même se prévaloir de lui avoir assigné son nom dû à Whewell. S'il a montré que son siège principal est dans la cornée, encore doit-il partager cet honneur avec Knapp et surtout avec Helmholtz, l'inventeur de l'ophtalmomètre — instrument, qui, soit dit en passant, a eu, plus qu'on ne semble le croire, le don d'attirer l'attention sur le phénomène de l'astigmatisme. Et cependant, Donders a su exposer et traiter la question d'une manière telle que, d'obscure et diffuse qu'elle était jusqu'à lui, elle devint nette et compréhensible pour tous. Il en a tellement bien démontré l'importance clinique qu'il a amené, bon gré mal gré, les opticiens à munir leur boîtes d'essai de verres cylindriques, et presque du même coup contraint les oculistes à les employer.

Fait curieux et bien caractéristique, dans les ouvrages traitant de ces questions, on peut à chaque instant relever des phrases de ce genre : „M. X. et après lui M. Donders ont trouvé . . ." Et à maints endroits où l'on ne s'exprime pas ainsi, on pourrait le faire très justement.

mation comparable à celle que subit l'optique au commencement de ce siècle ou à celle qui, de nos jours, s'est opérée dans la Chirurgie générale sous l'influence des travaux de PASTEUR.

Nous avous cru devoir plus spécialement insister, sur l'influence de DONDERS, parce que les travaux de ce maître ont eu pour principal effet d'ouvrir la voie par où ont passé les idées et les découvertes de YOUNG, pour parvenir jusqu'au public médical; mais il est juste aussi de noter ce que la découverte de l'ophtalmoscope et les autres admirables travaux de von HELMHOLTZ ont mis au jour d'aperçus nouveaux pour les Cliniciens, et la maîtrise non moins grande que, sous le domaine de la Clinique pure, von GRAEFE a exercée, entraînant à sa suite une pléiade de savants de plus modeste envergure.

L'influence de ces trois hommes sur l'ophtalmologie a fait l'objet de fréquentes comparaisons. Mais comment établir lequel d'entre eux fit plus fortement sentir la sienne? Nous avons essayé de caractériser la nature de celle de DONDERS. Entre von HELMHOLTZ et von GRAEFE il existe cette différence, que, de tous les faits nouveaux établis par le premier — exception faite toutefois de ses hypothèses dont plusieurs, nous devons l'avouer, nous paraissent moins solides — il ne s'en trouvera peut-être pas un de quelque importance qui ne demeure inébranlable aux attaques du temps, tandis que, pour le second, de vastes parties de son œuvre ont déjà vieilli et tombent en ruine. Et cependant on commettrait une véritable injustice envers von GRAEFE si l'on remarquait qu'il a pu commettre quelques erreurs, sans rappeler aussitôt cette citation de YOUNG faite par ARAGO dans sa biographie: „Aucune étude n'est aussi compliquée que celle de la médecine, elle surpasse les bornes de l'intelligence humaine" ; et si l'on oubliait d'établir que ses observations cliniques, ses travaux sur les paralysies oculaires, le strabisme, le glaucôme etc. lui assurent, et pour toujours, une place d'honneur parmi les grands médecins.

Depuis la mort de von GRAEFE le développement de l'ophtalmologie a pris une allure moins vive. L'école allemande s'est surtout cantonnée dans les travaux histologiques et les essais d'application à l'ophtalmologie des données nouvelles de la bactériologie (LEBER et ses élèves). L'école française a surtout appliqué ses efforts, d'une part à découvrir et développer de nouvelles méthodes de détermination des anomalies de refraction — telle que l'ophtalmométrie (JAVAL) et la skiascopie (CUIGNET, PARENT) — et d'autre part à améliorer la technique opératoire (de WECKER, PANAS). — Les deux plus grands progrès obtenus par la pratique durant cette période sont l'emploi des procédés antiseptiques et de la cocaïne, qui lui viennent, du reste, de la médecine générale. En ce qui concerne la partie théorique, il semble qu'on ait laissé tomber dans l'oubli, les sages préceptes et les exemples de DONDERS qui n'admettait pas qu'on établît une séparation entre la théorie et la pratique dans les études et l'enseignement. On a, en effet, fondé quelques laboratoires, où l'on s'est en quelque sorte appliqué à garantir les recherches des savants des bruits de la clinique, comme si l'on voulait expressément contraindre l'ophtalmologie à reprendre ses anciennes divisions.

Dans la revue que nous venons de passer des grands hommes qui ont fait l'ophtalmologie ce qu'elle est aujourd'hui, nous ne voyons personne dont la taille surpasse celle de YOUNG. Lorsque pour la première fois, il y a dix ans, nous ouvrîmes son mémoire sur *le mécanisme de l'œil,* ce qui nous frappa dès l'abord, fut la fertilité en procédés ingénieusement employés à l'étude des fonctions de l'œil et la connaissance profonde qu'il avait de cet organe. Mais notre étonnement fut grand de voir que l'expérience fondamentale qui est comme le pivot où s'appuie tout le mémoire, était tombée dans l'oubli, n'ayant été, semble-t-il, reproduite qu'une seule fois (par von HELMHOLTZ), et encore sans succès. Au cours des années, l'idée de cette expérience n'a cessé de nous obséder chaque jour davantage. Elle a été pour nous le point de départ d'une série de recherches dont nous publieront ultérieurement les résultats.

C'est ce même mémoire sur „le Mécanisme de l'œil" qui a été la raison déterminante — comme il en est le morceau capital —

de la présente édition de l'œuvre ophtalmologique de YOUNG. Sans doute, les „*observations sur la vision*", écrites alors qu'il avait vingt ans, sont de peu de valeur, quoiqu'on y sente déjà la main du maître à venir, surtout aux remarques qui les terminent, et son hypothèse sur la vision des couleurs est suffisamment connue — trop peut-être — par les travaux de v. HELMHOLTZ et ses successeurs ; mais son mémoire sur le Mécanisme de l'œil, le seul sur lequel il peut et doit être jugé, demeurera le véritable monument de sa gloire, tant que les faits bien observés prévaudront contre les éphémères et vagues hypothèses, c'est à dire éternellement.

La présente édition des œuvres ophtalmologiques de TH. YOUNG contient les ouvrages suivants

1°. *Observations on vision.* Philosophical Transactions for 1793. p. 169.

2°. *On the mecanism of the eye.* Philosophical transactions for 1801 p. 23.

3°. Les parties concernant la vision des couleurs des deux mémoires suivants:

a) *On the theorie of light and colours.* Philosophical transactions for 1802 p. 12 et

b) *An account of some cases of the production of colours not hitherto described.* Philosophical transactions 1802 p. 387.

c) Une note sur le daltonisme, ajoutée par YOUNG au titre du mémoire de DALTON: *On some facts relating to the vision of colours.* Manch. M. V. 28 dans „*A catalogue of works relating to natural philosophy and the mechanical arts.*" London 1807. p. 315.

d) La partie concernant la vision des couleurs du 37ième chapitre les leçons de YOUNG. *(A course of lectures on natural philosophy and mechanical arts. London 1807.)*

4°. Le 38ième chapitre des leçons : *On vision.*

Les mémoires qui ont été publiés dans les Philosophical transactions, ont plus tard été réimprimés dans le deuxième volume des „lectures“. Dans cette deuxième édition Young a fait un certain nombre de changements, qui ne sont pas sans importance. C'est ainsi que le mémoire *Observations on vision* a été écrit pour démontrer que le cristallin est de nature musculaire et que les rayons de la figure étoilée doivent être considérés comme des tendons. Plus tard Young découvrit son erreur, et dans la deuxième édition de ce mémoire il a corrigé les expressions, de sorte que le premier but du mémoire est devenu à peu près méconnaissable.

Dans la présente édition nous avons partout suivi le texte contenu dans les *lectures*, à une exception près. Dans le mémoire *On the mecanism of the eye* il se trouvait un certain nombre de „Propositions dioptriques“, qui ont une importance considérable, parce qu'on y trouve le premier développement de la théorie de l'astigmatisme, ainsi que le premier essai de calcul de l'indice *total* du cristallin. Dans la deuxième édition Young a enlevé ces propositions, parce que les théorèmes correspondants avec leurs démonstrations se trouvent compris dans les chapitres *Dioptrics and Catoptrics* et *Optical instruments* de ses *Mathématical elements of natural philosophy,* également imprimés dans le deuxième volume des *Lectures*. Pour ne pas être obligé de réimprimer ces deux chapitres, ce qui nous aurait mené trop loin, nous avons gardé les propositions dans leur forme première.

Les mémoires contenus dans les transactions ont été réimprimés dans les *Miscellaneous works of* Th. Young by George Peacock, London 1855. Le texte est celui des transactions et ne contient par conséquent pas les changements que Young y faisait plus tard. — Les *lectures* ont été réimprimées à Londres 1845, mais cette édition ne contient ni les mémoires des Transactions ni les *Mathematical elements*.

Nous nous sommes efforcé, dans cette traduction d'interprèter clairement et fidèlement la pensée et la parole de YOUNG. Cependant nous croyons utile et loyal de prévenir le lecteur que, — pour beaucoup de motifs, dont les moindres ne sont pas la concision du texte qui le rend par endroits extrèmement obscur et à peu près intraduisible littéralement, et aussi la désuétude où sont tombées les formules employées par l'auteur, formules qui si elles étaient rendues en leur intègrite, compliqueraient d'une difficulté inutile la lecture d'une œuvre déjà passablement ardue en elle-même, — nous avons dû renoncer, à grand regret et aussi rarement que possible à serrer le texte de trop près, et il nous a fallu remplacer ou accompagner les formules vieillies, par celles qui ont plus généralement cours aujourd'hui. Nous avons en outre cru utile d'ajouter en maints endroits des notes et des figures explicatives, d'un côté pour rendre plus claires les expressions plus ou moins obscures de YOUNG, d'un autre côté pour ajouter des expériences vérifiant les siennes ou pour esquisser les progrès que la science a fait depuis. Tout ce qui est dû à notre main est imprimé en caractères plus petits, et les figures que nous avons ajoutées sont marquées avec la lettre T pour pouvoir être distinguées de celles de YOUNG même.

Il ne me reste plus qu'un devoir à remplir, devoir facile entre tous. C'est de remercier tous ceux, — et ils sont nombreux — qui m'ont aidé d'une façon ou d'une autre dans la publication du présent volume. Je dois citer particulièrement la direction de la fondation *Carlsberg* de Copenhague, qui a bien voulu publier le livre à ses frais, mes nombreux amis, qui ont voulu se prêter à mes expériences et mon maître M. JAVAL, à qui je suis redevable de plus d'un utile conseil.

LABORATOIRE D'OPHTALMOLOGIE A LA SORBONNE.

Paris, le 8 avril 1893.

M. TSCHERNING.

ÉLOGE DE THOMAS YOUNG

PAR

FRANÇOIS ARAGO

THOMAS YOUNG

PAR

FRANÇOIS ARAGO

BIOGRAPHIE LUE EN SÉANCE PUBLIQUE DE

L'ACADÉMIE DES SCIENCES

LE 26 NOVEMBRE 1832

Messieurs, la mort qui, sans relâche, éclaircit nos rangs, semble diriger ses coups, avec une prédilection cruelle, contre la classe si peu nombreuse des associés étrangers. Dans un court espace de temps, l'Académie a vu disparaître de la liste de ses membres Herschel, dont les idées hardies sur la composition de l'univers acquièrent chaque année plus de probabilité ; Piazzi, qui, le premier jour de ce siècle, dota notre système solaire d'une nouvelle planète ; Watt, qui fut, sinon l'inventeur d'une machine à vapeur, car cet inventeur est un Français, du moins le créateur de tant d'admirables combinaisons, à l'aide desquelles le petit appareil de Papin est devenu le plus ingénieux, le plus utile, le plus puissant véhicule de l'industrie ; Volta, que sa pile électrique conduira à l'immortalité ; Davy, également célèbre par la décomposition des alcalis et par l'inappréciable lampe de sûreté des mineurs ; Wollaston, que les Anglais appelaient le Pape, parce qu'il n'avait jamais failli ni dans ses nombreuses expériences ni dans ses subtiles spéculations théoriques ; Jenner, enfin, dont je puis me dispenser de qualifier la découverte devant des pères de famille. Payer à de si hautes illustrations le légitime tribut de regrets d'admiration et de reconnaissance de tous les hommes voués à l'étude, est un des principaux devoirs imposés par l'Académie à ceux qu'elle investit du dangereux honneur de parler en son nom dans ces réunions solennelles. Acquitter cette dette sacrée dans le plus court délai possible ne semble pas une obligation moins impérieuse. En effet, Messieurs, l'académicien regnicole laisse toujours après lui, parmi les confrères que l'élection lui avait donnés, plusieurs confidents de ses plus secrètes pensées, de la filiation de ses découvertes, des vicissitudes qu'il a éprouvées. L'associé étranger, au contraire, réside loin de nous ; rarement il s'assied dans cette enceinte ; on ne sait rien de sa vie, de ses habitudes, de son caractère, si ce n'est par les récits de quelques voyageurs. Quand plusieurs années ont passé sur ces documents fugitifs, si vous en retrouvez encore des traces, ne comptez plus sur leur exactitude : les nouvelles littéraires, tant que la presse ne s'en est point saisie, sont une sorte de monnaie dont la circulation altère en même temps l'empreinte, le poids et le titre.

Ces réflexions feront concevoir comment les noms des HERSCHEL, des DAVY, des VOLTA, ont dû être prononcés dans nos séances avant ceux de plusieurs académiciens célèbres que la mort a frappés au milieu de nous. Au surplus, d'ici à peu d'instants, je l'espère, personne ne pourra nier que le savant universel dont je vais raconter la vie et analyser les travaux, n'eût des droits réels à quelque préférence.

NAISSANCE DE YOUNG. — SON ENFANCE. — SES DÉBUTS SCIENTIFIQUES.

THOMAS YOUNG naquit à *Milverton,* dans le comté de *Sommerset,* les 13 juin 1773, de parents qui appartenaient à la secte des *Quakers.* Il passa ses premières années chez son grand-père maternel, M. ROBERT DAVIS, de *Minehead,* que d'actives affaires commerciales, par un rare exception, n'avaient pas détourné de la culture des auteurs classiques. YOUNG savait déjà lire couramment à l'âge de deux ans. Sa mémoire était vraiment extraordinaire. Dans les intervalles des longues séances qu'il faisait chez la maîtresse d'école du village voisin de MINEHEAD, il avait appris par cœur, à quatre ans, un grand nombre d'auteurs anglais, et même divers poèmes latins qu'il pouvait réciter d'un bout à l'autre, quoique alors il ne comprît pas cette langue. Le nom de YOUNG, comme plusieurs autres noms célèbres déjà recueillis par les biographes, contribuera donc à nourrir les espérances ou les craintes de tant de bons pères de famille qui voient, dans quelques leçons récitées sans faute ou mal apprises, ici, les indices certains d'une éternelle médiocrité, là, le début infaillible d'une carrière glorieuse. Nous nous éloignerions étrangement de notre but si ces notices historiques devaient fortifier de tels préjugés. Aussi, sans vouloir affaiblir les émotions vives et pures qu'excitent chaque année les distributions de prix, nous rappellerons aux uns, afin qu'ils ne s'abandonnent pas à des rêves que l'avenir pourra ne point réaliser, aux autres, dans la vue de les prémunir contre le découragement, que PIC DE LA MIRANDOLE, le phénix des écoliers de tous les temps et de tous les pays, fut dans l'âge mûr un auteur insignifiant ; que NEWTON, cette puissante intelligence dont VOLTAIRE a pu dire sans faire crier à l'exagération :

> Confidents du Très-Haut, substances éternelles,
> Qui parez de vos feux, qui couvrez de vos ailes
> Le trône où votre maître est assis parmi vous,
> Parlez, du grand Newton n'étiez-vous point jaloux ?

que le grand NEWTON, disons-nous, fit, en termes de collège, de très-médiocres classes ; que la première fois qu'il éprouva le besoin de travailler, ce fut pour conquérir la place d'un élève turbulent qui, assis à cause de son rang, sur une banquette supérieure à la sienne, l'incommodait de ses coups de pied ; qu'à vingt-deux ans, il concourut pour un „ Fellowship " à *Cambridge* et fut vaincu par un certain ROBERT UVEDALE, dont le nom, sans cette circonstance, serait aujourd'hui complètement oublié ; que FONTENELLE, enfin, était plus ingénieux qu'exact lorsqu'il appliquait à NEWTON ces paroles de LUCAIN : „ Il n'a pas été donné aux hommes de voir le Nil faible et naissant. "

A l'âge de six ans YOUNG entra chez un professeur de BRISTOL dont la médiocrité fut pour lui une bonne fortune. Ceci n'est point un paradoxe, Messieurs : l'élève, ne pouvant se plier aux allures lentes et compassées du maître, devint son propre instituteur, et c'est ainsi que se développèrent de brillantes qualités que trop de secours eussent certainement énervées.

YOUNG avait huit ans lorsque le hasard, dont le rôle, dans les évènements de la vie de tous les hommes, est plus considérable que leur vanité ne juge prudent de l'avouer, vint l'enlever à des études exclusivement litteraires et lui révéler sa vocation. Un arpenteur de beaucoup de mérite, à coté duquel il demeurait, le prit en grande affection. Il l'amenait quelquefois sur le terrain, les jours de fête, et lui permettait de jouer avec ses instruments de géodésie et de physique. Les opérations à l'aide desquelles le jeune écolier voyait déterminer les distances et les élévations des objets inaccessibles, frappaient vivement son imagination ; mais bientôt quelques chapitres d'un dictionnaire des mathématiques firent disparaître tout ce qu'elles semblaient avoir de mystérieux. A partir de ce moment, dans les promenades du dimanche, le quart-de-cercle remplaça le cerf-volant. Le soir, par voie de délassement, l'apprenti ingénieur calculait les hauteurs mesurées dans la matinée.

De neuf ans à quatorze YOUNG demeurait à *Compton,* dans la comté de *Dorset,* chez un professeur THOMSON, dont la mémoire lui fut toujours chère. Pendant ces cinq années tous les élèves de la pension s'occupèrent exclusivement, suivant les habitudes des écoles anglaises, d'une étude minutieuse des principaux écrivains de la *Grèce* et de *Rome.* YOUNG se maintint sans cesse au premier rang de sa classe, et cependant il apprit, dans le même intervalle, le français, l'italien, l'hébreu, le persan et l'arabe ; le français et l'italien, par occasion, afin de satisfaire la curiosité d'un camarade, qui avait en sa possession plusieurs ouvrages imprimés à Paris, dont il désirait savoir le contenu ; l'hébreu, pour lire la Bible dans l'original ; le persan et l'arabe, dans la vue de décider cette question, qu'une conversation de réfectoire avait soulevée : Y a-t-il entre les langues orientales des différences aussi tranchées qu'entre les langues européennes ?

Je sens le besoin d'avertir que j'écris sur des documents authentiques, avant d'ajouter que pendant qu'il faisait de si fabuleux progrès dans les langues, Young, durant ses promenades autour de *Compton,* s'était pris d'une vive passion pour la botanique ; que, dépourvu des moyens de grossissement dont les naturalistes font usage, quand ils veulent examiner les parties les plus délicates des plantes, il entreprit de construire lui-même un microscope, sans autre guide qu'une description de cet instrument donnée par Benjamin Martin ; que, pour arriver à ce difficile résultat, il dut acquérir d'abord beaucoup de dextérité dans l'art du tourneur ; que les formules algébriques de l'opticien lui ayant présenté des symboles dont il n'avait aucune idée (des symboles de *fluxions),* il fut un moment dans une grande perplexité ; mais que ne voulant pas, enfin, renoncer à grossir ses pistils et ses étamines, il trouva plus simple d'apprendre le calcul différentiel pour comprendre la malencontreuse formule, que d'envoyer à la ville voisine acheter un microscope.

La brûlante activité du jeune Young lui avait fait dépasser les bornes des forces humaines. A quatorze ans sa santé fut grièvement altérée. Divers indices firent même craindre une maladie du poumon ; mais ces symptômes menaçants cédèrent aux prescriptions de l'art et aux soins empressés dont le malade fut l'objet de la part de tous ses parents.

Il est rare, chez nos voisins d'outre-mer, qu'une personne riche, en confiant son fils à un précepteur particulier, ne lui cherche pas un camarade d'étude parmi les jeunes gens du même âge qui déjà se sont fait remarquer par leurs succès. C'est à ce titre que Young devint, en 1787, le condisciple du petit-fils de M. David Barclay de *Youngsbury,* dans le comté de *Hertford.* Le jour de son installation, M. Barclay, qui sans doute ne croyait pas avoir le droit de se montrer très-exigeant avec un écolier de quatorze ans, lui donna plusieurs phrases à copier, afin de s'assurer s'il avait une belle écriture. Young, peut-être humilié de ce genre d'épreuve, demanda, pour y satisfaire, la permission de se retirer dans une salle voisine. Son absence ayant duré plus longtemps que la transcription ne semblait devoir l'exiger, M. Barclay commençait à plaisanter sur le manque de dextérité du petit *Quaker,* lorsque enfin il rentra. La copie était remarquablement belle : un maître d'écriture n'aurait pas mieux fait. Quant au retard, il n'y eut plus moyen d'en parler, car le petit Quaker, comme l'appelait M. Barclay, ne s'était pas contenté de transcrire les phrases anglaises proposées : il les avait encore traduites dans *neuf* langues différentes.

Le précepteur, ou, comme on dit sur l'autre rive de la Manche, le *Tutor,* qui devait diriger les deux écoliers de *Youngsbury,* était un jeune homme de beaucoup de distinction, alors tout occupé à se perfectionner dans la connaissance des langues anciennes; c'était l'auteur futur de la *Calligraphia graeca.* Il ne tarda pas, cependant, à sentir l'immense supériorité de l'un de ses deux disciples, et il reconnaissait, avec la plus louable modestie, que, dans leurs communes études, le véritable *Tutor* n'était pas toujours celui qui en portait le titre.

A cette époque, Young rédigea, en recourant sans cesse aux sources originales, une analyse détaillée des nombreux systèmes de philosophie qui furent professés dans les différentes écoles de la Grèce. Ses amis parlent de cet ouvrage avec la plus vive admiration. Je ne sais si le public est destiné à jamais en jouir. En tout cas il n'aura pas été sans influence sur la vie de son auteur, car en se livrant à un examen attentif et minutieux des bizarreries (je me sers d'un terme poli) dont fourmillent les conceptions des philosophes grecs, Young sentit s'affaiblir l'attachement qu'il avait eu jusque-là pour les principes de la secte dans laquelle il était né.

Toutefois il ne s'en sépara entièrement que quelques années après, pendant son séjour à Édimbourg.

La petite colonie studieuse de *Youngsbury* quittait pendant quelques mois d'hiver le comté de *Hertford* et allait habiter *Londres*. Durant l'un de ces voyages YOUNG rencontra un professeur digne de lui. Il fut initié à la chimie par le docteur HIGGINS, dont je puis d'autant moins me dispenser de prononcer ici le nom, que, malgré ses réclamations vives et nombreuses, on s'est obstiné à ne pas reconnaître la part qui lui revient légitimement dans la théorie des proportions définies, l'une des plus belles acquisitions de la chimie moderne.

Le docteur BROCKLESBY, oncle maternel de YOUNG, et l'un des médecins les plus répandus de *Londres*, justement fier des éclatants succès du jeune écolier, communiquait parfois ses compositions aux savants, aux littérateurs, aux hommes du monde, dont l'approbation pouvait le plus flatter sa vanité. YOUNG se trouva ainsi, de très-bonne heure, en relation personnelle avec les célèbres BURKE et WINDHAM, de la Chambre des communes, et avec le duc de RICHMOND. Ce dernier, alors grand maître de l'artillerie, lui offrit la place de secrétaire assistant. Les deux autres hommes d'État, quoiqu'ils désirassent aussi l'attacher à la carrière administrative, lui recommandaient d'aller d'abord à Cambridge suivre un cours de droit.. Avec d'aussi puissants patrons, YOUNG pouvait compter sur un de ces emplois lucratifs dont les personnages en crédit ne sont jamais avares envers ceux qui les dispensent de toute étude, de toute application et leur fournissent journellement les moyens de briller à la cour, au conseil, à la tribune, sans jamais compromettre leur vanité par quelque indiscrétion. YOUNG avait heureusement, la conscience de ses forces ; il sentait en lui le germe de brillantes découvertes qui, depuis, ont illustré son nom ; il préféra la carrière laborieuse, mais indépendante, d'homme de lettres, aux chaînes dorées qu'on faisait briller à ses yeux. Honneur lui soit rendu ! Que son exemple serve de leçon à tant de jeunes gens que l'autorité détourne de leur noble vocation pour les transformer en bureaucrates ; que, sembables à YOUNG, les yeux tournés vers l'avenir, ils ne sacrifient pas à la futile et d'ailleurs bien passagère satisfaction d'être entourés de solliciteurs, les témoignages d'estime et de reconnaissance dont le public manque rarement de payer les travaux intellectuels d'un ordre élevé ; et s'il arrivait que, dans les illusions de l'inexpérience, ils trouvassent qu'on leur prescrit un trop lourd sacrifice, nous leur demanderons de recevoir une leçon d'ambition de la bouche du grand capitaine dont l'ambition ne connaissait pas de bornes ; de méditer ces paroles que le premier Consul, que le vainqueur de *Marengo*, adressait à l'un de nos plus honorables collègues (M. LEMERCIER) le jour où celui-ci, fort coutumier du fait, venait de refuser une place alors très importante, celle de conseiller d'État :

„J'entends, Monsieur. Vous aimez les lettres et vous voulez „leur appartenir tout entier. Je n'ai rien à opposer à cette résolu„tion. Oui ! moi-même, pensez-vous que si je n'étais pas devenu „général en chef et l'instrument du sort d'un grand peuple, j'au„rais couru les bureaux et les salons pour me mettre dans la dé„pendance de qui que ce fût, en qualité de ministre ou d'ambassa„deur ? Non, non ! je me serais jeté dans l'étude des sciences ex„actes. J'aurais fait mon chemin dans la route des GALILÉE, des „NEWTON. Et puisque j'ai réussi constamment dans mes grandes „entreprises, eh bien, je me serais hautement distingué aussi par „des travaux scientifiques. J'aurais laissé le souvenir de belles „découvertes. Aucune autre gloire n'aurait pu tenter mon ambi„tion."

YOUNG fit choix de la carrière de la médecine, dans laquelle il espérait trouver la fortune et l'indépendance. Ses études médicales commencèrent à *Londres* sous BAILLIE et CRUICKSHANK ; il les continua à *Édimbourg*, où brillaient alors les docteurs BLACK, MUNRO et GREGORY ; mais ce fut seulement à *Gœttingue* que, dans l'année suivante (1795), il prit son grade de docteur. Avant de se soumettre à cette formalité si vaine et, toutefois, si impérieusement exigée, YOUNG, à peine sorti de l'adolescence, s'était déjà révélé au monde scientifique par une note relative à la gomme *Ladanum* ; par la polémique qu'il avait soutenue contre le docteur Beddoës au sujet de la théorie de Crawford sur le calorique ; par un mémoire concernant les habitudes des araignées et le système de Fabricius, le tout enrichi de recherches d'érudition ; enfin, par un travail sur lequel j'insisterai davantage à cause de son grand mérite, de la faveur inusitée dont il fut l'objet en naissant, et de l'oubli dans lequel on l'a laissé depuis.

La Société royale de *Londres* jouit, dans toute l'étendue des trois royaumes, d'une considération immense et méritée. Les *Transactions philosophiques* qu'elle publie sont depuis plus d'un siècle et demi les glorieuses archives où le génie britannique tient à l'honneur de déposer ses titres à la reconnaissance de la postérité. Le désir de voir son nom dans la liste des collaborateurs de ce recueil vraiment national, à la suite des noms de Newton, de Bradley, de Priestley, de Cavendish, a toujours été parmi les étudiants des célèbres universités de *Cambridge,* d'*Oxford,* d'*Édimbourg,* de *Dublin,* le plus vif comme le plus légitime sujet d'émulation. Là, toutefois, est le dernier terme de l'ambition de l'homme de science ; il n'y aspire qu'à l'occasion de quelque travail capital et les premiers essais de sa jeunesse arrivent au public par une voie mieux assortie à leur importance, à l'aide d'une de ces nombreuses *Revues* qui, chez nos voisins, ont tant contribué aux progrès des connaissances humaines. Tel est le cours ordinaire des choses ; telle, conséquemment ne devait pas être la marche de Young. A vingt ans, il adresse un Mémoire à la Société royale ; le *Conseil,* composé de toutes les notabilités contemporaines, honore ce travail de son suffrage, et bientôt il paraît dans les *Transactions.* L'auteur y traitait de la vision.

Théorie de la vision

Le problème n'était rien moins que neuf. Platon et ses disciples, quatre siècles avant notre ère, s'en occupaient déjà ; mais aujourd'hui leurs conceptions ne pourraient guère être citées que pour justifier cette célèbre et peu flatteuse sentence de CICÉRON : „ On ne saurait rien imaginer de si absurde qui n'ait trouvé quelque philosophe capable de le soutenir ! "

Après avoir traversé un intervalle de deux mille ans, il faut, de la Grèce, se transporter en Italie quand on veut trouver sur l'admirable phénomène de la vision des idées qui méritent un souvenir de l'historien. Là, sans avoir jamais, comme le philosophe d'*Égine,* interdit fastueusement leur école à tous ceux qui n étaient pas géomètres, des expérimentateurs jalonneront la seule route par laquelle il soit donné à l'homme d'arriver sans faux pas à la conquête de régions inconnues ; là, MAUROLYCUS et PORTA crieront à leurs contemporains que le problème de découvrir *ce qui est,* présente assez de difficultés pour qu'il soit au moins bien présomptueux de se jeter dans *le monde des intelligences* à la recherche de *ce qui doit être ;* là, ces deux célèbres compatriotes d'ARCHIMÈDE commenceront à dévoiler le rôle des divers milieux dont l'œil est composé, et se montreront résignés, comme le furent plus tard GALILÉE et NEWTON, à ne pas s'élever au-dessus des connaissances susceptibles d'être élaborées ou contrôlées par nos sens, et qu'on stigmatisait, sous les portiques de l'*Académie,* de la qualification dédaigneuse de *simple opinion.* Telle est toutefois la faiblesse humaine, qu'après avoir suivi, avec un rare bonheur, les principales inflexions de la lumière à travers la cornée et le cristallin, MAUROLYCUS et PORTA, près d'atteindre le but, s'arrêtent tout à coup, comme devant une insurmontable difficulté, dès qu'on oppose à leur théorie que les objets doivent paraître sens dessus dessous si les images dans l'œil sont elles-mêmes renversées.

L'esprit aventureux de KEPLER, au contraire, ne se laisse pas ébranler. C'est de la psychologie que part l'attaque, c'est par de la psychologie claire, précise, mathématique, qu'il renverse l'objection. Sous la main puissante de ce grand homme, l'œil devient définitivement le simple appareil d'optique connu sous le nom de chambre obscure : la rétine est le tableau, le cristallin remplace la lentille vitreuse.

Cette assimilation, généralement adoptée depuis KEPLER, ne donnait prise qu'à une seule difficulté. La chambre obscure comme une lunette ordinaire, DOIT ÊTRE MISE AU POINT, suivant l'éloignement des objets. Quand ces objets se rapprochent, il est indispensable d'écarter le tableau de la lentille; un mouvement contraire devient nécessaire si les objets s'éloignent. Conserver aux images toute la netteté désirable sans changer la position de la surface qui les reçoit, est donc impossible à moins toutefois que la courbure de la lentille ne puisse varier : qu'elle s'accroisse quand on vise à des objets voisins, qu'elle diminue pour des objets éloignés.

Parmi ces divers modes d'obtenir des images distinctes, la nature a fait inévitablement un choix, car l'homme peut voir avec une grande netteté à des distances fort dissemblables. La question ainsi posée a été pour les physiciens un vaste sujet de recherches et de discussions ; de grands noms figurent dans ce débat.

KEPLER, DESCARTES..... soutiennent que l'ensemble du globe de l'œil est susceptible de s'allonger et de s'aplatir.

PORTERFIELD, ZINN..... veulent que la lentille cristalline soit mobile ; qu'au besoin elle puisse aller se placer plus ou moins loin de la rétine.

JURIN, MUSSCHENBROECK.... croient à un changement dans la courbure de la cornée.

SAUVAGES, BOURDELOT..... font aussi intervenir une variation de courbure, mais dans le cristallin seulement. Tel est aussi le système de YOUNG. Deux mémoires dont notre confrère fit successivement hommage à la Société royale de *Londres* en renferment le développement complet.

Dans le premier, la question n'est guère envisagée que sous le point de vue anatomique. YOUNG y démontre, à l'aide d'observations directes et très-délicates, que le cristallin est doué d'une constitution fibreuse ou musculaire, admirablement adaptée à toutes sortes de changements de forme. Cette découverte renversait la seule objection solide qu'on eût, jusque-là, opposée à l'hypothèse de SAUVAGES, de BOURDELOT, etc. A peine fut-elle publiée que HUNTER la réclama. Le célèbre anatomiste servait ainsi les intérêts du jeune débutant, puisque son travail resté inédit n'avait été communiqué à personne. Au surplus ce point de la discussion perdit bientôt toute importance : un érudit montra, en effet, qu'armé de ses puissants microscopes, LEUWENHOECK suivait et dessinait déjà dans toutes leurs ramifications les fibres musculaires du cristallin d'un poisson.

Pour réveiller l'attention publique fatiguée par tant de débats, il ne fallait rien moins que la haute renommée des deux nouveaux membres de la Société royale qui entrèrent en lice. L'un, anatomiste consommé, l'autre, le plus célèbre artiste dont l'*Angleterre* puisse se glorifier, présentèrent à la Société royale un mémoire, fruit de leurs efforts combinés, et destiné à établir l'inaltérabilité complète de la forme du cristallin. Le monde savant aurait difficilement admis que Sir EVERARD HOME et RAMSDEN réunis eussent pu faire des expériences inexactes ; qu'ils se fussent trompés dans des mesures micrométriques. YOUNG lui-même ne le crut point ; aussi n'hésita-t-il pas à renoncer publiquement à sa théorie. Cet empressement à se reconnaître vaincu, si rare dans un jeune homme de vingt-cinq ans, si rare surtout à l'occasion d'une première publication, était ici un acte de modestie sans exemple. YOUNG en effet n'avait rien à rétracter. En 1800, après avoir retiré son désaveu, notre confrère développa de nouveau la théorie de la déformation du cristallin, dans un mémoire auquel, depuis, on n'a pas fait d'objection sérieuse.

Rien de plus simple que son argumentation ; rien de plus ingénieux que ses expériences. YOUNG élimine d'abord l'hypothèse d'une variation de courbure dans la cornée, à l'aide d'observations microscopiques qui auraient rendu les plus petites variations appréciables. Disons mieux : il place l'œil dans des conditions particulières où les changements de courbure seraient sans nul effet ;

il le plonge dans l'eau, et prouve qu'alors même la faculté de voir a diverses distances persiste en son entier.

La seconde des trois suppositions possibles, celle d'une altération dans les dimensions de l'organe, est ensuite renversée par un ensemble d'objections et d'expériences auxquelles il serait difficile de résister.

Le problème semblait irrévocablement résolu. Qui ne comprend en effet que si, de trois solutions possibles, deux sont écartées, la troisième devient nécessaire ; que le rayon de courbure de la cornée et le diamètre longitudinal de l'œil étant invariables, il faut bien que la forme du cristallin puisse varier ? YOUNG, toutefois, ne s'arrête pas là ; il prouve directement par de subtils phénomènes de déformation des images, que le cristallin change réellement de courbure ; il invente, ou du moins il perfectionne un instrument susceptible d'être employé par les personnes les moins intelligentes, les moins habituées à des expériences délicates, et, armé de ce nouveau moyen d'investigation, il s'assure que tous les hommes chez lesquels manque le cristallin à la suite de l'opération de la cataracte, ne jouissent plus de la faculté de voir *nettement* à différentes distances.

On peut véritablement s'étonner que cette admirable théorie de la vision, que ce réseau, si bien tissé, où le raisonnement et les plus ingénieuses expériences se prêtent sans cesse un mutuel appui, n'occupe pas encore dans la science le rang distingué qui lui appartient ; mais, pour expliquer cette anomalie, doit-on nécessairement recourir à une sorte de fatalité ? YOUNG aurait-il donc été, comme lui-même le disait souvent avec dépit, une nouvelle CASSANDRE proclamant sans relâche d'importantes vérités que ses contemporains ingrats refusaient d'accueillir ? On serait moins poétique et plus vrai, ce me semble, en remarquant que les découvertes d'YOUNG n'ont pas été connues de la plupart de ceux qui auraient pu les apprécier : les physiologistes ne lisent pas son beau mémoire, car il suppose plus de connaissances mathématiques qu'on n'en cultive ordinairement dans les Facultés ; les physiciens l'ont dédaigné à leur tour, parce que, dans les cours oraux ou dans les ouvrages imprimés, le public ne demande plus guère aujourd'hui que ces notions superficielles dont un esprit vulgaire se pénètre sans aucune fatigue. Dans tout ceci, quoi qu'en ait pu croire notre illustre confrère, nous n'apercevons rien d'exceptionnel : comme tous ceux qui sondent les dernières profondeurs de la science, il a été méconnu de la foule ; mais les applaudissements de quelques hommes d'élite auraient dû le dédommager. En pareille matière, on ne doit pas compter les suffrages, il est plus sage de les peser.

Interférences

La plus belle découverte du docteur Young, celle qui rendra son nom à jamais impérissable, lui fut suggérée par un objet en apparence bien futile ; par ces bulles d'eau savonneuse, si vivement colorées, si légères, qui, à peine échappées du chalumeau de l'écolier, deviennent le jouet des plus imperceptibles courants d'air. Devant un auditoire aussi éclairé, il serait sans doute superflu de remarquer que la difficulté de produire un phénomène, sa rareté, son utilité dans les arts, ne sont pas les indices nécessaires de l'importance qu'il doit avoir dans la science. J'ai donc pu rattacher à un jeu d'enfant la découverte que je vais analyser avec la certitude qu'elle ne souffrirait pas de cette origine. En tout cas, je n'aurais besoin de rappeler ni la pomme qui, se détachant de sa branche et tombant inopinément aux pieds de Newton, éveilla les idées de ce grand homme sur les lois simples et fécondes qui régissent les mouvements célestes ; ni la grenouille et le coup de bistouri, auxquels la physique a été récemment redevable de la merveilleuse pile de Volta. Sans articuler, en effet, le nom de bulles de savon, je supposerais qu'un physicien eût choisi pour sujet de ses expériences l'eau distillée, c'est-à-dire un liquide qui, dans son état de pureté, ne se revêt de quelques légères nuances de bleu et de vert à peine sensibles qu'à travers de grandes épaisseurs. Je demanderais ensuite ce qu'on penserait de sa véracité s'il venait, sans autre explication, annoncer que, cette eau si limpide, il peut à volonté lui communiquer les couleurs les plus resplendissantes ; qu'il sait la rendre violette, bleue, verte ; qu'il sait la rendre jaune comme l'écorce du citron, rouge comme l'écarlate, sans pour cela altérer sa pureté, sans la mêler à aucune substance étrangère, sans changer les proportions de ses principes constituants gazeux. Le public ne regarderait-il pas notre physicien comme indigne de toute croyance, lorsque après d'aussi étranges propositions, il ajouterait que, pour engendrer la couleur dans l'eau, il suffit de l'amener à l'état d'une véritable pellicule ; qué *mince* est, pour ainsi dire, synonyme de coloré ; que le passage de chaque teinte à la teinte la plus différente est la suite nécessaire d'une simple variation d'épaisseur de la lame liquide ; que cette variation, dans le passage du rouge au vert, par exemple, n'est pas la millième partie de l'épaisseur d'un cheveu ! Eh bien, ces incroyables théorèmes ne sont cependant que les conséquences inévitables des accidents de coloration présentés par les bulles liquides soufflées, et même par les lames minces de toutes sortes de corps.

Pour comprendre comment de tels phénomènes ont, pendant plus de vingt siècles, journellement frappé les yeux des physiciens sans exciter leur attention, on a vraiment besoin de se rappeler à combien peu de personnes la nature départit la précieuse faculté de s'étonner à propos.

Boyle pénétra le premier dans cette mine féconde. Il se borna, toutefois, à la description minutieuse des circonstances variées qui donnent naissance aux iris. Hooke, son collaborateur, alla plus loin. Il crut trouver la cause de ce genre de couleurs dans les entrecroisements des rayons, ou, pour parler son propre langage, dans

On peut chercher longtemps, il me semble, avant de trouver un mot qui exprime une des conditions fondamentales de tout travail scientifique fertile d'une manière aussi heureuse que cette phrase d'Arago : *Savoir s'étonner à propos.* T.

les entre-croisements *des ondes* réfléchies par les deux surfaces de la lame mince. C'était, comme on verra, un trait de génie ; mais il ne pouvait être saisi à une époque où la nature complexe de la lumière blanche était encore ignorée.

Newton fit des couleurs des lames minces l'objet de son étude de prédilection. Il leur consacra un livre tout entier de son célèbre traité d'optique ; il établit les lois de leur formation par un enchaînement admirable d'expériences que personne n'a surpassé depuis. En éclairant avec de la lumière homogène les iris si réguliers dont Hooke avait déjà fait mention, et qui naissent autour du point de contact de deux verres lenticulaires superposés, il prouva que, pour chaque espèce de couleur simple, il existe dans les lames minces de toute nature une série d'épaisseurs croissantes, où aucune lumière ne se réfléchit. Ce résultat était capital : il renfermait la clef de tous ces phénomènes.

Newton fut moins heureux dans les vues théoriques que cette remarquable observation lui suggéra. Dire, avec lui, du rayon lumineux qui se réfléchit, qu'il est *dans un accès* de facile réflexion ; dire du rayon qui traverse la lame toute entière, qu'il est *dans un accès* de facile transmission, qu'est-ce donc autre chose qu'énoncer en termes obscurs ce que l'expérience des deux lentilles nous avait appris ?

La théorie de Thomas Young échappe à cette critique. Ici on n'admet plus d'accès d'aucune espèce comme propriété primordiale des rayons. La lame mince se trouve d'ailleurs assimilée, sous tous les rapports, à un miroir épais de la même substance. Si, dans certains de ces points, aucune lumière ne se voit, Young n'en conclut pas que la réflexion y ait cessé : il suppose que dans les directions spéciales de ces points les rayons réfléchis par la seconde face, allant à la rencontre des rayons réfléchis par la première, *les anéantissent complètement.* C'est ce conflit que l'auteur a désigné par le nom maintenant si fameux d'interférence.

Voilà, sans contredit, la plus étrange des hypothèses ! On devait certainement se montrer très surpris de trouver la nuit en plein soleil, dans des points où des rayons de cet astre arrivaient librement ; mais qui se fût imaginé qu'on en viendrait à supposer que l'obscurité pouvait être engendrée en ajoutant de la lumière à de la lumière !

Un physicien est justement glorieux quand il peut annoncer quelque résultat qui choque à ce degré-là les idées communes ; mais il doit, sans retard, l'étayer de preuves démonstratives, sous peine d'être assimilé à ces écrivains orientaux dont les fantasques rêveries charmèrent mille et une nuits du sultan *Schahriar*.

YOUNG n'eut pas cette prudence. Il montra d'abord que sa théorie pouvait s'adapter aux phénomènes, mais sans aller au delà des possibilités. Lorsque, plus tard, il arriva aux preuves véritables, le public avait des préventions et il ne put pas les vaincre. Cependant l'expérience dont notre confrère faisait alors surgir sa mémorable découverte ne saurait exciter l'ombre d'un doute.

Deux rayons provenant d'une même source allaient, par des routes légèrement inégales, se croiser en un certain point de l'espace. Dans ce point, on plaçait une feuille de beau papier. Chaque rayon, pris isolément, la faisait briller du plus vif éclat ; mais quand les deux rayons se réunissaient, quand ils arrivaient simultanément sur la feuille, toute clarté disparaissait : la nuit la plus complète succédait au jour.

Deux rayons ne s'anéantissent pas toujours complètement dans le point de leur intersection. Quelquefois on n'y observe qu'un affaiblissement partiel ; quelquefois aussi les rayons s'ajoutent. Tout dépend de la différence de longueur des chemins qu'ils ont parcourus, et cela suivant des lois très-simples dont la découverte, dans tous les temps, eût suffi pour immortaliser un physicien.

Les différences de route qui amènent entre les rayons des conflits accompagnés de leur destruction entière, n'ont pas la même valeur pour des lumières diversement colorées. Lorsque deux rayons blancs se croisent, il est donc possible que l'un de leurs principes constituants, le rouge, par exemple, se trouve seul dans des conditions de destruction. Mais le blanc moins le rouge, c'est du vert ! Ainsi l'interférence lumineuse se manifeste alors par des phénomènes de coloration ; ainsi les diverses couleurs élémentaires sont mises en évidence, sans qu'aucun prisme les ait séparées. Qu'on veuille bien, maintenant, remarquer qu'il n'existe pas un seul point de l'espace où mille rayons de même origine n'aillent se croiser après des réflexions plus ou moins obliques, et l'on apercevra, d'un coup d'œil, toute l'étendue de la région inexplorée que les interférences ouvraient aux investigations des physiciens.

Lorsque Young publia cette théorie, beaucoup de phénomènes de couleurs périodiques s'étaient déjà offerts aux observateurs ; on doit ajouter qu'ils avaient résisté à toute explication. Dans le nombre, on peut citer les anneaux qui se forment par voie de réflexion, non plus sur des minces pellicules, mais sur des miroirs de verre légèrement courbes ; les bandes irisées de diverses largeurs dont les ombres des corps sont bordées en dehors et parfois couvertes intérieurement, que Grimaldi aperçut le premier, qui plus tard exercèrent inutilement le génie de Newton, et dont la théorie complète était réservée à Fresnel ; les arcs colorés rouges et verts qu'on aperçoit en nombre plus ou moins considérable immédiatement au-dessous des sept nuances prismatiques de l'arc-en-ciel principal, et qui semblaient si complètement inexplicables, qu'on avait fini par n'en plus faire mention dans les traités de physique ; ces couronnes, enfin, aux couleurs tranchées, aux diamètres perpétuellement variables, qui souvent paraissent entourer le soleil et la lune.

Si je me rappelle combien de personnes n'apprécient les théories scientifiques qu'à raison des applications immédiates qu'elles peuvent offrir, je ne saurais terminer cette énumération de phénomènes que caractérisent des séries plus ou moins nombreuses de couleurs périodiques, sans mentionner les anneaux si remarquables par la régularité de leur forme et par la pureté de leur éclat, dont toute lumière un peu vive paraît entourée quand on l'examine au travers d'un amas de molécules ou de filaments d'égales dimensions. Ces anneaux, en effet, suggérèrent à Young l'idée d'un instrument extrêmement simple qu'il appela un ériomètre, et avec lequel on mesure sans difficulté les dimensions des plus petits corps. L'ériomètre, encore si peu connu des observateurs, a sur le microscope l'immense avantage de donner d'un seul coup *la grandeur moyenne* des millions de particules qui se trouvent comprises dans le champ de la vision. Il possède, de plus, la propriété singulière de rester muet lorsque les particules diffèrent trop entre elles, ou, en d'autres termes, lorsque la question de déterminer leurs dimensions n'a véritablement aucun sens.

Young appliqua son ériomètre à la mesure des globules du sang de différentes classes d'animaux ; à celle des poussières que diverses espèces végétales fournissent, à la mesure de la finesse des fourrures employées dans les manufactures de tissus, depuis celle du castor, la plus précieuse de toutes, jusqu'aux toisons des troupeaux communs du comté de *Sussex*, qui placés à l'autre extrémité de l'échelle, se composent de filaments quatre fois et demie aussi gros que les poils de castor.

Avant Young, les nombreux phénomènes de coloration que je viens d'indiquer étaient non seulement inexpliqués, mais rien ne les liait entre eux. Newton, qui s'en occupa si longtemps, n'avait, par exemple, aperçu aucune connexité entre les iris des lames minces et les bandes de diffraction. Young amena ces deux espèces de stries colorées à n'être que des effets d'interférence. Plus tard, quand la polarisation chromatique eut été découverte, il puisa dans quelques mesures d'épaisseur des analogies numériques remarquables, très propres à faire présumer que, tôt ou tard, ce genre bizarre de polarisation se rattacherait à sa doctrine. Il y avait là, toutefois, on doit l'avouer, une immense lacune à remplir. D'importantes propriétés de la lumière alors complètement ignorées ne permettaient pas de concevoir tout ce que, dans certains cristaux et dans certaines natures de coupes, la double réfraction engendre de singularités par les destructions de lumière qui résultent des entre-croisements de faisceaux ; mais c'est à Young qu'appartient l'honneur d'avoir ouvert la carrière ; c'est lui qui, le premier, a commencé à débrouiller ces hiéroglyphes de l'optique.

Hiéroglyphes égyptiens — Histoire de la première interprétation exacte qui en ait été donnée

Le mot d'*hiéroglyphe* envisagé, non plus métaphoriquement, mais dans son acception naturelle, nous transporte sur un terrain qui a déjà été le théâtre de débats nombreux et bien animés. J'ai hésité un moment à affronter les passions que cette question a soulevées. Le secrétaire d'une académie exclusivement occupée des sciences exactes, pourrait, en effet, sans nulle inconvenance, renvoyer ce procès philologique à des juges plus compétents. Je craignais, d'ailleurs, je l'avouerai, de me trouver en désaccord, sur plusieurs points importants, avec le savant illustre dont il m'a été si doux d'analyser les travaux sans qu'un seul mot de critique ait dû, jusqu'ici, venir se placer sous ma plume. Tous ces scrupules se sont évanouis lorsque j'ai réfléchi que l'interprétation des hiéroglyphes égyptiens est l'une des plus belles découvertes de notre siècle ; que Young a lui-même mêlé mon nom aux discussions dont elle a été objet ; qu'examiner, enfin, si la France peut prétendre à ce nouveau titre de gloire, c'est agrandir la mission que je remplis en ce moment, c'est faire acte de bon citoyen. Je sais d'avance tout ce qu'on trouvera d'étroit dans ces sentiments ; je n'ignore pas que le cosmopolitisme a son bon côté, mais, en vérité, de quel nom ne pourrais-je pas le stigmatiser, si, lorsque toutes les nations voisines énumèrent avec bonheur les découvertes de leurs enfants, il m'était interdit de chercher dans cette enceinte même, parmi des confrères dont je ne me permettrai pas de blesser la modestie, la preuve que la France n'est pas dégénérée ; qu'elle, aussi, apporte chaque année son glorieux contingent dans le vaste dépôt des connaissances humaines.

J'aborde donc la question de l'écriture égyptienne ; je l'aborde, libre de toute préoccupation ; avec la ferme volonté d'être juste, avec le vif désir de concilier les prétentions rivales des deux savants dont la mort prématurée a été pour l'Europe entière un si légitime sujet de regrets. Au reste, je ne dépasserai pas, dans cette discussion sur les hiéroglyphes, les bornes qui me sont tracées ; heureux si l'auditoire qui m'écoute, et dont je réclame l'indulgence, trouve que j'ai su échapper à l'influence d'un sujet dont l'obscurité est devenue proverbiale.

Les hommes ont imaginé deux systèmes d'écriture entièrement distincts. L'un est employé chez les *Chinois :* c'est le système hiéroglyphique ; le second, en usage actuellement chez tous les autres peuples, porte le nom de système alphabétique ou phonétique.

Les Chinois n'ont pas de lettres proprement dites. Les caractères dont ils se servent pour écrire sont des véritables hiéroglyphes : ils représentent non des sons, non des articulations, mais des idées. Ainsi *maison* s'exprime à l'aide d'un caractère unique et spécial qui ne changerait pas, quand même tous les Chinois arriveraient à désigner une maison, dans la langue parlée, par un mot totalement différent de celui qu'ils prononcent aujourd'hui. Ce résultat vous surprend-il ? Songez à nos chiffres, qui sont aussi des hiéroglyphes. L'idée de l'unité, ajoutée sept fois à elle-même, s'exprime partout, en France, en Angleterre, en Espagne, etc., à l'aide de deux ronds, superposés verticalement et se touchant par un seul point ; mais en voyant ce signe idéographique (8), le Français prononce *huit ;* l'Anglais *eight ;* l'Espagnol *ocho.* Personne n'ignore qu'il en est de même des nombres composés. Ainsi, pour le dire en passant, si les signes idéographiques chinois étaient généralement adoptés, comme le sont les chiffres arabes, chacun lirait dans sa propre langue les ouvrages qu'on lui présenterait, sans avoir besoin de connaître un seul mot de la langue parlée par les auteurs qui les auraient écrits.

Il n'en est pas ainsi des écritures alphabétiques :

Celui de qui nous vient cet art ingénieux
De peindre la parole et de parler aux yeux

ayant fait la remarque capitale que tous les mots de la langue parlée la plus riche se composent d'un nombre très borné de sons ou articulations élémentaires, inventa des signes ou lettres, au nombre de vingt-quatre ou trente, pour les représenter. A l'aide de ces signes, diversement combinés, il pouvait écrire toute parole qui venait frapper son oreille, même sans en connaître la signification.

L'écriture chinoise ou hiéroglyphique semble l'enfance de l'art. Ce n'est pas, toutefois, ainsi qu'on le disait jadis, que pour apprendre à lire, il faille, en Chine même, la longue vie d'un mandarin studieux. Rémusat, dont je ne puis prononcer le nom sans rappeler l'une des pertes les plus cruelles que les lettres aient faites depuis longtemps, n'avait-il pas établi, soit par sa propre expérience, soit par les excellents élèves qu'il formait tous les ans dans ses cours, qu'on apprend le chinois comme toute autre langue. Ce n'est pas non plus, ainsi qu'on l'imagine au premier abord, que les caractères hiéroglyphiques se prêtent seulement à l'expression des idées communes: quelques pages du roman *Yu-kiao-li* ou *les Deux cousines* suffiraient pour montrer que les abstractions les plus subtiles, les plus quintessenciées, n'échappent pas à l'écriture chinoise. Le principal défaut de cette écriture serait de ne donner aucun moyen d'exprimer des noms nouveaux. Un lettré de *Canton* aurait pu mander par écrit à *Pékin* que le 14 juin 1800, la plus mémorable bataille sauva la France d'un grand péril ; mais il n'aurait su comment apprendre à son correspondant, en caractères purement hiéroglyphiques, que la plaine où se passa ce glorieux événement était près du village de *Marengo,* et que le général victorieux s'appelait Bonaparte. Un peuple chez lequel la communication de noms propres, de ville à ville, ne pourrait avoir lieu que par l'envoi de messagers, en serait, comme on voit, aux premiers rudiments de la civilisation ; aussi tel n'est pas le cas du peuple chinois. Les caractères hiéroglyphiques constituent bien la masse de leur écriture ; mais quelquefois, et surtout quand il faut écrire un nom propre, on les dépouille de leur signification idéographique pour les réduire à n'exprimer que des sons et des articulations, pour en faire de véritables lettres.

Ces prémisses ne sont pas un hors-d'œuvre. Les questions de priorité que les méthodes graphiques de l'Égypte ont soulevées vont être maintenant faciles à expliquer et à comprendre. Nous allons, en effet, trouver dans les hiéroglyphes de l'antique peuple des Pharaons tous les artifices dont les Chinois font usage aujourd'hui.

Plusieurs passages d'Hérodote, de Diodore de Sicile, de saint Clément d'Alexandrie, ont fait connaître que les Égyptiens se servaient de deux ou trois sortes d'écritures, et que dans l'une d'elles, au moins, les caractères symboliques ou représentatifs d'idées jouent un grand rôle. Horapollon nous a même conservé la signification d'un certain nombre de caractères ; ainsi l'on sait que l'*épervier* désignait l'*âme,* l'*ibis* le *cœur ;* la *colombe* (ce qui pourra paraître assez étrange), un *homme violent ;* la *flûte,* l'*homme aliéné ;* le nombre *seize,* la *volupté ;* une *grenouille,* l'*homme imprudent ;* la *fourmi,* le *savoir ;* un *nœud coulant,* l'*amour ;* etc., etc.

Les signes ainsi conservés par Horapollon ne formaient qu'une très-petite partie des huit ou neuf cents caractères qu'on avait remarqués dans les inscriptions monumentales. Les modernes, *Kircher* entre autres, essayèrent d'en accroître le nombre. Leurs efforts ne donnèrent aucun résultat utile, si ce n'est de montrer à quels écarts s'exposent les hommes les plus instruits lorsque, dans la recherche des faits, il s'abandonnent sans frein à leur imagination. Faute de données, l'interprétation des écritures égyptiennes paraissait depuis longtemps à tous les bons esprits un problème complètement insoluble, lorsqu'en 1799, M. Boussard, officier du génie, découvrit, dans les fouilles qu'il faisait opérer près de *Rosette,* une large pierre couverte de trois séries de caractères parfaitement distincts. Une de ces séries était du grec. Celle-là, malgré quelques mutilations, fit clairement connaître que les auteurs du monument avaient ordonné que la *même inscription* s'y trouvât tracée en trois sortes de caractères, savoir, en caractères sacrés ou hiéroglyphiques égyptiens, en caractères locaux ou usuels, et en lettres grecques : ainsi, par un bonheur inespéré, les philologues se trouvaient en possession d'un texte grec ayant en regard *sa traduction* en langue égyptienne, ou, tout au moins, une transcription avec les deux sortes de caractères anciennement en usage sur les bords du Nil.

Cette pierre de *Rosette*, devenue depuis si célèbre, et dont M. Boussard avait fait hommage à l'Institut du *Caire*, fut enlevée à ce corps savant à l'époque où l'armée française évacua l'Égypte. On la voit maintenant au musée de *Londres*, où elle figure, dit Thomas Young, comme un monument de la valeur britannique. Toute valeur à part, le célèbre physicien eût pu ajouter, sans trop de partialité, que cet inappréciable monument bilingue témoignait aussi quelque peu des vues avancées qui avaient présidé à tous les détails de la mémorable expédition de l'Égypte, comme aussi du zèle infatigable des savants illustres dont les travaux, exécutés souvent sous le feu de la mitraille, ont tant ajouté à la gloire de leur patrie. L'importance de l'inscription de *Rosette* les frappa, en effet, si vivement, que pour ne pas abandonner ce précieux trésor aux chances aventureuses d'un voyage maritime, ils s'attachèrent à l'envi, dès l'origine, à le reproduire, par de simples dessins, par des contre-épreuves obtenues à l'aide des procédés de l'imprimerie en taille-douce, enfin, par des moulages en plâtre ou en soufre. Il faut même ajouter que les antiquaires de tous les pays ont connu pour la première fois la pierre de *Rosette* à l'aide des dessins des savants français.

Un des plus illustres membres de l'Institut, M. Silvestre de Sacy, entra le premier, dès l'année 1802, dans la carrière que l'inscription bilingue ouvrait aux investigations des philologues. Il ne s'occupa toutefois que du texte égyptien en caractères usuels. Il y découvrit les groupes qui représentent différents noms propres et leur nature phonétique. Ainsi, dans l'une des deux écritures, au moins, les Égyptiens avaient des signes de sons, de véritables lettres. Cet important résultat ne trouva plus de contradicteurs lorsqu'un savant suédois, M. Akerblad, perfectionnant le travail de notre compatriote, eut assigné, avec une probabilité voisine de la certitude, la valeur phonétique individuelle des divers caractères employés dans la transcription des noms propres que faisait connaître le texte grec.

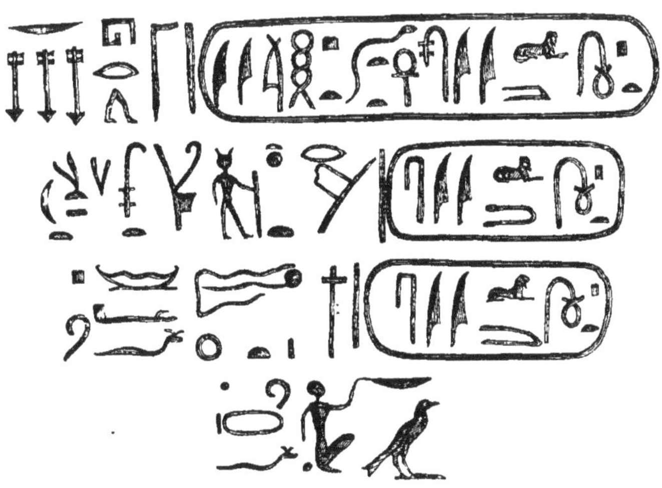

Partie de l'inscription de la pierre de Rosette. Les trois anneaux (cartouches) contiennent le nom de Ptolémée, le premier en outre l'épithète : *Vivant éternellement, aimé de Phtha.*. — D'après *Peacock,* Life of Dr. Young.

Restait toujours la partie de l'inscription purement hiéroglyphique ou supposée telle. Celle-là était demeurée intacte; personne n'avait osé entreprendre de la déchiffrer.

C'est ici que nous verrons Thomas Young déclarer d'abord, comme par une sorte d'inspiration, que dans la multitude des signes sculptés sur la pierre et représentant, soit des animaux entiers, soit des êtres fantastiques, soit encore des inscriptions et des produits des arts ou des formes géométriques, ceux de ces signes qui se trouvent renfermés dans des encadrements elliptiques correspondent aux noms propres de l'inscription grecque : en particulier au nom de PTOLÉMÉE, le seul qui dans la transcription hiéroglyphique soit resté intact. Immédiatement après, YOUNG dira que dans le cas spécial de l'encadrement ou cartouche, les signes ne représentent plus des idées, mais des sons ; enfin, il cherchera, par une analyse minutieuse et très délicate, à assigner un hiéroglyphe individuel à chacun des sons que l'oreille entend dans le nom de PTOLÉMÉE de la pierre de Rosette, et dans celui de BÉRÉNICE d'un autre monument.

Voilà, si je ne me trompe, dans les recherches de YOUNG sur les systèmes graphiques des Égyptiens, les trois points culminants. Personne, a-t-on dit, ne les avait aperçus, ou du moins ne les avait signalés, avant le physicien anglais. Cette opinion, quoique généralement admise, me paraît contestable. Il est en effet certain que, dès l'année 1766, M. DE GUIGNES, dans un Mémoire imprimé, avait indiqué les cartouches des inscriptions égyptiennes comme renfermant tous des noms propres. Chacun peut voir aussi, dans le même travail, les arguments dont s'étaie ce savant orientaliste pour établir l'opinion qu'il avait embrassée sur la nature constamment phonétique des hiéroglyphes égyptiens. YOUNG a donc la priorité sur un seul point : c'est à lui que remonte la première tentative qui ait été faite pour décomposer en lettres les groupes des cartouches, pour donner une valeur phonétique aux hiéroglyphes composant, dans la pierre de *Rosette,* le nom de PTOLÉMÉE.

Dans cette recherche, comme on peut s'y attendre, YOUNG fournira de nouvelles preuves de son immense pénétration ; mais, égaré par un faux système, ses efforts n'auront pas un plein succès. Ainsi, quelquefois, il attribuera aux caractères hiéroglyphes une valeur simplement alphabétique, sans s'inquiéter de ce qu'il y aurait d'étrange dans ce mélange de caractères de natures différentes. Le fragment d'alphabet publié par le docteur YOUNG renferme donc du vrai et du faux ; mais le faux y abonde tellement, qu'il sera impossible d'appliquer la valeur des lettres dont il se compose à toute autre lecture qu'à celle des deux noms propres dont on les a tirées. Le mot *impossible* s'est si rarement rencontré dans la carrière scientifique de YOUNG, qu'il faut se hâter de le justifier. Je dirai donc que depuis la composition de son alphabet, YOUNG lui-même croyait voir dans le cartouche d'un monument égyptien, le nom d'ARSINOÉ, là où son célèbre compétiteur a montré depuis, avec une entière évidence, le mot *autocrator ;* qu'il crut reconnaître ÉVERGÈTE dans un groupe où il faut lire CÉSAR !

Le travail de CHAMPOLLION, quant à la découverte de la valeur phonétique des hiéroglyphes, est clair, homogène, et ne semble donner prise à aucune incertitude. Chaque signe équivaut à une simple voyelle ou à une simple consonne. Sa valeur n'est pas arbitraire ; tout hiéroglyphe phonétique est l'image d'un objet physique dont le nom, en langue égyptienne, commence par la voyelle ou par la consonne qu'il s'agit de représenter.

L'alphabet de CHAMPOLLION, une fois modelé sur la pierre de *Rosette* et sur deux ou trois autres monuments, sert à lire des inscriptions entièrement différentes ; par exemple le nom de CLÉOPATRE, sur l'obélisque de PHILAE, transporté depuis longtemps en Angleterre, et où le docteur YOUNG, armé de son alphabet, n'avait rien aperçu. Sur les temples de *Karnac,* CHAMPOLLION lira deux fois le nom d'ALEXANDRE ; sur le zodiaque de *Denderah,* un titre impérial romain ; sur le grand édifice au-dessus duquel le zodiaque était placé, les noms et les surnoms des empereurs AUGUSTE, TIBÈRE, CLAUDE, NÉRON, DOMITIEN, etc. Ainsi, pour le dire en passant, se trouvera tranchée, d'une part, la vive discussion que l'âge de ces monuments avait fait naître ; ainsi, de l'autre, sera constaté sans retour, que, sous la domination romaine, les hiéroglyphes étaient encore en plein usage sur les bords du Nil.

L'alphabet, qui a déjà donné tant de résultats inespérés, appliqué, soit aux grands obélisques de *Karnac,* soit à d'autres monuments qui sont aussi reconnus pour être du temps des Pharaons, nous présentera les noms de plusieurs rois de cette antique race ; des noms de divinités égyptiennes ; disons plus : des mots *substantifs, adjectifs* et *verbes* de la langue copte. YOUNG se trompait donc quand il regardait les hiéroglyphes phonétiques comme une invention moderne ; quand il avançait qu'ils avaient seulement servi à la transcription des noms propres, et même des noms propres étrangers à l'Égypte. M. de Guignes et surtout M. Étienne Quatremère établissaient, au contraire, un fait réel, d'une grande importance, que la lecture des inscriptions des Pharaons est venue fortifier par des preuves irrésistibles lorsqu'ils signalaient la langue copte actuelle comme celle des anciens sujets de Sésostris.

On connaît maintenant les faits. Je pourrai donc me borner à fortifier de quelques courtes observations la conséquence qui me paraît en résulter inévitablement.

Les discussions de priorité, même sous l'empire des préjugés nationaux, ne deviendraient jamais acerbes, si elles pouvaient se résoudre par des règles fixes ; mais, dans certains cas, la première idée est tout ; dans d'autres, les détails offrent les principales difficultés ; ailleurs, le mérite semble avoir dû consister, moins dans la conception d'une théorie que dans sa démonstration. On devine déjà combien le choix du point de vue doit prêter à l'arbitraire, et combien, cependant, il aura d'influence sur la conclusion définitive. Pour échapper à cet embarras, j'ai cherché un exemple dans lequel les rôles des deux prétendants à l'invention pussent être assimilés à ceux de Champollion et de Young, et qui eût, d'autre part, concilié toutes les opinions. Cet exemple, j'ai cru le trouver dans les *interférences ;* même en laissant entièrement de côté, pour la question hiéroglyphique, les citations empruntées au mémoire de M. de Guignes.

Hooke, en effet, avait dit, avant Thomas Young, que les rayons lumineux interfèrent, comme ce dernier avait supposé avant Champollion que les hiéroglyphes égyptiens sont quelquefois phonétiques. Hooke ne prouvait pas directement son hypothèse ; la preuve des valeurs phonétiques assignées par Young à divers hiéroglyphes n'aurait pu reposer que sur des lectures qui n'ont pas été faites, qui n'ont pas pu l'être.

Faute de connaître la composition de la lumière blanche,

Hooke n'avait pas une idée exacte de la nature des interférences, comme Young, de son côté, se trompait sur une prétendue valeur syllabique ou dissyllabique des hiéroglyphes.

Young, d'un consentement unanime, est considéré comme l'auteur de la théorie des interférences ; dès lors par une conséquence qui me paraît inévitable, Champollion doit être regardé comme l'auteur de la découverte des hiéroglyphes.

Je regrette de n'avoir pas songé plus tôt à ce rapprochement. Si, de son vivant, Young eût été placé dans l'alternative d'être le créateur de la doctrine des interférences, en laissant les hiéroglyphes à Champollion, ou de garder les hiéroglyphes, en abandonnant à Hooke l'ingénieuse théorie optique, je ne doute pas qu'il ne se fût empressé de reconnaître les titres de notre illustre compatriote. Au surplus il lui serait resté, ce que personne ne pourra lui contester, le droit de figurer dans l'histoire de la mémorable découverte des hiéroglyphes, comme Kepler, Borelli, Hooke et Wren figurent dans l'histoire de la gravitation universelle.

Travaux divers de Young.

Les limites qui me sont tracées ne me permettront même pas de citer les simples titres des nombreux écrits que le docteur Young a publiés. Cependant la lecture publique d'un aussi riche catalogue eût certainement suffi à la gloire de notre confrère. Qui ne se fût imaginé, en effet, qu'on avait enregistré les travaux de plusieurs Académies et non ceux d'une seule personne, en entendant, par exemple, cette série de titres :

Mémoire sur les usines où l'on travaille le fer.

Essais sur la musique et sur la peinture.

Recherches sur les habitudes des araignées et le système de Fabricius.

Sur la stabilité des arches des ponts.

Sur l'atmosphère de la lune.

Description d'un operculaire.
Théorie mathématique des courbes épicycloïdales.
Restitution et traduction de diverses inscriptions grecques.
Sur les moyens de fortifier la charpente des vaisseaux de ligne.
Sur le jeu du cœur et des artères dans le phénomène de la circulation.
Théorie des marées.
Sur les maladies de poitrine.
Sur le frottement dans les axes des machines.
Sur la fièvre jaune.
Sur le calcul des ellipses.
Essais de grammaire, etc., etc.

Caractère de Young. — Sa position comme médecin. — Sa collaboration au „Nautical Almanac". — Sa mort.

Des travaux aussi nombreux, aussi variés, semblent avoir exigé la vie laborieuse et retirée d'un de ces savants dont l'espèce, à vrai dire, commence à se perdre, qui dès la première jeunesse divorcent avec tous les contemporains pour s'ensevelir complètement dans leur cabinet. Thomas Young était, au contraire, ce qu'on est convenu d'appeler un homme du monde. Il fréquentait assidument les plus brillants cercles de *Londres*. Les grâces de son esprit, l'élégance de ses manières, eussent amplement suffi pour l'y faire remarquer ; mais qu'on se représente ces réunions nombreuses, dans lesquelles cinquante sujets différents sont tour à tour effleurés en quelques minutes, et l'on concevra de quel prix devait être une véritable bibliothèque vivante, où chacun trouvait à l'instant une réponse exacte, précise, substantielle, sur toutes les natures de questions qui pouvaient être proposées.

Young s'était beaucoup occupé des arts. Plusieurs de ses mémoires témoignent des profondes connaissances que, de très-bonne heure, il avait acquises dans la théorie de la musique. Il poussa aussi très-loin le talent d'exécution, et je crois être certain que de tous les instruments connus, en y comprenant même la cornemuse écossaise, on n'en pourrait citer que deux dont il ne sût pas jouer. Son goût pour la peinture se développa pendant le séjour qu'il fit en Allemagne. Alors la magnifique collection de *Dresde* l'absorba entièrement, car il n'aspira pas seulement au facile mérite d'accoler, sans se méprendre, tel ou tel nom de peintre à tel ou tel tableau ; les défauts et les qualités caractéristiques des plus grands maîtres, leurs fréquents changements de manière, les objets matériels qu'ils mettaient en œuvre ; les modifications que ces objets, que les couleurs entre autres, éprouvent par la suite des temps, l'occupèrent tour à tour. YOUNG, en un mot, étudiait la peinture en Saxe, comme auparavant il avait étudié les langues dans son propre pays ; comme plus tard il cultiva les sciences. Au reste tout était à ses yeux un sujet de méditations et de recherches. Les camarades universitaires de l'illustre physicien se rappellent un exemple risible de cette disposition d'esprit : ils rapportent qu'étant entrés dans la chambre de YOUNG le jour où, pour la première fois, il reçut à *Édimbourg* une leçon de menuet, on le trouva occupé à tracer minutieusement avec la règle et le compas les routes entre-croisées que parcourent les deux danseurs, et les divers perfectionnements dont ces figures lui paraissaient susceptibles.

YOUNG emprunta de bonne heure à la secte des Quakers, dont il faisait alors partie, l'opinion que les facultés intellectuelles des enfants diffèrent originairement entre elles beaucoup moins qu'on ne le suppose. *Chaque homme aurait pu faire ce que tout autre homme a fait,* était devenu sa maxime favorite. Jamais, au surplus, il ne recula personnellement devant les épreuves d'aucun genre, auxquelles on désirait soumettre son système. La première fois qu'il montait à cheval, en compagnie du petit-fils de M. BARCLAY, l'écuyer qui les suivait franchit une barrière élevée : YOUNG voulut l'imiter, mais il alla tomber à dix pas. Il se releva sans mot dire, fit une seconde tentative, fut encore désarçonné, mais ne dépassa pas cette fois la tête du cheval, à laquelle il resta accroché ; à la troisième épreuve, le jeune écolier, comme le voulait sa thèse de prédilection, réussit à exécuter ce qu'on venait de faire devant lui. Cette expérience n'a dû être citée ici que parce qu'elle fut reprise d'abord à *Édimbourg,* ensuite à *Gœttingue,* et poussée beaucoup plus loin qu'on ne voudra peut-être le croire. Dans l'une de ces deux villes, YOUNG, en très-peu de temps, parvint à lutter d'adresse avec un funambule renommé ; dans l'autre, et toujours à la suite d'un défi, il acquit dans l'art de la voltige à cheval une habileté extraordinaire, et qui eût été certainement remarquée, même au milieu des artistes consommés dont les tours de force attirent tous les soirs un si nombreux concours au cirque de *Franconi.* Ainsi, ceux qui se complaisent dans les contrastes pourront, d'un côté se représenter NEWTON, le timide NEWTON n'allant en voiture, tant la crainte de tomber le préoccupait, que les bras étendus et les mains cramponnées aux deux portières, et, de l'autre, son illustre émule galopant, debout sur deux chevaux, avec toute l'assurance d'un écuyer de profession.

En Angleterre, un médecin, s'il ne veut pas perdre la confiance du public, doit s'abstenir de s'occuper de toute recherche scientifique ou littéraire qui semble étrangère à l'art de guérir. YOUNG sacrifia longtemps à ce préjugé ; ses écrits paraissaient sous le voile de l'anonyme. Ce voile, il est vrai, était bien transparent : deux lettres contiguës d'une certaine devise latine servaient successivement, dans un ordre régulier, à la signature de chaque mémoire ; mais YOUNG communiquait les trois mots latins à tous ses amis nationaux ou étrangers, sans leur recommander d'en faire mystère à personne. Au reste, qui pouvait ignorer que l'illustre auteur de la théorie des interférences était le secrétaire de la Société royale de Londres pour la correspondance étrangère ; qu'il donnait dans les amphithéâtres de l'*Institution royale* un cours général de physique mathématique ; qu'associé à Sir HUMPHRY DAVY, il publiait un journal des sciences, etc., etc. ? Et d'ailleurs, il faut le dire, l'anonymat n'était rigoureusement observé que pour les petits mémoires. Dans les occasions importantes, quand, par exemple, parurent en 1807 les deux volumes in-4°, de 800 à 900 pages chacun, où toutes les branches de la philosophie naturelle se trouvent traitées d'une manière si neuve et si profonde, l'amour-propre de l'auteur fit oublier les intérêts du médecin, et le nom de Young, en gros caractères, remplaça les deux petites lettres italiques dont le tour était alors venu, et qui auraient figuré d'une manière assez ridicule sur le titre de cet ouvrage colossal.

Young n'eut donc jamais, comme praticien, ni à Londres, ni à Worthing où il passait la saison des bains de mer, une clientèle très-étendue. Le public le trouvait trop savant ! On doit même avouer que ses cours de médecine, le cours, par exemple, qu'il faisait à l'hôpital de Saint-Georges, furent généralement peu suivis. Quelqu'un a dit, pour l'expliquer, que ses leçons étaient trop pleines, trop substantielles, qu'elles dépassaient la portée des intelligences ordinaires ! Ne pourrait-on pas plutôt attribuer ce défaut de succès à la franchise peu commune que Young mettait à signaler les difficultés inextricables qui se rencontrent à chaque pas dans l'étude des nombreux désordres de notre frêle machine ?

Pense-t-on que, à Paris, à une époque où chacun veut arriver au but, vite et sans fatigue, un professeur de Faculté conservât beaucoup d'auditeurs, s'il débutait par ces paroles que j'emprunte textuellement au docteur Young :

„Aucune étude n'est aussi compliquée que celle de la médecine. „Elle surpasse les bornes de l'intelligence humaine. Les médecins „qui se précipitent en avant, sans essayer de comprendre ce qu'ils „voient, sont souvent aussi avancés que ceux qui se livrent à des „généralisations hâtives appuyées sur des observations à l'égard „desquelles toute analogie est en défaut.“

Et si le professeur, continuant sur le même ton, ajoutait : „Dans les *loteries* de la médecine, les chances du possesseur de „dix billets doivent être évidemment supérieures aux chances de „celui qui n'en a que cinq.“

Quand ils se croiraient engagés dans une loterie, ceux des auditeurs que la première phrase n'aurait pas mis en fuite, seraient-ils disposés à faire grands efforts pour se procurer des billets, ou, en expliquant la pensée de notre confrère, le plus de connaissances possible ?

Malgré ses connaissances, peut-être même à cause de leur immensité, YOUNG manquait entièrement d'assurance au lit du malade. Alors, les fâcheux effets qui pouvaient éventuellement résulter de l'action du médicament le mieux indiqué, se présentaient en foule à son esprit, lui semblaient balancer les chances favorables qu'on devait en attendre et le jetaient dans une indécision, sans doute fort naturelle, mais que le public prend toujours du mauvais côté. La même timidité se reconnaît dans tous les ouvrages de YOUNG qui traitent de la médecine. Cet homme si éminemment remarquable par la hardiesse de ses aperçus scientifiques, ne donne plus alors que de simples catalogues de faits. A peine semble-t-il convaincu de la bonté de sa thèse, soit quand il s'attaque au célèbre docteur RADCLIFFE dont tout le secret, dans la pratique la plus brillante et la plus heureuse, avait été, comme il le déclarait lui-même, d'employer les remèdes à contre-sens; soit lorsqu'il combat le docteur BROWN qui s'était trouvé, disait-il, dans la désagréable nécessité de reconnaître, et cela d'après les documents officiels d'un hôpital confié à des médecins justement célèbres, qu'en masse, les fièvres abandonnées à leur cours naturel ne sont ni plus graves, ni plus longues que lorsqu'on les traite par les meilleures méthodes.

En 1818, YOUNG ayant été nommé secrétaire du Bureau des Longitudes, abandonna presque entièrement la pratique de la médecine pour se livrer à la minutieuse surveillance de l'ouvrage périodique célèbre connu sous le nom de *Nautical Almanac.* A partir de cette époque, le journal de l'Institution royale donna, tous les trimestres, de nombreuses dissertations sur les plus importants problèmes de l'art nautique et de l'astronomie. Un volume intitulé : *Illustrations de la mécanique céleste de* LAPLACE; une savante dissertation *sur les marées,* auraient d'ailleurs amplement attesté que YOUNG ne considérait pas l'emploi qu'il venait d'accepter comme une sinécure. Cet emploi fut cependant pour lui une source inépuisable de dégoûts. Le *Nautical Almanac* avait été, depuis son origine, un ouvrage exclusivement destiné au service de la marine. Quelques personnes demandèrent qu'on en fît, de plus, une éphéméride astronomique complète. Le Bureau des longitudes, à tort ou à raison, n'ayant pas paru grand partisan du changement projeté, se trouva subitement en butte aux plus violentes attaques. Les journaux de toute couleur, whigs ou torys, prirent part au combat. On ne vit plus dans la réunion des Davy, des Wollaston, des Young, des Herschel, des Kater et des Pond, qu'un assemblage d'individus (je cite textuellement) *qui obéissaient à une influence béotienne ;* le *Nautical Almanac,* jadis si renommé, était devenu pour la nation anglaise un *objet de honte ;* si l'on y découvrait une faute d'impression, comme il y en a, comme il y en aura toujours dans les recueils de chiffres un peu volumineux, la marine britannique, depuis la plus petite chaloupe jusqu'au colossal vaisseau à trois ponts, trompée par le chiffre inexact, allait s'engloutir en masse au fond de l'Océan, etc.

On a prétendu que le principal promoteur de ces folles exagérations n'aperçut tant de graves erreurs dans le *Nautical Almanac* qu'après avoir inutilement tenté de se faire agréger au Bureau des longitudes. J'ignore si le fait est exact. En tout cas je ne saurais me rendre l'écho des malicieux commentaires auxquels il donna naissance ; je ne dois pas oublier, en effet, que depuis plusieurs années le membre de la Société royale dont on a voulu parler consacre noblement une partie de sa brillante fortune à l'avancement des sciences. Cet astronome recommandable, comme tous les savants dont les pensées sont concentrées sur un seul objet, a eu le tort, que je ne prétends pas excuser, de mesurer au travers d'un verre grossissant l'importance des projets qu'il avait conçus ; mais ce qu'il faut surtout lui reprocher, c'est de n'avoir pas prévu que les hyperboles de sa polémique seraient prises au sérieux ; c'est d'avoir oublié que, à toutes les époques et dans tous les pays, il existe un grand nombre d'individus qui, inconsolables de leur nullité, saisissent comme une proie toutes les occasions de scandale, et sous le masque du bien public, deviennent avec délice les ignobles zoïles de ceux de leurs contemporains dont la renommée a proclamé le succès. A Rome, celui qu'on chargeait d'insulter au triomphateur était du moins un esclave ; à Londres, c'est d'un membre de la Chambre des communes que des savants illustres recevront un cruel affront. Un orateur déjà célèbre par ses préjugés, mais qui n'avait jusqu'alors épanché son fiel que sur des productions d'origine française, s'attaquera aux plus beaux noms de l'Angleterre, et débitera contre eux, en plein parlement, de puériles accusations avec une risible gravité. Des ministres dont la faconde se fût exercée des heures entières sur les privilèges d'un *bourg pourri,* ne prononceront pas une seule parole en faveur du génie ; le Bureau des longitudes, enfin, sera supprimé sans opposition. Le lendemain, il est vrai, les besoins d'une innombrable marine feront entendre leur voix impérieuse, et l'un des savants, qu'on avait dépouillés, l'ancien secrétaire du Bureau, le docteur YOUNG enfin, se verra rappelé à ses premiers travaux. Impuissante réparation ! Le savant en aura-t-il moins été séparé de ses illustres collègues ? L'homme de cœur aura-t-il moins entendu les nobles fruits de l'intelligence humaine tarifés devant les représentants du pays, en guinées, shellings et pennys, comme du sucre, du poivre ou de la cannelle ?

La santé de notre confrère, qui déjà était un peu chancelante, déclina à partir de cette triste époque avec une effrayante rapidité. Les médecins habiles dont il était assisté perdirent bientôt tout espoir. YOUNG lui-même avait la conscience de sa fin prochaine et la voyait arriver avec un calme admirable. Jusqu'à sa dernière heure il s'occupa sans relâche d'un dictionnaire égyptien, alors sous presse, et qui n'a été publié qu'après sa mort. Quand ses forces ne lui permirent plus de soulever et d'employer une plume, il corrigea les épreuves à l'aide d'un crayon. L'un des derniers actes de sa vie fut d'exiger la suppression d'une brochure écrite avec talent, par une main amie, et dirigée contre tous ceux qui avaient contribué à la destruction du Bureau des longitudes.

Young s'éteignit, entouré d'une famille dont il était adoré, le 10 mai 1829, à peine agé de cinquante-six ans.

L'autopsie fit découvrir qu'il avait l'aorte ossifiée.

Si je ne suis pas resté trop au dessous de la tâche qui m'était imposée ; si j'ai surtout fait ressortir, comme je le désirais, l'importance et la nouveauté de l'admirable loi des interférences lumineuses, Young est maintenant à vos yeux l'un des savants les plus illustres dont l'Angleterre puisse s'enorgueillir. Votre pensée devançant mes paroles, voit déjà dans le récit des justes honneurs rendus à l'auteur d'une aussi belle découverte, la péroraison de cette notice historique. Ces prévisions, je le dis à regret, ne se réaliseront pas. La mort de Young a eu dans sa patrie très peu de retentissement. Les portes de *Westminster,* jadis si accessibles à la médiocrité titrée, sont restées fermées à l'homme de génie, qui n'était pas baronet. C'est au village de *Farnborough,* dans la modeste tombe de la famille de sa femme, que les restes de Thomas Young ont été déposés. L'indifférence de la nation anglaise pour des travaux qui devaient tant ajouter à sa gloire, est une bien rare anomalie dont on doit être curieux de connaître les causes.

Je manquerais de franchise, je serais panégyriste et non historien, si je n'avouais qu'en général, Young ne ménageait pas assez l'intelligence de ses lecteurs ; que la plupart des écrits dont les sciences lui sont redevables pèchent par une certaine obscurité. Toutefois, l'oubli dans lequel ils ont été longtemps laissés n'a pu dépendre uniquement de cette cause.

Les sciences exactes ont sur les ouvrages d'art ou d'imagination un avantage qui a été souvent signalé. Les vérités dont elles se composent traversent les siècles, sans avoir rien à souffrir ni des caprices de la mode, ni des dépravations du goût. Mais aussi, dès qu'on s'élève dans certaines régions, sur combien de juges est-il permis de compter ? Lorsque Richelieu déchaîna contre le grand Corneille une tourbe de ces hommes que le mérite d'autrui rend furieux, les Parisiens sifflèrent à outrance les séides du cardinal despote et applaudirent le poète. Ce dédommagement est refusé au géomètre, à l'astronome, au physicien, qui cultivent les sommités de la science. Leurs appréciateurs compétents, dans toute l'étendue de l'Europe, ne s'élèvent jamais au nombre de huit ou dix. Supposez-les injustes, indifférents, voire jaloux, car j'imagine que cela s'est vu, et le public, réduit à croire sur parole, ignorera que d'ALEMBERT ait rattaché le grand phénomène de la précession des équinoxes aux principes de la pesanteur universelle ; que LAGRANGE soit parvenu à assigner la cause physique de la libration de la lune ; que depuis les recherches de LAPLACE, l'accélération du mouvement de cet astre se trouve liée à un changement particulier dans la forme de l'orbite del a terre, etc., etc. Les journaux des ciences, quand ils sont rédigés par des hommes d'un mérite reconnu, acquièrent ainsi, sur certaines matières, une influence qui souvent devient funeste. C'est ainsi, je pense, qu'on peut qualifier celle que la *Revue d'Édimbourg* a quelquefois exercée.

Au nombre des collaborateurs de ce célèbre journal, figurait à l'origine, en première ligne, un jeune écrivain à qui les découvertes de NEWTON avaient inspiré une admiration ardente. Ce sentiment, si naturel, si légitime, lui fit malheureusement méconnaître tout ce que la doctrine des interférences renfermait de plausible, d'ingénieux, de fécond. L'auteur de cette théorie n'avait peut-être pas toujours eu le soin de revêtir ses décisions, ses arrêts, ses critiques, des formes polies dont le bon droit n'a jamais à souffrir, et qui, au reste, étaient un devoir impérieux quand il s'agissait de l'immortel auteur de la *Philosophie naturelle.* La peine du talion lui fut appliquée avec usure ; l'*Edinburgh Review* attaque l'érudit, l'écrivain, le géomètre, l'expérimentateur, avec une véhémence, avec une âpreté d'expressions presque sans exemple dans les débats scientifiques. Le public se tient ordinairement sur ses gardes quand on lui parle un langage aussi passionné ; mais, cette fois, il adopta d'emblée les opinions du journaliste, sans qu'on eût le droit de l'accuser de légèreté. Le journaliste, en effet, n'était pas un de ces aristarques imberbes dont aucune étude préalable ne justifie la mission. Plusieurs bons Mémoires, accueillis par la Société royale, déposaient de ses connaissances mathématiques et lui avaient assigné une place distinguée parmi les physiciens à qui l'optique expérimentale était redevable ; le barreau de Londres le proclamait déjà une de ses plus éclatantes lumières ; les whigs de la Chambre des communes voyaient en lui l'orateur incisif qui, dans les luttes parlementaires, serait souvent l'heureux antagoniste de CANNING ; c'était enfin le futur président de la Chambre des pairs : c'était le lord-chancelier actuel.

Qu'opposer à d'injustes critiques partant de si haut ? Je n'ignore pas combien certains esprits puisent de fermeté dans la conscience de leur bon droit ; dans la certitude que, tôt ou tard, la vérité triomphera ; mais je sais aussi qu'on agit sagement en ne comptant pas trop sur de pareilles exceptions.

Écoutez, par exemple, Galilée lui-même dire, à demi-voix, après son abjuration :

„E pur si muove“ !

Et ne cherchez pas dans ces immortelles paroles une idée d'avenir, car elles sont l'expression du cruel dépit qu'éprouvait l'illustre vieillard. YOUNG aussi, dans l'écrit de quelques pages qu'il publia en réponse à l'*Edinburgh Review*, se montra profondément découragé. La vivacité, la véhémence de ses expressions déguisaient mal le sentiment qui l'oppressait. Au reste, hâtons-nous de le dire, justice, justice complète fut enfin rendue au grand physicien ! Depuis quelques années le monde entier voyait en lui une des principales illustrations de notre temps. C'est de France (YOUNG prenait plaisir à le proclamer lui-même) que partit le signal de cette tardive réparation. J'ajouterai qu'à l'époque beaucoup plus ancienne où la doctrine des interférences n'avait encore fait de prosélytes ni en Angleterre, ni sur le continent, YOUNG trouvait dans sa propre famille quelqu'un qui le comprenait et dont les suffrages auraient dû le consoler des dédains du public. La personne distinguée que je signale ici à la reconnaissance de tous les physiciens de l'Europe voudra bien m'excuser si je complète mon indiscrétion.

Dans l'année 1816, je fis un voyage en Angleterre avec mon savant ami, M. GAY-LUSSAC. FRESNEL venait alors de débuter dans la carrière des sciences, de la manière la plus brillante, par son Mémoire sur la diffraction. Ce travail qui, suivant nous, renfermait une expérience capitale, inconciliable avec la théorie newtonienne de la lumière, devint naturellement le premier objet de nos entretiens avec le docteur YOUNG. Nous étions étonnés des nombreuses restrictions qu'il apportait à nos éloges, lorsque enfin il nous déclara que l'expérience dont nous faisions tant de cas était consignée, depuis 1807, dans son traité de Philosophie naturelle. Cette assertion ne nous semblait pas fondée. Elle rendit la discussion longue et minutieuse. Madame YOUNG y assistait sans avoir l'air d'y prendre aucune part ; mais comme nous savions que la crainte, vraiment puérile, d'être désignées par le ridicule sobriquet de *bas bleus,* rend les dames anglaises fort réservées en présence des étrangers, notre manque de savoir-vivre ne nous frappa qu'au moment où Madame YOUNG quitta brusquement sa place. Nous commencions à nous confondre en excuses auprès de son mari, lorsque nous la vîmes entrer, portant sous le bras un énorme in-4°. C'était le premier volume du traité de Philosophie naturelle. Elle le posa sur la table, l'ouvrit, sans mot dire, à la page 787, et nous montra du doigt une figure où la marche curviligne des bandes diffractées, sur laquelle roulait la discussion, se trouve établie théoriquement.

J'espère qu'on me pardonnera ces petits détails. Trop d'exemples n'ont-ils pas déjà habitué le public à considérer l'abandon, l'injustice, la persécution, la misère, comme le salaire naturel de ceux qui consacrent laborieusement leurs veilles au développement de l'esprit humain ! N'oublions donc pas de signaler les exceptions quand il s'en présente. Si nous voulons que la jeunesse se livre avec ardeur aux travaux intellectuels, montrons-lui que la gloire attachée à de grandes découvertes s'allie quelquefois à un peu de tranquillité et de bonheur. Arrachons même, s'il est possible, de l'histoire des sciences, tant de feuillets qui en ternissent l'éclat. Essayons de nous persuader que, dans les cachots des inquisiteurs, une voix amie faisait entendre à Galilée quelques-unes de ces douces paroles que la postérité réservait à sa mémoire ; que derrière les épaisses murailles de la Bastille, Fréret apprenait déjà du monde savant quel rang glorieux lui était réservé parmi les érudits dont la France s'honore ; qu'avant d'aller mourir à l'hôpital, Borelli trouva quelquefois dans la ville de Rome un abri contre les intempéries de l'air, un peu de paille pour reposer sa tête ; que Kepler enfin, que le grand Kepler n'éprouva jamais les angoisses de la faim !

ŒUVRES OPHTALMOLOGIQUES

DE

THOMAS YOUNG

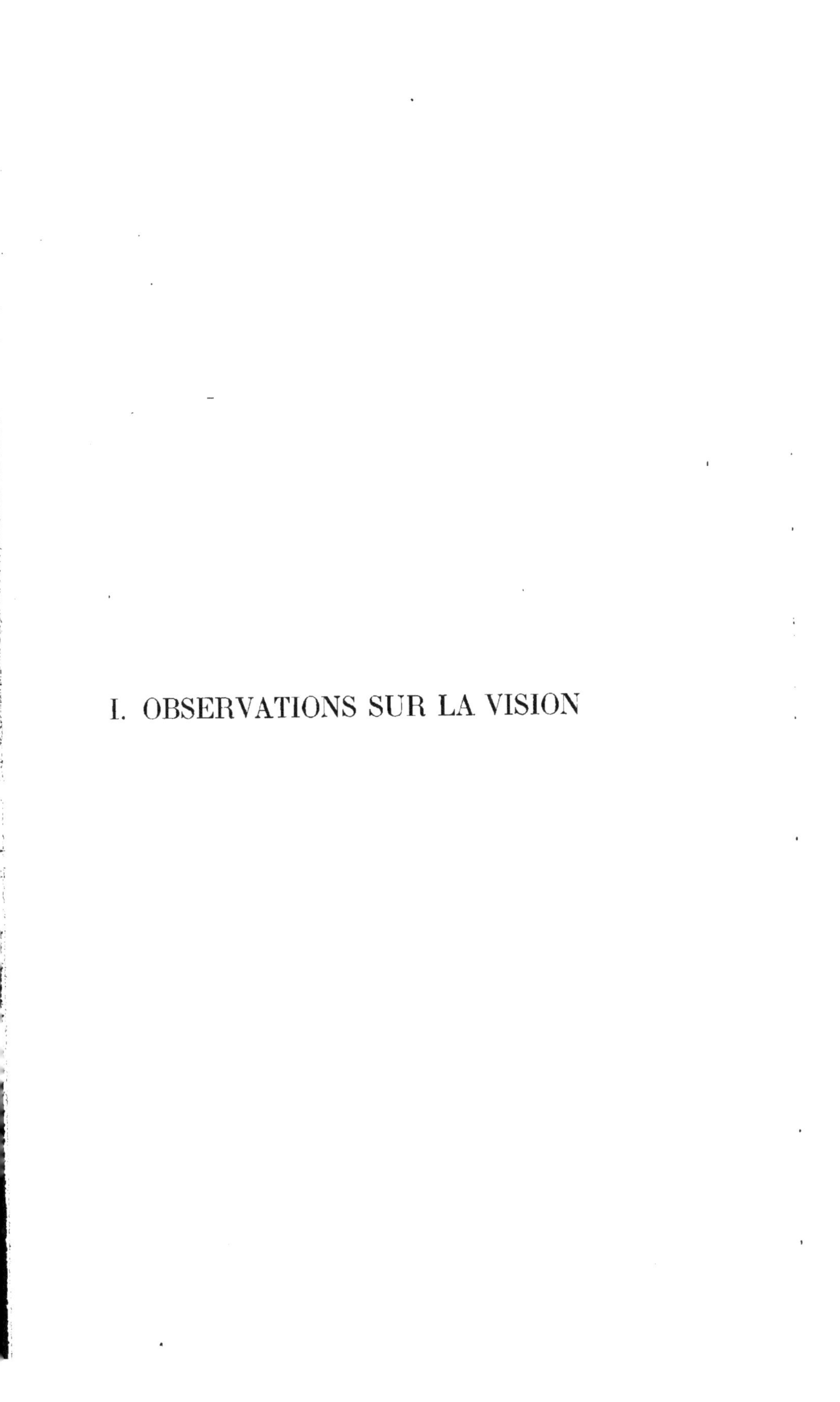

I. OBSERVATIONS SUR LA VISION

OBSERVATIONS SUR LA VISION

„PHILOSOPHICAL TRANSACTIONS“ 1793. VOL. 83. P. 91

LU A LA SOCIÉTÉ ROYALE, LE 30 MAI 1793

On sait que l'œil ne transmet une impression distincte que des objets situés à une certaine distance, tant que la volonté n'intervient pas — que cette distance diffère selon les différentes personnes — et que l'œil peut s'accommoder à d'autres objets, situés à une distance bien plus petite, sous l'influence de la volonté. Mais la manière dont s'effectue cette accommodation a depuis longtemps été sujette à discussion, sans qu'on soit arrivé encore à une explication satisfaisante. Il est également certain — le Dr. Porterfield l'a déjà observé — qu'aucune influence de l'esprit ne suffit pour accommoder l'œil à des objets situés à une distance plus grande que celle de la vision inconsciente. Il est facile de s'en persuader en examinant une personne chez laquelle la distance de la vision inconsciente est plus petite que l'infini.

Les parties principales de l'œil et de ses annexes ont été décrites par différents auteurs. Winslow est en général très exact, mais Albinus (dans Musschenbroek, *Introduction*) a décrit différents détails encore plus exactement. J'admets que leur description est complète, excepté lorsque je dis ou dessine le contraire.

I. Différentes théories de l'accommodation de l'œil.

La première théorie de l'accommodation que j'aie trouvée est celle de Kepler. Il admet que les processus ciliaires allongent l'axe de l'œil en contractant le diamètre du globe par leur force musculaire. Mais les processus ciliaires ne semblemt pas contenir de fibres musculaires, et ils n'ont pas non plus de liens au moyen desquels ils puissent produire un tel effet.

Descartes s'imaginait que cette même contraction, et l'allongement qui en serait la conséquence, était effectuée par le cristallin, qu'il supposait de nature musculaire, en considérant les processus ciliaires comme ses tendons. Il n'essayait pas de démontrer la nature musculaire du cristallin, et il ne prenait pas en considération suffisante la manière dont il est attaché aux processus ciliaires. Il dit que le cristallin devient en même temps plus convexe ; dans sa *Dioptrique* il ne semble pas attribuer un effet important à ce changement, mais dans son *Traité de l'homme* il explique l'action très minutieusement.

De la Hire maintient que l'œil ne subit aucun autre changement que la contraction et la dilatation de la pupille. Sans essayer de confirmer cette opinion par une démonstration mathématique, il la fonde sur une seule expérience, que le docteur Porterfield et le docteur Smith ont démontrée être fausse. Haller adopte également cette hypothèse, qui semble pourtant en contradiction avec les principes connus de l'optique et incompatible avec l'expérience journalière.

Le docteur Pemberton suppose que le cristallin contient des fibres musculaires qui aplatissent l'une des surfaces, tandis qu'elles rendent l'autre plus convexe. Mais le docteur Jurin a prouvé qu'un tel changement ne produirait pas l'effet voulu.

Le docteur Porterfield pense que les processus ciliaires tirent le cristallin en avant tout en augmentant la convexité de la cornée. Vu leur structure, insertion et direction, les processus ciliaires sont absolument hors d'état de pouvoir produire une telle action, et d'après les calculs du docteur Jurin il n'y a pas de place pour un mouvement suffisamment grand de ce genre sans un allongement très visible de l'axe de l'œil, allongement qu'on n'observe pas.

L'hypothèse du docteur Jurin consiste à admettre que l'iris contient des fibres musculaires près de son insertion à la cornée, et que la contraction de cet anneau musculaire rend la cornée plus convexe. Il dit que les fibres de ces muscles peuvent aussi bien échapper à l'observation que celles du muscle de l'anneau interne [sphincter]. Mais si un tel muscle existait, il devrait, pour vaincre la résistance des membranes, être beaucoup plus fort que le sphincter, qui n'est destiné à agir que sur l'iris même. A l'endroit indiqué, l'iris ne montre, en outre, que des fibres radiaires qui, avant l'insertion à la sclérotique, se perdent en une substance granulée, brunâtre, dont l'apparence rappelle les ligaments capsulaires ; commune à l'iris et aux processus ciliaires, cette dernière substance peut être séparée des deux. L'apparence de l'anneau interne de l'iris n'est pas absolument incompatible avec celle d'un muscle annulaire. — La théorie avec laquelle il veut expliquer l'accommodation pour des objets situés à grande distance est ingénieuse, mais une telle accommodation n'existe pas.

Musschenbroek a émis l'hypothèse que le relâchement de la zonule ciliaire — ainsi nommée par Zinn, mais qui semble ne pas être autre chose que la partie de la capsule du corps vitré, qui reçoit l'impression des processus ciliaires — permettrait aux enveloppes de l'œil de pousser le cristallin et la cornée en avant. Un tel relâchement volontaire est sans exemple dans l'économie animale, et s'il existait, les enveloppes de l'œil n'agiraient pas comme il se l'imagine ; l'effet ne pourrait pas en outre avoir lieu, sans qu'on puisse observer le changement. — La contraction de la zonule ciliaire est aussi insuffisante que superflue.

On a encore supposé que la pression des muscles externes, surtout celle des deux obliques, pourrait allonger l'axe de l'œil. Mais leur action ne serait ni assez régulière ni assez forte ; car on ne produit aucun changement dans la netteté de la vision même en exécutant une pression bien plus forte, qu'on ne pourrait les supposer en état de produire.

D'autres prétendent que les muscles raccourcissent l'axe ; ceux-là ont moins de raison encore, puisque un tel changement aurait pour effet d'allonger la distance focale, qui en réalité a son maximum lorsque l'œil est en état de repos.

Ceux qui maintiennent que les processus ciliaires puissent aplatir le cristallin, ignorent leur structure et l'effet exigé : ils sont encore moins capables de pousser le cristallin en arrière, et une telle action ne concorderait pas non plus avec [les résultats de] l'observation.

Différents physiologistes ont encore émis d'autres suppositions. Zinn s'imagine que les processus ciliaires se gonflent de liquide, de manière à pousser le cristallin en avant. Sauvages suppose que l'anneau de Petit se gonfle par un fluide électrique et change ainsi la forme du cristallin. Moulin admet que la cornée est rendue plus convexe par ses ligaments, qui en réalité sont des nerfs. Bourdelot se figure que la contraction de la pupille augmente la convexité du cristallin. Mais toutes ces opinions sont assujeties à des objections aussi sérieuses que celles que j'ai énumérées ici.

II. Nouvelle explication

En partant de ces considérations et de l'observation, faite par le docteur Porterfield et d'autres, que les opérés de cataracte ne possèdent plus la faculté d'accommoder l'œil à différentes distances, j'avais conclu que les rayons lumineux, provenant d'un objet situé à petite distance, ne peuvent être réunis en un foyer sur la rétine que par un changement du cristallin, qui rapprocherait sa forme de celle d'une sphère ; et je ne pouvais imaginer d'autre force capable de produire un tel changement qu'en admettant qu'une partie ou la totalité de la capsule fût de nature musculaire.

Mais en examinant avec soin, à l'œil nu, le cristallin de l'œil d'un bœuf, sorti de sa capsule, j'ai découvert une structure qui semble lever toutes les difficultés qui ont si longtemps obscurci cette branche de l'optique. Par l'emploi d'un instrument grossissant cette structure devient encore plus évidente.

Le cristallin du bœuf (Fig. 1 et 2) est un corps circulaire transparent, convexe, composé d'un nombre considérable de couches, les extérieures fortement attachées aux intérieures. Chacune de ces couches est formée par six séries de fibres, mêlées avec une substance gélatineuse, et attachées à six lignes, qui ont quelque ressemblance avec des membranes [tendons], trois antérieures et trois postérieures. La longueur des lignes est d'environ deux tiers du semi-diamètre de la couche ; elles forment trois rayons égaux et équidistants, qui se rencontrent sur l'axe du cristallin.

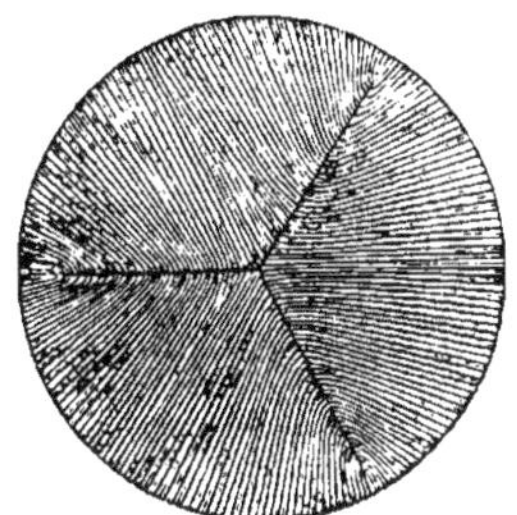

Fig. 1.
La structure du cristallin, vu d'en face.

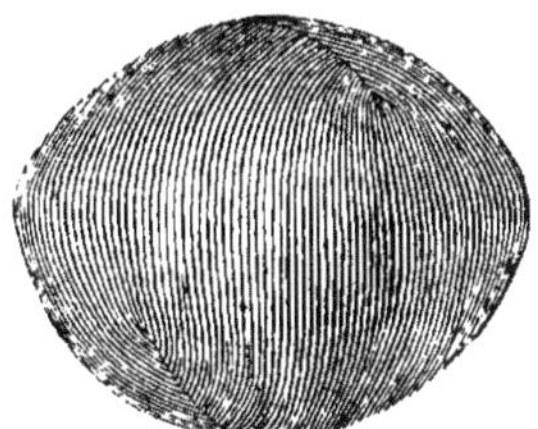

Fig 2.
Le cristallin, vu de côté.

Une des lignes antérieures est dirigée vers l'angle externe de l'œil, et une des lignes postérieures vers l'angle interne. Les lignes postérieures se trouvent donc en face du milieu des intervalles des lignes antérieures. Des plans passant par chacune des six lignes et par l'axe du cristallin marqueraient à la surface six rayons équidistants. Les fibres prennent leur origine aux deux côtés de chaque ligne ; elles divergent jusqu'à ce qu'elles aient atteint la plus grande circonférence de la couche, après quoi elles convergent de nouveau, et finissent par s'attacher aux côtés de la ligne la plus rapprochée de la surface opposée. L'aspect d'ensemble rappelle trois muscles penniformes. Les lignes de toutes les couches antérieures sont situées dans les mêmes plans, et les lignes postérieures se trouvent dans le prolongement de chacun de ces plans de l'autre côté de l'axe. Un tel arrangement de fibres ne peut s'expliquer qu'en admettant une nature musculaire. Cette masse est enfermée dans une forte capsule membraneuse, à laquelle elle est légèrement attachée par des vaisseaux et des nerfs très fins ; le rattachement est surtout prononcé près de la plus grande circonférence. Entre la capsule et son contenu, se trouve une quantité considérable de liquide aqueux, le liquide cristallinien.

Je pense donc que lorsqu'on a l'intention de regarder un objet, situé à petite distance, l'influence de la volonté est conduite à travers le ganglion lenticulaire, formé par des branches de la troisième et de la cinquième paire de nerfs, et transmise par les nerfs, qui perforent la sclérotique, jusqu'au corps ciliaire, qui peut être considéré comme un plexus de nerfs et de vaisseaux ; de là elle est conduite par les processus ciliaires jusqu'au muscle cristallinien, qui devient plus convexe par la contraction de ses fibres, et réunit ainsi les rayons [trop] divergents en un foyer sur la rétine. Les fibres de chaque couche sont admirablement disposées pour produire un tel changement ; car puisque la plus petite surface, qui puisse contenir un volume donné est celle de la sphère, la contraction d'une surface quelconque doit rapprocher le contenu de la forme sphérique. Le liquide cristallinien semble servir comme la synovie à faciliter le mouvement trop étendu de la capsule.

Il reste à examiner si le changement de forme du cristallin, que ces fibres peuvent produire, suffit pour rendre compte de l'effet connu.

Le diamètre du cristallin de l'œil de bœuf est de 17,78^{mm} (0,7″) ; l'axe du segment antérieur mesure 5,71^{mm} (0,225″), celui du segment postérieur 8,89^{mm} (0,35″). Dans l'air il réunit des rayons parallèles en un foyer situé à une distance de 5,97^{mm} (9,235″). Avec ces données nous trouvons, au moyen de l'art. 366 de l'Optique de Smith et d'une équation de deuxième degré, que le rapport de réfraction est 10000 : 6574 [Indice 1,521]. Hauksbee la met seulement à 10000 : 6832,7 [Indice 1,463], mais nous ne pouvons nous fier à son expérience, puisqu'il dit que l'image de la bougie qu'il observait était agrandie et irrégulière, circonstance

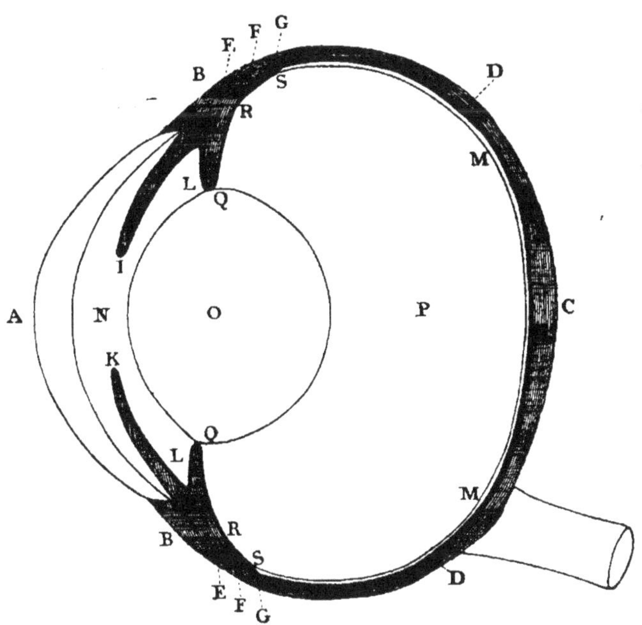

Fig 3.

Section verticale de l'œil de bœuf.

A. La cornée, couverte de la *tunica conjonctiva.*

BCB. La sclérotique, à BB, couverte par la *tunica albuginea* et la *tunica conjonctiva.*

DD. La choroïde, formée par deux lamelles.

EE. L'adhérence circulaire de la choroïde à la sclérotique.

FG, FG. *Orbiculus ciliaris.*

HI, HK. L'uvée : La surface antérieure, l'iris ; la surface postérieure couverte de *pigmentum nigrum.*

MM. La rétine.

N. L'humeur aqueuse.

O. Le cristallin.

P. Le corps vitré.

QR, QR. La zone ciliaire.

RS, RS. *Annulus mucosus.*

qu'il n'explique pas, mais qui était évidemment due à la densité plus grande des parties centrales. En admettant avec HAUKSBEE et d'autres que l'indice de l'humeur aqueuse et du corps vitré ne diffère pas de celui de l'eau, 10000 : 7465 [1,34], l'indice du cristallin dans l'œil devient 10000 : 8808 [1,136], et il réunirait des rayons parallèles à une distance de 31,13^{mm} (1,226″). La distance de la cornée est de 6,35^{mm} (0,250^{mm}) ; par conséquent (SMITH, Art. 367) la distance focale de la cornée et de l'humeur aqueuse doit être de 59,14^{mm} (2,329″). — Supposons maintenant que le cristallin prenne une forme sphérique ; son diamètre serait de 16,30^{mm} (0,642″) et sa distance focale dans l'œil 23,52^{mm} (0,926″). En faisant abstraction de l'épaisseur de la cornée nous trouvons alors (SMITH Art. 370), qu'un tel œil réunirait sur la rétine des rayons, provenant d'un point situé à une distance de 325^{mm} (12,8″), Ce changement est plus qu'il ne faut pour l'œil de bœuf, même si on le suppose en état de pouvoir voir distinctement à une distance un peu plus petite, car il est probablement assez loin de pouvoir réunir des rayons parallèles [en état de repos]. Le cristallin humain est susceptible d'un changement de forme bien plus considérable [étant plus aplati en état de repos].

La zonule ciliaire peut comporter l'extension qu'exigerait une telle diminution du diamètre du cristallin, et par son élasticité elle pourra faciliter le retour du cristallin à sa forme ancienne ; il s'effectue du reste par l'action du tissu cellulaire du corps vitré et la partie gélatineuse du cristallin y contribue peut-être aussi. On peut se demander si la rétine contribue à fournir des nerfs au cristallin, mais, par analogie avec les nerfs olfacteurs et auditifs, il semble plus raisonnable de supposer que le nerf optique ne sert qu'à conduire les sensations au cerveau.

Quoiqu'on ait besoin d'un fort éclairage et d'un examen attentif pour voir les fibres cristalliniennes dans leur totalité, leur direction et leurs insertions peuvent être démontrées sans grande difficulté. Dans un œil mort on peut distinguer les tendons à travers la capsule et quelquefois même à travers l'humeur aqueuse et la cornée. Quand le cristallin tombe, il se divise souvent jusqu'au centre en trois parties, ayant chacune un tendon au milieu. En l'enlevant soigneusement de la capsule, et en appliquant en différents endroits contre la surface le souffle vigoureux d'un fin chalumeau, on trouve qu'il se fend exactement dans la direction des fibres, que je viens de décrire, et toutes les fentes s'arrêtent, lorsqu'elles atteignent un des tendons. L'application d'un peu d'encre est très utile pour montrer la direction des fibres.

Lorsque j'ai observé pour la première fois la structure du cristallin, je ne m'étais pas aperçu que jamais personne ne s'était douté de sa nature musculaire. Nous avons cependant vu que DESCARTES l'admettait de nature musculaire, mais il n'avait pourtant pas une idée exacte de sa structure.

Mais, grâce à ses puissants microscopes, le laborieux et exact LEEUWENHOEK a décrit le cours des fibres cristalliniennes chez différents animaux, et il est même allé jusqu'à le désigner comme un muscle[1]; mais personne n'a poursuivi son idée, et c'est probablement parce qu'ayant examiné seulement des préparations desséchées, il s'imaginait que chaque couche était formée par les circonvolutions d'une seule fibre. Il n'avait pas fait attention à l'attachement des fibres aux lignes qui ressemblent aux tendons. Si les fibres se continuaient l'une dans l'autre comme il le décrit, l'analogie exacte avec un muscle se perdrait et leur contraction ne pourrait pas facilement avoir sur la forme du cristallin l'influence qu'elle produit au moyen des tendons. Au point de vue anatomique, il faut reconnaître le grand mérite de ses descriptions exactes et de ses dessins élégants, représentant le cristallin de différentes espèces d'animaux. (Phil. Trans., vol. XIV, p. 780, et vol. XXIV, p. 1723.) Ces descriptions et figures montrent que chez le cochon, le chien et le chat le cristallin ressemble à ce que j'ai trouvé chez le bœuf, le mouton et le cheval ; que le lapin et le lièvre n'ont que deux tendons de chaque côté, situés dans le prolongement l'un de l'autre, et se rencontrant à l'axe ; et que les cétacés en ont cinq,

[1] L'humeur cristallinienne (que j'ai quelquefois appelée le muscle cristallinien). Phil. Transact., vol. XXIV, p. 1729. — „*Cristallinum musculum, alias humorem cristallinum dictum*“ etc. LEEUWENH., Op. omn. I, p. 102.

de direction radiaire comme lorsqu'il y en a trois. Il est évident que cette variété ne produit aucune différence importante quant à l'action du muscle. Je n'ai pas encore eu l'occasion d'examiner un cristallin humain, mais comme il se divise facilement en trois parties, on peut en conclure qu'il ressemble à celui du bœuf. Le cristallin des poissons est sphérique, de manière à ce qu'un changement analogue à celui que j'attribue au cristallin des quadrupèdes ne puisse pas avoir lieu chez cette classe d'animaux.

On a remarqué que la partie centrale du cristallin devient rigide avec l'âge ; ceci suffit pour expliquer la presbyopie, sans aucune diminution des liquides, bien que je ne veuille pas rejeter cette diminution comme une circonstance concomitante.

III. Solutions de différentes questions d'optique.

Je demande ici la permission d'essayer la solution de quelques problèmes d'optique, auxquels les auteurs n'ont pas fait beaucoup d'attention.

1° Musschenbroek demande quelle est la raison des radiations latérales qui apparaissent autour de la flamme d'une bougie qu'on regarde en clignant des yeux. Je réponds : Les radiations les plus en évidence sont celles qui, en divergeant en bas, forment chacune un angle d'environ sept degrés avec la verticale. Cet angle est égal à celui que les paupières fermées forment avec l'horizon, et Musschenbroek attribue avec raison ces radiations à la réfraction à travers la couche de liquide voisine des bords des paupières. — Les radiations latérales sont dues à de la lumière réfléchie par les cils.

2° On a demandé d'où vient la croix lumineuse qui accompagne l'image de la flamme d'une bougie, vue dans une glace. Elle dépend de la direction de la friction qui a été employée pour polir la glace. Les rayures horizontales produisent la partie verticale de la croix, et les rayures verticales la partie horizontale, d'une manière facile à comprendre.

3° Pourquoi voit-on des étincelles, lorsqu'on frotte ou comprime l'œil dans l'obscurité ? Ceci est la quatrième question de Musschenbroek. Lorsque dans l'obscurité on exerce une pression sur la partie opaque de l'œil avec un corps large, un doigt par exemple, il apparaît un phosphène circulaire du côté opposé ; la lumière du disque est faible et celle du bord bien plus forte : mais en appliquant une petite surface, la tête d'une épingle ou l'ongle, l'image est petite et lumineuse. Le phénomène est évidemment dû à l'irritation que la pression produit sur la rétine ; l'esprit rapporte l'impression à l'endroit d'où viendrait un rayon lumineux, qui, après avoir traversé la pupille, frapperait la rétine à la même place. L'irritation a son maximum à l'endroit où la flexion est la plus grande, c'est-à-dire à la circonférence et quelquefois au centre de la partie déprimée. — En présence de lumière [objective], la circonférence seule est lumineuse et le disque noir, que l'œil soit ouvert ou fermé ; et un objet situé à l'endroit où le phosphène se projet est presque invisible. Il s'ensuit que la tension et la compression de la rétine détruisent en partie toute autre irritation que celle qu'elle produit elle-même par la flexion de la rétine : et cette dernière est si faible que la lumière apparente du disque est moins forte que celle de toutes les autres parties de la rétine, éclairées par des rayons ayant traversé les paupières. Cette expérience démontre une vérité, qu'on peut du reste déduire de beaucoup d'autres arguments, à savoir que la prétendue rectification de l'image renversée, formée sur la rétine, ne dépend pas de la direction du rayon incident. Dans sa seizième question Newton a décrit ce phosphène, comme montrant les couleurs de la queue du paon, mais je ne vois que du blanc, et il semble plus naturel que ce soit cette couleur, qu'on observe lorsqu'il n'y a rien, qui tende à produire une couleur déterminée, puisqu'on doit considérer le blanc comme une composition ou une moyenne de toutes les différentes sensations de lumière existantes. Elle semble correspondre à la forme moyenne sur laquelle Sir Josuah Reynolds a si élégamment insisté dans ses discours. On peut peut-être en tirer quelques principes de beaux contrastes de couleurs, car il est probable que les couleurs qui, combinées, s'approchent du blanc, produisent l'effet le plus agréable, placées à côté l'une de l'autre. — Il est à remarquer que la sensation de lumière, produite par la pression sur l'œil, cesse aussitôt que le mouvement de pression cesse. La cause de l'irritation de la rétine n'est donc pas la forme différente qu'elle a prise, mais le changement même, et la sensation de lumière semble dépendre directement de petits mouvements de certaines parties du nerf optique.

En comprimant la partie antérieure de l'œil en plusieurs reprises, jusqu'à produire un certain dégré de douleur, et en exerçant ensuite une pression continue sur la sclérotique en même temps qu'une pression interrompue sur la cornée, on observe fréquemment des lignes lumineuses, ramifiées et quelquefois anastomosant entre elles, qui se dirigent de toutes les parties du champ visuel vers un centre, situé un peu en dehors et au-dessus de l'axe de l'œil. Le centre correspond à l'insertion du nerf optique. L'apparition des lignes est probablement due à des mouvements dans la rétine, qui se produisent lorsque les veines qui accompagnent l'artère centrale et qui se vident sous la pression, se remplissent soudainement de nouveau, la pression ayant cessé. Il est pourtant probable que cette expérience ne réussira pas toujours facilement, car le changement de l'état des vaisseaux exige des circonstances particulières pour atteindre un degré sensible.

II. SUR LE MÉCANISME DE L'ŒIL

SUR LE MÉCANISME DE L'ŒIL

„PHIL. TRANSACTIONS" 1801. VOL. XCII, P. 23

LU A LA SOCIÉTÉ ROYALE, LE 27 NOVBR. 1800

I. Changement d'opinions sur le cristallin

En 1793, j'ai eu l'honneur de soumettre à la Société Royale quelques observations concernant la faculté, que possède l'œil, de pouvoir s'accommoder pour distinguer successivement des objets situés à différentes distances [1]. Les idées que j'émettais alors, quoique n'ayant jamais été exposées exactement sous cette forme, n'étaient pourtant ni aussi nouvelles ni aussi oubliées que je le pensais moi-même, d'accord en cela avec la plûpart des personnes que j'avais pu entretenir de la question. M. Hunter [2], qui avait depuis longtemps énoncé une opinion semblable, ne savait pas, lui non plus, qu'il avait eu des prédécesseurs, et au moment de sa mort, il se livrait à des recherches sur ce sujet, recherches pour lesquelles, spécialement en ce qui concerne le point de vue physiologique, il était indubitablement bien qualifié. M. Home continuait les recherches de M. Hunter, avec l'aide de M. Ramsden, dont la Société regrette la perte récente. Les résultats de leurs expériences semblaient, avec grande apparence de vérité, réfuter

[1] Voir p. 55.
[2] Phil. Transact. 1794, p. 21.

l'hypothèse de la muscularité du cristallin [1]. Je me considérais donc comme tenu de saisir la première occasion pour affirmer ma conviction de la justesse des conclusions de M. Home. Je l'ai fait dans une dissertation publiée à Goettingue en 1796 [2], et dans un essai présenté à votre société l'année dernière [3]. Il y a trois mois, je fus amené à reprendre la question par la lecture du mémoire du Dr. Porterfield sur les mouvements internes de l'œil [4], et très inopinément j'ai recueilli les observations suivantes. J'ose dire qu'elles confirment définitivement mon opinion première en ceci, qu'il faut attribuer au cristallin la faculté de changer de forme. J'ajoute que ceux qui ont fait des recherches de cette nature savent à quelles minutieuses précautions il faut s'astreindre pour conduire de telles expériences et pour en tirer des conclusions ; ils me dispenseront dès lors et bien volontiers de m'excuser des erreurs qui ont pu se glisser, pour moi comme pour bien d'autres dans la mise en œuvre de ces expériences sur les déterminations optiques et physiologiques.

II. Division du sujet

En outre des recherches sur l'accommodation de l'œil à différentes distances, je saisis l'occasion de noter quelques particularités rélatives à ses fonctions. Après l'exposé de quelques considérations générales sur le sens visuel et de quelques théorèmes dioptriques, utiles à ma démonstration, je décrirai un instrument destiné à déterminer facilement la distance focale [la réfraction] de l'œil. Je partirai de là pour étudier les dimensions et le pouvoir réfringent de l'œil humain à l'état de repos, ainsi que la forme et la grandeur de l'image rétinienne. J'examinerai ensuite de combien l'œil peut changer sa réfraction [l'amplitude d'accommodation] et combien ce

[1] Phil. Trans. 1795, p. 1.
[2] De corporis humani viribus conservatricibus, p. 68.
[3] Phil. Trans. Janv. 1800.
[4] Edinburgh. Medical essays, vol. IV, p. 124.

changement nécessite d'altération dans ses proportions. Je prendrai pour base les différentes hypothèses qui méritent surtout l'attention. Puis j'exposerai un certain nombre d'expériences qui me semblent des plus propres à déterminer la part de vérité de chacune de ces hypothèses, et je discuterai les arguments produits contre l'opinion que je tâcherai de défendre. Je conclurai par quelques remarques anatomiques sur la faculté qu'ont les organes visuels de diverses espèces d'animaux, de remplir les fonctions qu'on leur attribue.

III. Remarques générales sur la vision

Comparaison entre le sens visuel et le sens auditif.

On suppose généralement que l'œil est l'organe des sens dont le fonctionnement est de beaucoup le mieux compris. Cependant ses facultés sont si compliquées et si diverses que nombre d'entre elles n'ont jamais été examinées jusqu'ici, et que, pour les autres, beaucoup de laborieuses recherches ont été tentées en vain. Certes, on ne peut nier que nous soyons capables d'expliquer l'usage et les fonctions de ses différentes parties d'une façon beaucoup plus satisfaisante et intéressante que celles de l'oreille, le seul des organes qui lui puisse être strictement comparé. En effet, les objets soumis à l'odorat, au goût et au toucher sont, sans préparation, mis au contact immédiat des terminaisons des nerfs, et la seule difficulté à résoudre consiste dès lors à expliquer la nature de l'action de ces objets sur les nerfs, et sa communication au sensorium. L'œil et l'oreille, au contraire, sont de simples organes préparatoires, destinés à transmettre les impressions de la lumière et du son à la rétine et à la terminaison du délicat nerf auditif. Dans l'œil, la lumière est transmise à la rétine sans aucun changement dans la nature de sa propagation ; dans l'oreille — cela est probable — les petits os transmettent les vibrations du son, non point par le mouvement successif des différentes particules du même milieu élastique [ainsi que se produit la transmission du bruit dans l'air], mais comme des corps passifs durs, dépourvus d'élasticité, subissant les impulsions de l'air en leur étendue totale et au même instant.

L'œil nous permet de juger avec beaucoup de précision de la direction de la lumière d'après la partie de la rétine qu'elle vient frapper. Dans l'oreille, nous n'avons d'autres indications que la faible différence du mouvement imprimé aux petits os, suivant la partie du tympan que le son, concentré par différentes réflexions, rencontre la première : dès lors l'idée de direction est nécessairement très indistincte, et il n'y a point de raison de supposer que telle ou telle partie du nerf auditif est exclusivement affectée par des sons provenant de telle ou telle direction.

Acuité visuelle

Admettons que l'œil soit capable de distinguer deux points, dont la distance correspond à un angle d'une minute ; c'est probablement, à peu près, le minimum de la distance à laquelle on peut distinguer deux objets, tandis qu'une ligne, dont l'épaisseur ne mesure qu'un dixième de minute, peut quelquefois être distinguée comme un objet simple. — En faisant cette supposition, un champ visuel de 10° en diamètre doit contenir environ trois cent soixante mille points sensitifs, et un champ de 140° doit en contenir environ 60 millions. Mais puisque la sensibilité de la rétine, comme nous verrons plus tard, n'est pas la même partout, on n'a pas besoin d'admettre plus d'une dizaine de millions de points sensitifs ; d'un autre côté, le nombre ne peut guère être inférieur à un million : on peut donc admettre que le nerf optique contient quelques millions de fibres distinctes. — Par une expérience un peu grossière, je trouve que je peux distinguer deux sons pareils, provenant de points situés à un écartement correspondant à environ 5°. Mais, dans un espace correspondant à 5° dans toutes les directions, l'œil peut distinguer environ quatre-vingt-dix mille points différents. Une hémisphère contient plus de mille de tels espaces : l'oreille est donc capable de conduire [au cerveau] l'impression d'environ mille différentes directions, mais sa faculté de distinguer entre les directions des sons n'est pas aussi grande dans tous les cas. — La raison de cette différence entre l'œil et l'oreille est évidente : chaque point de la rétine n'a que trois couleurs principales à percevoir, puisque les autres sont probablement composées

Limite de visibilité

Nombre probable de fibres du nerf optique

Acuité auditive

de ces trois, mêlées en proportions variées, tandis qu'on peut percevoir des premières milliers ou des millions de sons différents dans chaque direction ; il est donc impossible que le nombre de directions puisse être bien grand [dans le dernier cas]. Il n'est pas absolument certain que chaque partie du nerf auditif puisse recevoir l'impression de chacun du très grand nombre de tons différents, que nous pouvons distinguer, de la même manière que chaque point sensitif de la rétine peut recevoir une impression distincte de la couleur ainsi que de l'intensité de la lumière qui le frappe ; cependant, il est extrèmement probable que les différentes parties de la surface exposée au fluide du vestibule sont toutes plus ou moins affectées par chaque son, mais avec des différences dans les degrés et la succession selon la direction et la qualité de la vibration.

Qu'il nous soit, en toute rigueur, possible ou non d'entendre deux sons, ou de voir deux objets au même instant, cela n'est pas facile à prouver. Mais il suffit que nous puissions recevoir les deux impressions sans l'intervention d'aucun intervalle de temps, perceptible à l'esprit. Et certes, nous ne pourrions nous former aucune idée de la grandeur, sans la comparaison et, par conséquent, la perception à peu près simultanée de deux ou plusieurs parties du même objet.

L'étendue du champ de la vision parfaite pour chaque position de l'œil n'est certainement pas très grande, mais on verra par la suite que les pouvoirs réfringents de l'œil permettent une vue modérément distincte de tout l'hémisphère. Le sens auditif possède au contraire la même perfection dans presque toutes les directions.

IV

Propositions dioptriques

Afin de conserver au travail de Young son caractère original, j'ai respecté la forme aujourd'hui archaïque et inusitée de ses formules. Mais pour les rendre plus accessibles au lecteur, je les donnerai plus loin dans leur forme moderne, ainsi que l'explication de quelques points sur lesquels les expressions de Young paraissent obscures.

Proposition I. Phénomène

Loi de DESCARTES (SNELLIUS)

En toute réfraction le rapport existant entre le sinus de l'angle d'incidence et le sinus de l'angle de réfraction est constant (NEWTON, *Opt.* I, ax. 5., SMITH, *Opt.* 13, Wood, *Opt.* 24).

Scolie I. Nous désignons ce rapport par $\frac{m}{m \pm 1}$ ou, en mettant $m \pm 1 = n$, par $\frac{m}{n}$.

Si la réfraction a lieu de l'air dans l'eau, on a, avec une approximation très grande, $m = 4$, $n = 3$, et si elle a lieu de l'air dans le verre, le rapport est approximativement de $\frac{3}{2}$.

Vitesse de la lumière

Scolie II. Suivant BARROW *(Lect. opt. II, 4)*, HUYGHENS, EULER *(Conject. phys. circa prop. soni et luminis, Opusc. t. II)*, et l'opinion, que j'ai naguère soumise à la Société royale (Phil. Transactions 1800, p. 128), moins le milieu est dense, plus la vitesse de la lumière est grande. D'après NEWTON et la doctrine la plus généralement admise, le contraire aurait lieu. Dans les deux hypothèses, la vitesse est toujours la même dans le même milieu, et varie avec le rapport des sinus des angles. Cette circonstance peut être utilisée pour faciliter le calcul de quelques cas de réfraction très compliqués [Prop. VII et VIII].

Proposition II. Phénomène

Si, entre deux milieux réfringents, un troisième milieu, limité par des surfaces parallèles, est intercalé, la réfraction totale ne subit aucun changement (NEWTON, *Opt.* l. I, p. 2. Prop. 3. SMITH, r. 399. WOOD, 105).

Corollaire. Étant donnée la réfraction de deux milieux par rapport à un troisième, on peut trouver la réfraction de ces deux milieux entre eux au moyen de cette proposition. Supposons que les réfractions données soient $\frac{m}{n}$ et $\frac{m_1}{n_1}$, la relation cherchée est celle de $\frac{m\,n_1}{m_1\,n}$. En admettant, par exemple, que les trois milieux sont le verre, l'air et l'eau, on a $m=3$, $n=2$, $m_1=4$, $n_1=3$. $mn_1=9$ et $m_1\,n=8$. — Si les relations données sont $\frac{4}{3}$ et $\frac{13}{14}$, on a $\frac{mn_1}{m_1\,n}=\frac{39}{56}$, et en divisant par 56—39 (Scol. 1 Prop. I) on obtient pour m et $m+1$ presque exactement les valeurs de 2,3 et 3,3.

Proposition III. Problème

Au sommet d'un triangle donné *(CBA)*, placer une surface réfringente donnée *(B)* de manière que le rayon incident et le rayon réfracté puissent coïncider avec les côtés du triangle (*AB* et *BC*).

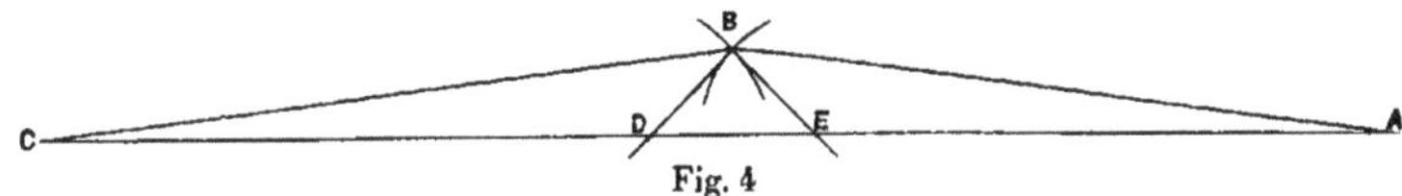

Fig. 4

Désignons les côtés par d et e, et prenons la base du triangle pour unité. Sur cette dernière marquons un point E (ou D), situé de telle manière que sa distance de A soit

$$AE=\frac{nd}{nd+me}$$

ou

$$AD=\frac{md}{md+ne}.$$

Si nous traçons ensuite une droite (EB ou DB) joignant ce point au sommet, la surface devra être perpendiculaire à cette droite, à moins que le problème ne soit physiquement impossible.

Lorsque e devient infiniment grand et parallèle à la base, la distance de A au point d'intersection du rayon de courbure devient

$$\frac{nd}{m} \text{ ou } \frac{md}{n}.$$

Proposition IV. Théorème

Réfraction à incidence oblique

Lorsque le rayon incident rencontre obliquement une surface sphérique, la droite (AI, KL) qui joint deux foyers conjugués (A, I; K, L) passe au point d'intersection (G) de la ligne (EF) bissectrice des deux cordes (BC, BD), découpées [par la surface] dans les rayons incident et réfracté — et de la perpendiculaire abaissée du centre (H) sur cette ligne.

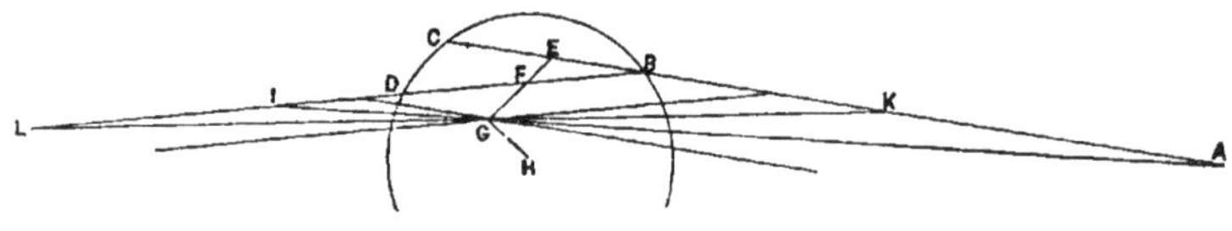

Fig. 5

sur une surface sphérique

Corollaire I. Désignons par t et u les cosinus des angles d'incidence et de réfraction, par d et e les distances respectives des foyers du rayon incident [l'objet] et du rayon réfracté [l'image], et prenons le rayon de la surface comme unité. On a alors

$$e = \frac{mduu}{mdu - ndt - ntt}.$$

et sur une surface plane.

Corollaire II. Pour une surface plane on obtient l'expression

$$e = \frac{mduu}{-ntt}.$$

Distance focale principale.

Corollaire III. Pour des rayons parallèles on a

$$d = \infty$$

$$e = \frac{muu}{mu - nt}.$$

La caustique est limitée.

Scolie I. Il est à remarquer que la caustique de réfraction, si on la considère d'un point de vue physique et non géométrique, finit près du sommet, parce que la réflexion totale intervient.

Corollaire IV.

Mettons

$$\frac{muu}{mu - nt} = b$$

et

$$\frac{ntt}{mu-nt} = c;$$

on a alors

$$e = \frac{bd}{d-c} \quad \text{et}$$

$$e-b = \frac{bc}{d-c};$$

donc : le rectangle formé par les distances focales de rayons parallèles, traversant et retraversant une surface, est égal au rectangle formé par les différences existant entre ces distances focales et les distances de deux foyers conjugués quelconques.

Formule de Newton.

Corollaire V. Pour des rayons perpendiculaires on a

Réfraction à incidence normale.

$$e = \frac{md}{d-n} = m + \frac{mn}{d-n}$$

ou, en désignant le rayon par a,

$$e = \frac{mad}{d-na},$$

et si d et e sont donnés, pour trouver le rayon

$$a = \frac{de}{md+ne}.$$

Corollaire VI. Pour des rayons perpendiculaires et parallèles

Distance focale principale Incidence normale.

$$e = m$$

ou

$$e = ma.$$

Corollaire VII. Soit une lentille biconvexe, dont nous négligeons l'épaisseur ; désignons le premier rayon par g et le second par h ; on a alors

Réfraction par une lentille. Incidence normale.

$$e = \frac{ndgh}{dg+dh-ngh},$$

ce qui donne

$$n = \frac{de}{d+e} \cdot \frac{g+h}{gh},$$

et pour des rayons parallèles,

$$e = \frac{ngh}{g+h}$$

et

$$n = e\,\frac{g+h}{gh}.$$

Si $g = h = a$, on a

$$e = \frac{nad}{2\,d - na},$$

et pour des rayons parallèles,

$$e = \frac{na}{2};$$

en désignant cette distance focale principale par b, on a

$$e = \frac{bd}{d - b},$$

comme dans le Corollaire IV, ce qui nous donne le foyer commun de deux lentilles. On a aussi

$$b = \frac{de}{d + e}.$$

Réfraction par une sphère.

Corollaire VIII. Dans la réfraction à travers une sphère, on a

$$e = ma \,.\, \frac{d + a}{2\,d - (m - 2)a},$$

si l'on compte la distance à partir du centre, et

$$b = \frac{ma}{2}.$$

Rayons incidents convergents.

Scolie II. Dans tous ces cas, si les rayons incidents sont convergents, d doit être considéré comme négatif. Si, par exemple, on veut trouver le foyer commun de deux lentilles, convexes ou concaves, l'expression devient

$$e = \frac{bd}{b + d}.$$

Corollaire IX. Dans le Corollaire III le diviseur devient finalement constant ; et quand l'inclinaison est faible, le foyer varie comme uu.

Réfraction par une lentille ; incidence oblique.

Corollaire X. Pour des rayons parallèles rencontrant obliquement une lentille biconvexe ou biconcave d'épaisseur négligeable, on a, en prenant le rayon pour unité,

$$e = \frac{ntt}{2\,(mu - nt)},$$

expression, qui varie finalement comme le carré du cosinus d'incidence, ou comme

$$\frac{m+n}{nn}t + t^2.$$

Scolie III. Dans une lentille biconvexe, l'épaisseur a pour effet de diminuer l'effet de l'obliquité à la proximité de l'axe. Dans une lentille biconcave l'épaisseur augmente cet effet. Influence de l'épaisseur.

Scolie IV. Une surface sphérique ne peut jamais réunir un faisceau oblique en un seul point, sauf dans un seul cas. Les rayons obliques, que nous avons considérés jusqu'ici, sont seulement ceux qui sont situés dans un même plan passant par le centre et le point lumineux. Ces rayons restent dans le même plan et ne rencontrent pas ceux qui se trouvent dans des sections collatérales, avant d'arriver à l'axe. Cette remarque a été faite par SIR ISAAC NEWTON et dévéloppée par le Dr. SMITH (SMITH r. 493, 494). Mais elle semble avoir attiré trop peu l'attention (WOOD, 362). Le foyer géométrique prend dès lors la forme d'une ligne, d'un cercle, d'un ovale ou d'une autre figure, suivant la forme du faisceau, la nature de la surface et la position de l'écran qui reçoit l'image. La figure 6 montre quelques variations de l'image focale d'un faisceau cylindrique ayant subi une réfraction oblique. Réfraction astigmate.

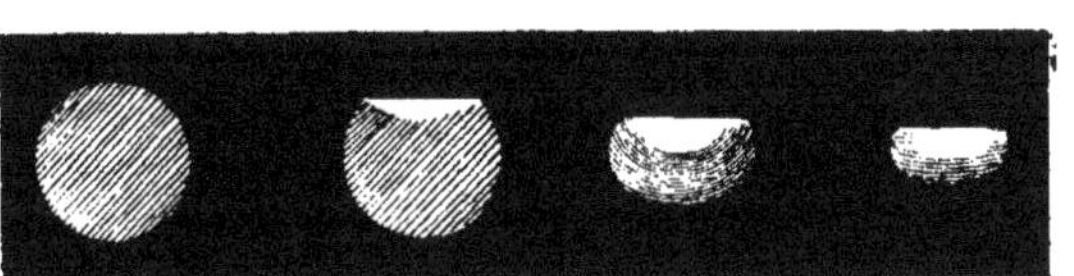

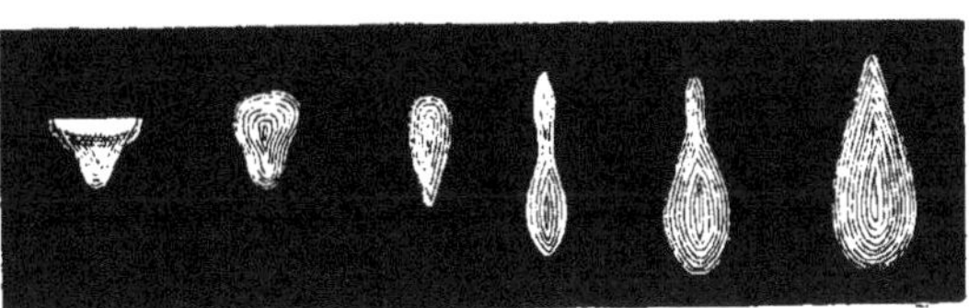

Fig. 6
Différentes images que forme un faisceau cylindrique réfracté obliquement par une surface sphérique, sur un écran qu'on éloigne de plus en plus

Corollaire XI. La ligne qui joint le [point lumineux au] foyer le plus éloigné, passe donc toujours par le centre. La distance du Position du deuxième foyer

foyer le plus éloigné de rayons incidents parallèles s'exprime par

$$f = \frac{m}{mu - nt}.$$

et du cercle de moindre aberration.

Le plus petit cercle d'aberration se trouve à une distance égale à

$$\frac{2\, muu}{(1 + uu)(mu - nt)}.$$

Il divise la longueur d'aberration [la longueur interfocale] en deux parties, dont le rapport est le même que celui qui existe entre les distances qui séparent les deux foyers de la surface.

Deuxième foyer d'une lentille.

Dans le cas mentionné dans le Corollaire X on a

$$f = \frac{n}{2(mu - nt)}.$$

Réflexions.

Corollaire XII. La proposition s'applique également aux rayons réfléchis, auquel cas la ligne partant du centre passe par le point d'incidence.

Proposition V. Problème

Grandeur et position de l'image.

Trouver la position et la grandeur de l'image d'un petit objet après réfraction par un nombre quelconque de surfaces sphériques.

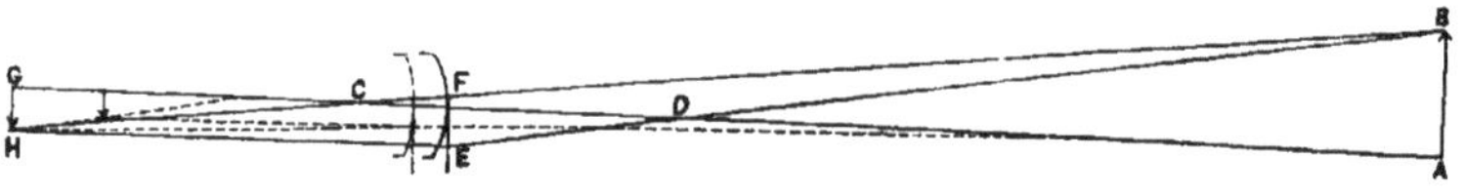

Fig. 7

Construction. D'un point B (Fig. 7) de l'objet AB, on tire deux droites, l'une passant par le centre C de la première surface, et l'autre par le foyer D des rayons parallèles, allant en sens contraire [le foyer antérieur de la surface]. Du point d'intersection de cette seconde ligne BD et de la ligne EF tangente au sommet de la surface, on mène une ligne EH parallèle à l'axe, laquelle coupera la première ligne BC en un point H, première image du point B. On raisonne avec cette image comme avec un nouvel objet, et l'on répète l'opération pour chaque surface ; le dernier point trouvé sera l'image cherchée.

Par le calcul, on trouve la place de l'image au moyen du Corollaire V, Prop. IV, et la grandeur de l'image sera à celle de l'objet dans le même rapport que leurs distances respectives au centre.

S'il se forme une image *diffuse* sur une surface plane [écran] donnée, il sera nécessaire, pour en déterminer la grandeur, de tenir compte de l'ouverture qui donne accès aux rayons.

Si l'ouverture peut être supposée infiniment petite, on peut la considérer comme un point lumineux, pour trouver la direction des rayons émergents.

Proposition VI. Problème

Surface sphérique rendue aplanétique par variation de l'indice.

Déterminer la loi suivant laquelle la réfraction par une surface sphérique doit varier pour réunir des rayons parallèles en un foyer complet.

Soit v le sinus versus, le rayon étant pris pour unité. Si pour un point quelconque en dehors de l'axe, n reste le même, m doit avoir la valeur $\sqrt{mm \pm 2\,nv}$ pour que tous les rayons se réunissent au foyer principal.

Corollaire. Si on remplace m par n et inversement, la même loi sert pour une lentille biconvexe, dans le cas où les foyers conjugués se trouvent à distances égales de la lentille.

Proposition VII. Problème

Réfraction par une sphère à indice variable.

Trouver le foyer principal d'une sphère ou d'une lentille dont les parties internes sont plus denses que les parties externes.

Solution. Pour que la distance focale ait une valeur finie, il faut qu'une partie autour du centre soit d'une densité uniforme. Désignons le rayon de cette partie par $\frac{1}{l}$, en prenant le rayon de la sphère comme unité ; admettons que la réfraction de cette partie centrale par rapport au milieu entourant la sphère, ait la valeur $\frac{m}{n}$; mettons ensuite $r = \frac{\log l}{\log m - \log n}$, et admettons que la densité varie partout inversement avec la puissance $\frac{1}{r}$ de la distance à partir du centre : la distance focale principale, comptée à partir du centre, sera alors $\frac{r-1}{2} \cdot \frac{m}{nl - m}$. Lorsque $r = 1$, elle devient $\frac{1}{2(HLm - HLn)}$. Pour une lentille il faut en soustraire un quart de la différence entre son axe [épaisseur] et le diamètre de la sphère dans laquelle ses surfaces sont découpées.

Corollaire. Si la densité varie brusquement à la surface, m doit exprimer la différence de réfraction au centre et à la surface ; et la distance focale ainsi déterminée doit être diminuée suivant la réfraction qui a lieu à la surface.

Proposition VIII. Problème.

Trajet d'un rayon dans une sphère à indice variable.

Trouver le chemin d'un rayon tombant obliquement sur une sphère, dont la densité varie suivant une puissance quelconque de la distance du centre.

Tel que nous l'entendons dans ces propositions, le pouvoir réfringent varie dans le rapport des sinus et dans celui que la vitesse de la lumière met à se mouvoir dans le milieu (Scol. 2, Prop. I). Soit $x^{-\frac{1}{r}}$ la vitesse à la distance x. En considérant la force réfringente comme une espèce d'attraction, on a (Prop. 41, l. I. Princip.) $\sqrt{ABFD} = x^{-\frac{1}{r}}$, $Q = s$, le sinus d'incidence, le rayon étant pris comme unité, $Z = sx^{-1}$

$$Dc = \frac{s}{2xx\sqrt{x^{-\frac{2}{r}} - s^2 x^{-2}}}$$

$$= \frac{1}{2} s x^{\frac{1}{r}-2} . \overline{1 - s^2 x^{\frac{2}{r}-2}}\Big|^{-\frac{1}{2}}$$

et la „fluxion“ de l'aire décrit par le rayon

$$= -\frac{1}{2} s \cdot x^{\frac{1}{r}-2} \dot{x} \cdot \overline{1 - s^2 x^{\frac{2}{r}-2}}\Big|^{-\frac{1}{2}}.$$

Désignons par y le sinus de l'inclinaison vers le rayon en un point donné ; on a alors

$$y = s x^{\frac{1}{r}-1}$$

$$\dot{y} = \frac{1-r}{r} s x^{\frac{1}{r}-2} \dot{x}.$$

et la „fluxion“ de l'aire

$$= \frac{r}{2r-2} \dot{y} \cdot \overline{1 - yy}\Big|^{-\frac{1}{2}}$$

dont le „fluent“ est

$$\frac{r}{2r-2} Y,$$

si y est le sinus de l'arc Y; et l'angle correspondant sera $\frac{r}{r-1} Y$. Lorsqu'on aura trouvé les valeurs de cet angle pour deux valeurs quelconques de x et y, la différence sera l'angle décrit par le rayon. Le rapport de cet angle à la différence d'inclinaison est, par conséquent, égal à $r : r-1$, et le rapport de la déviation à cette différence est $1 : r-1$.

Corollaire. Pendant le passage jusqu'au sommet et le retour à la surface, la déviation est donc toujours proportionnelle à l'arc découpé par le prolongement du rayon incident. Une telle sphère ne peut donc jamais réunir des rayons parallèles en un foyer, la densité latérale étant trop faible vers la surface.

Scolie générale. Les deux premières propositions expriment des phénomènes bien connus ; la troisième ne peut guère être considérée comme nouvelle ; la quatrième se rapproche de la construction de MACLAURIN, mais elle est bien plus simple; la cinquième et la sixième n'offrent pas de difficultés, mais les deux dernières exigent une longue démonstration. La septième peut être déduite de la huitième, ou être démontrée independamment. L'une est abrégée par une propriété des logarithmes, l'autre est dérivée des lois des forces centripètes, en supposant la vitesse en rapport direct avec le pouvoir réfringent, en corrigeant les séries pour la position du sommet et en laissant varier le sinus d'incidence, pour déterminer la „fluxion“ de l'angle de réfraction.

Dans la transcription suivante des formules de YOUNG je désignerai par

n_1 l'indice du premier milieu;
n_2 l'indice du deuxième milieu;
i l'angle d'incidence;
r l'angle de réfraction;
f_1 la distance comprise entre l'objet et la surface réfringente;
f_2 la distance comprise entre l'image et la surface réfringente;
F_1 la distance focale antérieure;
F_2 la distance focale postérieure.

Dans les cas de réfraction astigmate, j'ajoute le signe ′ à ces quatre dernières lettres, pour désigner que la distance est à compter du premier point conjugué, et le signe ″ pour les distances, qui comptent à partir du deuxième point conjugué.

ad Proposition I

Scolie I. Nous exprimons en général le rapport entre les sinus par le rapport entre les indices respectifs des milieux relativement à l'air. L'expression de YOUNG $\frac{m}{m-1} = \frac{m}{n}$ se trouve donc transformée en celle-ci, $\frac{n_2}{n_1}$, et les grandeurs de m et de n se traduisent dans le langage plus moderne, que j'adopte, m par $\frac{n_2}{n_2 - n_1}$ et n par $\frac{n_1}{n_2 - n_1}$.

Scolie II. Il est connu que les expériences de FOUCAULT ont définitivement tranché la question de la vitesse de la lumière en faveur de l'opinion émise par YOUNG.

Les deux theories de la propagation de la lumière, celle *des ondulations,* émise par HUYGHENS et affirmant que la vitesse est plus grande dans un milieu moins dense, et celle de l'*émission,* énoncée par NEWTON, contredisant les affirmations de la précédente — ces deux théories, dis-je, datent presque de la même époque, mais la grande autorité de NEWTON fit généralement adopter la seconde, quoique fausse. YOUNG fut un des premiers qui osèrent se prononcer en faveur de la théorie des ondulations et l'opposition, qu'il fit à cette occasion aux idées de NEWTON provoqua contre lui, en Angleterre, un tel mouvement de réprobation, qu'il dut quitter pour un temps ses travaux d'optique. Ce n'est que beaucoup plus tard qu'il les reprit et posa les bases sur lesquelles FRESNEL établit l'édifice monumental de l'optique moderne. C'est là un des exemples de l'influence nuisible que les grands hommes, à qui la science doit pourtant d'immenses progrès, ont parfois sur leurs successeurs. Ceux-ci, pour qui le *αυτος εφὴ* tient souvent lieu de preuve, en viennent à jurer par les erreurs du maître — de telle sorte qu'à une période de progrès succède trop fréquemment une période d'arrêt ou même de recul.

ad Proposition II

Les valeurs de $\frac{4}{3}$ et $\frac{13}{14}$, que YOUNG emploie dans le deuxième exemple, sont, comme nous verrons plus tard, celles qu'il admettait comme indices de l'humeur aqueuse, par rapport à l'air et par rapport au cristallin. Si, en adoptant une expression analogue à celle de YOUNG, nous désignons par $\frac{\mu}{\nu} = \frac{\mu}{\mu - 1}$ l'indice du cristallin par rapport à l'air, on a

$$\frac{\mu}{\mu - 1} = \frac{m_1 n}{m n_1} = \frac{56}{39} = 1{,}4359.$$

et

$$\mu = \frac{56}{17}$$

$$\mu - 1 = \frac{39}{17},$$

ce qui donne les valeurs approximatives de 3,3 et 2,3.

ad Proposition III

Avec les expressions modernes on aurait

$$AE = \frac{n_1 d}{n_1 d + n_2 e} \text{ et } AD = \frac{n_2 d}{n_2 d + n_1 e},$$

et dans le cas où e est parallèle à la base,

$$AE = \frac{n_1}{n_2} d \quad \text{et } AD = \frac{n_2}{n_1} d.$$

En supposant le problème résolu, le triangle BAD donne en effet la relation suivante (Fig. 4) :

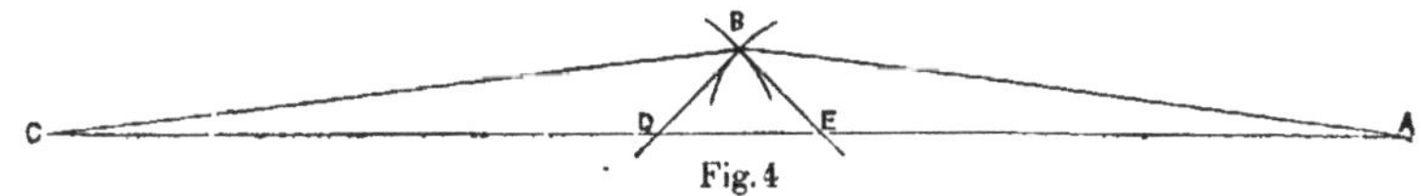

Fig. 4

$$\frac{d}{AD} = \frac{sin\ BDA}{sin\ i}$$

et le triangle BDC :

$$\frac{e}{1 - AD} = \frac{sin\ BDA}{sin\ r}.$$

En divisant la première équation par la seconde, on obtient l'équation

$$\frac{d\,(1 - AD)}{e\,.\,AD} = \frac{sin\ r}{sin\ i} = \frac{n_1}{n_2},$$

qui, résolue par rapport à AD, donne la valeur indiquée.

On obtient d'une manière analogue la valeur de AE, ainsi que celles qui concernent l'incidence parallèle.

Young emploie cette proposition pour le calcul de l'aberration de sphéricité de l'œil accommodé.

ad Proposition IV

Cette proposition donne la loi de la réfraction d'un faisceau de rayons lumineux rencontrant obliquement une surface sphérique. Les corollaires traitent comme des cas spéciaux la réfraction sous incidence normale à une surface sphérique, la réfraction par une lentille biconvexe et biconcave (incidence normale ou oblique), la réfraction par une sphère et toutes les réflexions. Je donnerai dans la suite les formules dans un langage moderne. Elles ont été développées plus tard par différents auteurs, parmi lesquels je citerai Hermann : *Ueber schiefen Durchgang von Strahlenbündeln durch Linsen. Zurich 1874,* chez qui on trouvera la démonstration de cette proposition.

On se figure souvent que nos connaissances des faisceaux astigmates sont assez récentes et datent surtout du temps où Sturm énonçait son théorème. Cette proposition montre que les anciens connaissaient très bien ces faisceaux, dont Newton et Smith avaient en partie donné la théorie. — Young a donné le développement complet de la réfraction des faisceaux obliques dans ses *Mathematical elements (Lectures II, p. 73).*

Corollaire I. La distance du *premier* foyer s'exprime par

$$f'_2 = \frac{n_2\, f_1\, cos^2\, r}{n_2\, f_1\, cos\ r - n_1\, f_1\, cos\ i - n_1\, R\, cos^2\, i}\, R.$$

Corollaire II. Si la surface est plane, on a

$$f'_2 = \frac{n_2\, f_1\, cos^2\, r}{-\, n_1\, cos^2\, i}$$

Corollaire III. Rayons incidents parallèles.

$$F'_2 = \frac{n_2 \cos^2 r}{n_2 \cos r - n_1 \cos i} R.$$

Scolie I. Young désigne par réflexion totale ce que nous appelons incidence rasante.

Corollaire IV. Young exprime par b et c la première distance focale posterieure et la première distance focale antérieure, c'est-à-dire les distances que nous désignons par F'_2 et F'_1

$$F'_2 = \frac{n_2 \cos^2 r}{n_2 \cos r - n_1 \cos i} R.$$

$$F'_1 = \frac{n_1 \cos^2 i}{n_2 \cos r - n_1 \cos i} R.$$

(L'expression de F'_1 se trouve de la formule du Corollaire I, en mettant $f'_2 = \infty$, ce qui exige que le diviseur soit égal à zéro). — On a alors

$$f'_2 = \frac{F'_2 f_1}{f_1 - F'_1} \text{ et } f'_2 - F'_2 = \frac{F'_1 F'_2}{f_1 - F'_1};$$

sous la forme

$$(f'_2 - F'_2)(f_1 - F'_1) = F'_1 F'_2$$

cette expression est connue sous le nom de la formule de Newton. Helmholtz emploie la forme

$$\frac{F'_1}{f_1} + \frac{F'_2}{f'_2} = 1.$$

Corollaire V. Pour des rayons à incidence normale, on a

$$f_2 = \frac{n_2 f_1 R}{(n_2 - n_1) f_1 - n_1 R}$$

ou

$$\frac{n_2}{f_2} + \frac{n_1}{f_1} = \frac{n_2 - n_1}{R},$$

ce qui permet aussi de trouver le rayon R

$$R = \frac{(n_2 - n_1) f_1 f_2}{n_2 f_1 + n_1 f_2}$$

Corollaire VI. Pour des rayons parallèles à incidence normale, on a

$$F'_2 = \frac{n_2 R}{n_2 - n_1}.$$

Corollaire VII. Désignons le premier rayon d'une lentille biconvexe par R_1, le deuxième par R_2. On a alors pour des rayons à incidence normale

$$f_2 = \frac{n_1 f_1 R_1 R_2}{f_1 (R_1 + R_2)(n_2 - n_1) - n_1 R_1 R_2}$$

$$\text{ou} \quad \frac{1}{f_1} + \frac{1}{f_2} = \frac{n_2 - n_1}{n_1}\left(\frac{1}{R_1} + \frac{1}{R_2}\right)$$

et si les rayons sont parallèles,

$$F = \frac{n_1}{n_2 - n_1} \cdot \frac{R_1 R_2}{R_1 + R_2}$$

$$\text{ou} \quad \frac{1}{F} = \frac{n_2 - n_1}{n_1}\left(\frac{1}{R_1} + \frac{1}{R_2}\right)$$

Si $R_1 = R_2 = R$

$$\frac{1}{f_1} + \frac{1}{f_2} = \frac{n_2 - n_1}{n_1} \cdot \frac{2}{R}$$

et pour des rayons incidents parallèles,

$$\frac{1}{F} = \frac{n_2 - n_1}{n_1} \cdot \frac{2}{R}$$

$$\text{et} \quad \frac{1}{f_1} + \frac{1}{f_2} = \frac{1}{F}.$$

Corollaire VIII. Réfraction par une sphère

$$f_2 = \frac{(f_1 + R)\, n_2 R}{(f_1 + R)(n_2 - 2 n_1) + n_2 f_1}$$

$$\text{ou} \quad \frac{1}{f_2} = \frac{1}{R}\left(1 + \frac{f_1}{f_1 + R} - \frac{2 n_1}{n_2}\right)$$

Il est à remarquer que dans cette formule f_1 est compté à partir de la surface, f_2 à partir du centre.

La distance focale principale s'exprime par la formule

$$F = \frac{n_2 R}{2(n_2 - n_1)}. \text{ (Voir la proposition VIII.)}$$

Corollaire X. La *première* distance focale principale postérieure d'une *lentille* biconvexe ou biconcave d'épaisseur négligeable et placée obliquement, se trouve par la formule

$$F'_2 = \frac{n_1 \cos^2 i}{2(n_2 \cos r - n_1 \cos i)} R$$

$$\text{ou} \quad \frac{1}{F'_2} = \frac{2}{R} \cdot \frac{n_2 \cos r - n_1 \cos i}{n_1 \cos^2 i}$$

Cette formule suppose que la lentille soit équiconvexe (équiconcave). Dans le cas où les deux rayons de courbure diffèrent entre eux, on aura

$$F'_2 = \frac{n_1 \cos^2 i \,.\, R_1 R_2}{(R_1 + R_2)(n_2 \cos r - n_1 \cos i)}.$$

Scolie IV. Le cas exceptionnel est celui où les rayons convergent vers le point dit aplanétique, situé du côté concave de la surface à une distance égale à $(n + 1) R$.

Corollaire XI. La place du *deuxième* foyer principal [deuxième ligne focale] d'une *surface* se trouve par la formule

$$F''_2 = \frac{n_2 R}{n_2 \cos r - n_1 \cos i} = \frac{F'_2}{\cos^2 r}.$$

Le cercle de moindre aberration est situé à une distance de la surface, égale à

$$\frac{2 n_2 \cos^2 r}{(n_2 \cos r - n_1 \cos i)(1 + \cos^2 r)} R = \frac{2 F'_2}{(1 + \cos^2 r)}.$$

Le *deuxième* foyer d'une *lentille* équiconvexe rencontrée obliquement par des rayons parallèles est situé à une distance égale à

$$F''_2 = \frac{n_1 R}{2 (n_2 \cos r - n_1 \cos i)} = \frac{F'_2}{\cos^2 i}.$$

Si les rayons diffèrent entre eux, on a

$$\frac{1}{F''_2} = \left(\frac{1}{R_1} + \frac{1}{R_2}\right) \frac{n_2 \cos r - n_1 \cos i}{n_1}.$$

Corollaire XII. La „ligne du centre“ est celle qui correspond à *HG* fig. 5, c'est-à-dire la perpendiculaire, abaissée du centre, sur la bissectrice des cordes, formées par les parties du rayon incident prolongé et du rayon réfléchi, comprises dans la surface réfléchissante.

Résumé. Avec ses corollaires cette proposition donne des règles pour trouver les deux „foyers“ (ou comme nous disons les deux lignes focales), resultant d'une réfraction oblique — aussi bien par construction que par calcul. Résumons ces règles :

1) *Construction du premier „foyer“.* On trace le rayon incident et le rayon réfracté en les prolongeant jusqu'à ce qu'ils coupent la surface en deux points ; ils forment ainsi deux cordes. On trace leur bissectrice et on y abaisse la perpendiculaire du centre. Une droite passant par le point lumineux et le pied de la perpendiculaire, coupe le rayon réfracté en un point qui est le premier foyer conjugué du point lumineux.

Ce sont les rayons qui se trouvent dans le plan d'incidence qui se réunissent en ce point. La première ligne focale est donc perpendiculaire à ce plan.

2) *Construction du deuxième „foyer“*. Le deuxième „foyer“ se trouve à l'endroit où une droite passant par le point lumineux et le centre de la surface (l'axe) vient couper le rayon réfracté (Coroll. XI). La deuxième ligne focale, qui se forme ici, est située dans le plan d'incidence et coïncide avec l'axe.

3) *Distances focales d'une surface*

$$F'_1 = R\frac{n_1 \cos^2 i}{n_2 \cos r - n_1 \cos i},\ F'_2 = R\frac{n_2 \cos^2 r}{n_2 \cos r - n_1 \cos i}$$

$$F''_1 = R\frac{n_1}{n_2 \cos r - n_1 \cos i},\ F''_2 = R\frac{n_2}{n_2 \cos r - n_1 \cos i}.$$

(L'expression de F_1'' se trouve de celle de F_2'' en changeant n_2 en n_1, et i en r.)

4) Si le point lumineux est situé à une distance finie, on trouve les foyers conjugués, au moyen des formules

$$\frac{F_1'}{f_1} + \frac{F_2'}{f_2'} = 1, \text{ et } \frac{F_1''}{f_1} + \frac{F_2''}{f_2''} = 1.$$

5) *Distances focales d'une lentille*

$$\frac{1}{F_1} = \left(\frac{1}{R_1} + \frac{1}{R_2}\right)\frac{n_2 \cos r - n_1 \cos i}{n_1 \cos^2 i}$$

$$\frac{1}{F_2} = \left(\frac{1}{R_1} + \frac{1}{R_2}\right)\frac{n_2 \cos r - n_1 \cos i}{n_1}.$$

6) Si l'objet se trouve à une distance finie, on a

$$\frac{1}{f_1} + \frac{1}{f_2'} = \frac{1}{F'} \text{ et } \frac{1}{f_1} + \frac{1}{f_2''} = \frac{1}{F''}.$$

7) Dans le cas d'incidence normale, on a $\cos i = \cos r = 1$; les formules prennent la forme généralement connue, les deux foyers se confondant en un seul.

La proposition V n'offre pas de difficultés.

ad Proposition VI

Le sinus versus est un terme de trigonométrie, abandonné maintenant par les mathématiciens ; on l'employait pour désigner la différence entre l'unité et le cosinus.

Désignons comme avant par n_1 l'indice du milieu, d'où viennent les rayons, par n_2 l'indice du deuxième milieu, le long de l'axe, et par n'_2 le nouvel indice à un point donné en dehors de l'axe.

L'expression de Young devient alors

$$\frac{n'_2}{n_2 - n_1} = \sqrt{\frac{n_2^{\,2}}{(n_2 - n_1)^2} - \frac{2\,n_1}{2\,(n_2 - n_1)}(1 - cos\,i)}$$

$$\text{ou} \quad n'_2 = \sqrt{n_2^{\,2} - 2\,n_1\,(n_2 - n_1)\,(1 - cos\,i)}$$

Admettons en effet que la condition soit remplie pour la surface *ABD* (Fig. 8). *CF* étant égal à la distance focale antérieure, on a

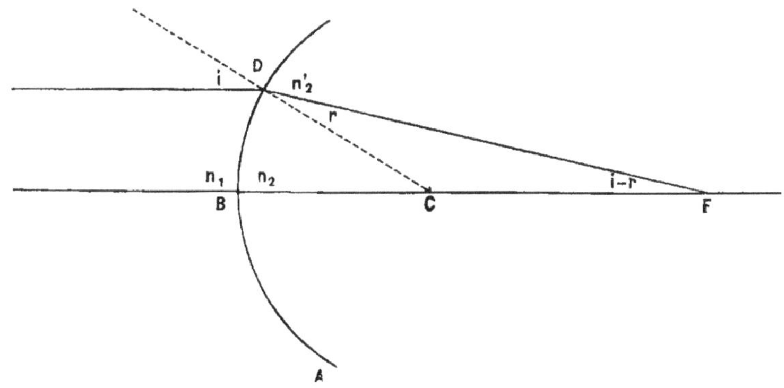

Fig. 8. T.

$$\frac{CD}{CF} = \frac{R}{F_1} = \frac{n_2 - n_1}{n_1}$$

Le triangle *CDF* nous donne en outre la relation

$$\frac{CD}{CF} = \frac{sin\,(i - r)}{sin\,r} = \frac{sin\,i\,cos\,r - cos\,i\,sin\,r}{sin\,r}$$

$$= \frac{n'_2}{n_1}\,cos\,r - cos\,i.$$

En combinant les deux équations, on a

$$n_2 - n_1 = n'_2\,cos\,r - n_1\,cos\,i$$

$$\text{ou} \quad n_2 - n_1 + n_1\,cos\,i = n'_2\,cos\,r$$

$$= n'_2\sqrt{1 - sin^2\,r}$$

$$= n'_2\sqrt{1 - \frac{n_1}{n'_2}\,sin^2\,i}$$

$$= \sqrt{n'_2 - n_1\,sin^2\,i}.$$

Résolue par rapport à n'_2, cette équation nous donne la valeur indiquée ci-dessus.

Le corollaire concerne le cas d'une lentille équiconvexe, les deux foyers conjugués se trouvant à distance égale de la lentille. Les rayons sont alors parallèles entre eux dans l'intérieur de la lentille

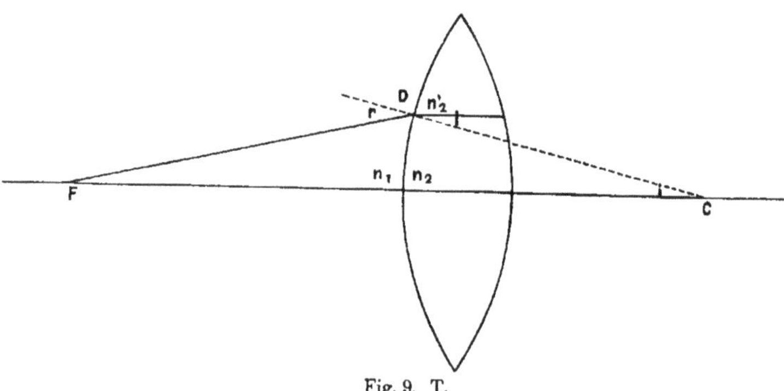

Fig. 9. T.

Considérons l'une des surfaces et figurons-nous que les rayons suivent le chemin inverse, venant de l'intérieur de la lentille et traversant la surface pour aller se réunir au foyer antérieur de la surface, F (Fig. 9). Admettons un instant que la condition d'aplanétisme soit remplie par la variation, non de n_2 mais de n_1 (l'indice du milieu entourant la lentille) et désignons par n'_1 l'indice de ce milieu en un point quelconque, en dehors de l'axe, mais voisin de la surface. CF étant égal à la distance focale postérieure de la surface, on a

$$\frac{CD}{CF} = \frac{n_2 - n_1}{n_2}$$

$$= \frac{\sin (r - i)}{\sin r}$$

$$= \cos i - \cos r \,.\, \frac{n'_1}{n_2},$$

$$n_2 - n_1 = n_2 \cos i - n'_1 \cos r.$$

Résolue par rapport à n'_1, cette équation donne

$$n'_1 = \sqrt{n_1{}^2 + 2\, n_2 \,(n_2 - n_1)\,(1 - \cos i)}$$

ou

$$\frac{n'_1}{n_2 - n_1} = \sqrt{\frac{n_1{}^2}{(n_2 - n_1)^2} + \frac{2\, n_2\,(1 - \cos i)}{n_2 - n_1}},$$

ce qui correspond à l'expression de Young

$$\sqrt{n^2 + 2\, mv}$$

La condition de l'aplanétisme est que le rapport entre les sinus, à l'endroit donné, soit égal à $\frac{n_2}{n'_1}$. Mais la condition reste la même, si l'aplanétisme s'obtient par une variation de l'indice de la lentille, au lieu de la variation du milieu environnant. En désignant par n'_2 le nouvel indice de la lentille à la même distance de l'axe que tout à l'heure, on doit avoir

$$\frac{n'_2}{n_1} = \frac{n_2}{n'_1}$$

ou

$$n'_2 = \frac{n_1 n_2}{n'_1}$$

$$= \frac{n_1 n_2}{\sqrt{n_1^2 + 2 n_2 (n_2 - n_1)(1 - \cos i)}}$$

Cette proposition concerne le rôle que joue la structure spéciale du cristallin pour corriger l'aberration de sphéricité de l'œil.

ad Proposition VII et VIII

Ces deux propositions traitent la réfraction que subissent des rayons lumineux qui traversent une sphère ou une lentille dont l'indice varie d'après une loi donnée. La huitième proposition détermine la courbe que décrit un rayon dans un tel milieu, et la septième détermine la distance focale de la sphère ou de la lentille à indice variable ; elle donne par conséquent aussi l'indice „total" c'est-à-dire l'indice, que devait avoir une sphère ou lentille uniforme de proportions égales pour avoir la même distance focale. On peut tirer des recherches de YOUNG ce résultat, à savoir que lorsque l'indice augmente vers le centre, l'indice total est même plus grand que l'indice de celui-ci. Mais quoique ce résultat se trouve répété partout la démonstration de YOUNG a été très peu comprise. Il se servait d'une déduction, qu'il empruntait à la théorie d'attraction de NEWTON, mais qui n'est guère commode pour un lecteur moderne. Je la remplacerai par la suivante, que je dois à l'obligeance de M. le professeur POTIER. — YOUNG avait d'abord donné à la proposition VIII une autre forme, qui était erronée, et qu'il changeait plus tard contre celle qu'on vient de lire. Dans cette dernière forme la huitième proposition ne sert qu'à démontrer la septième. Nous allons donc la traiter la première.

Proposition VIII. Problème

Trouver le chemin d'un rayon lumineux rencontrant obliquement une sphère, dont l'indice varie avec une puissance de la distance au centre.

I. Théorème de LAPLACE. Quand un rayon lumineux se meut dans un milieu, dont l'indice ne dépend que de la distance du point considéré, M (Fig. 10), à un centre O, distance que nous appelons x_0, le produit $n_0\, x_0 \sin i_0$ reste invariable, i_0 désignant l'angle, que forme le rayon lumineux avec la droite OM (l'angle d'incidence).

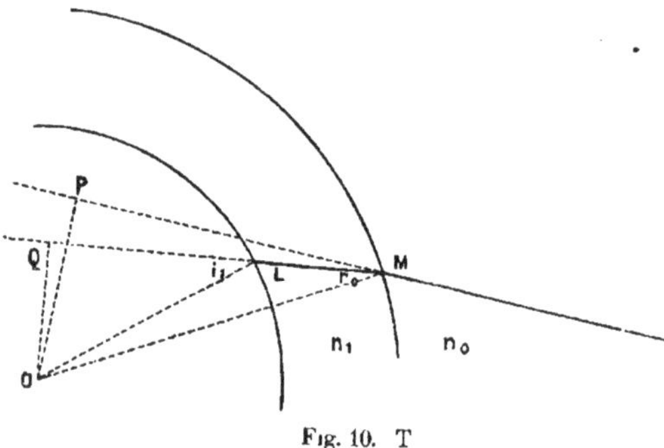

Fig. 10. T

Soit IM (Fig. 10) le rayon incident dans une couche, dont l'indice est n_0, et soit $OM = x_0$; le rayon pénètre dans une couche dont l'indice est n_1 et se réfracte en ML. Désignons l'angle de réfraction LMO par r_0, le nouvel angle d'incidence QLO par i_1 et OL par x_1. En abaissant les perpendiculaires OP, OQ sur les rayons IM et ML, on a

$$OQ = x_1 \sin i_1 = x_0 \sin r_0 = x_0 \sin i_0 \cdot \frac{n_0}{n_1}$$

donc $$n_1\, x_1 \sin i_1 = n_0\, x_0 \sin i_0$$

Le produit $n_1\, x_1 \sin i_1$ est donc resté le même et il en sera ainsi dans les couches suivantes.

II. Admettons maintenant avec YOUNG que *l'indice est inversement propositionnel à une puissance de la distance au centre,* et cherchons l'équation en coordonnées polaires de la courbe, que décrit un rayon lumineux dans ce milieu.

La variation de l'indice s'exprime par la formule

$$\frac{n_1}{n_0} = \left(\frac{x_0}{x_1}\right)^k,$$

formule dans laquelle k représente la valeur que YOUNG désigne par $\frac{1}{r}$. — Suivant le théorème de LAPLACE, nous avons

$$\frac{\sin i_0}{\sin i_1} = \frac{n_1}{n_0} \cdot \frac{x_1}{x_0}$$

donc $$\frac{\sin i_0}{\sin i_1} = \left(\frac{x_0}{x_1}\right)^k \cdot \frac{x_1}{x_0} = \left(\frac{x_0}{x_1}\right)^{k-1}$$

ou $$\sin i_1 = \sin i_0 \left(\frac{x_1}{x_0}\right)^{k-1}$$

Désignons ensuite par ϑ_0 l'angle polaire de l'endroit de la courbe, où l'angle d'incidence est égal à i_0, et par ϑ_1 l'angle polaire, qui correspond à l'angle d'incidence i_1. — Notre courbe jouit de la propriété que

$$\frac{i_0 - i_1}{\vartheta_1 - \vartheta_9} = k - 1.$$

On a en effet

$$sin\, i_0 = x_0{}^{k-1} . \text{const.}$$

$$\log.\ sin\, i_0 = (k-1) \log.\ x_0 + \text{const.}$$

et en différentiant,

$$\frac{d\, sin\, i_0}{sin\, i_0} = (k-1) \frac{dx_0}{x_0}$$

ou $$\frac{cos\, i_0\, di_0}{sin\, i_0} = (k-1) \frac{dx_0}{x_0}$$

ou encore $$\frac{di_0}{tgi_0} = (k-1) \frac{dx_0}{x_0}$$

Mais suivant la théorie des courbes, rapportées aux coordonnées polaires[1], on a

$$tgi_0 = -\frac{x_0}{dx_0} . d\vartheta_0$$

donc $$-\frac{di_0}{d\vartheta_0} = k - 1$$

ou $$\frac{i_0 - i_1}{\vartheta_1 - \vartheta_0} = k - 1$$

ou encore $$i_1 = i_0 - (k-1)(\vartheta_1 - \vartheta_0)$$

$\vartheta_1 - \vartheta_0$ est l'angle compris entre les rayons vecteurs des deux points considérés. Désignons cet angle par ϑ ; on aura

$$i_1 = i_0 - (k-1)\vartheta$$

et l'équation de la courbe devient

$$\left(\frac{x_1}{x_0}\right)^{k-1} = \frac{sin\, i_1}{sin\, i_0} = \frac{sin\,(i_0 - (k-1)\vartheta)}{sin\, i_0}$$

ou

$$x_1 = x_0 \sqrt[k-1]{\frac{sin\,(i_0 - (k-1)\vartheta)}{sin\, i_0}}$$

Telle est donc l'équation de la courbe que décrit un rayon lumineux dans un tel milieu.

[1] *Sturm*. Analyse p. 209.

La courbe a un caractère différent suivant que $k \gtreqless 1$.

Lorsque $k > 1$

$$x_1 = x_0 \sqrt[k-1]{\frac{\sin(i_0 - (k-1)\vartheta)}{\sin i_0}}$$

ne peut devenir infini que lorsque $i_0 = 0$, c'est-à-dire dans le cas d'incidence normale, cas dans lequel le rayon ne subit aucune déviation. Dans tout autre cas la courbe est finie, c'est-à-dire revient sur elle-même, On voit aussi que x_1 devient nul c'est-à-dire que la courbe passe par le centre lorsque $(i_0 - (k-1)\vartheta)$ est égal à un multiple de 180^0. — La figure 11 montre la courbe correspondant

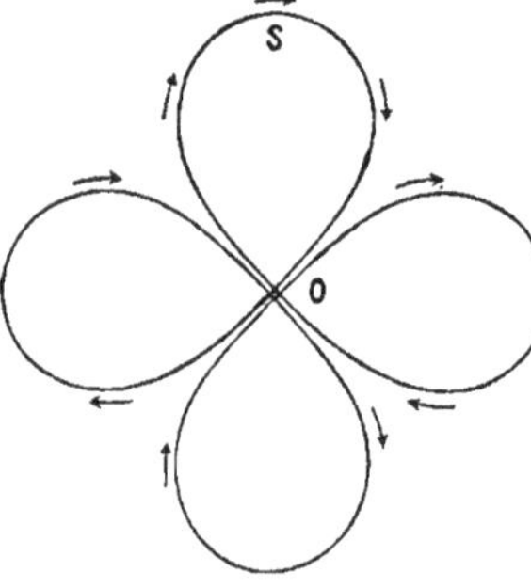

Fig. 11. T. $k = 3$

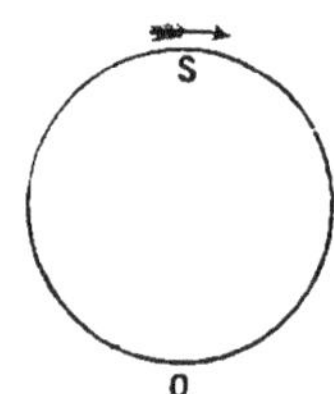

Fig. 12. T. $k = 2$

à $k = 3$; elle a quatre sommets et passe quatre fois par le centre, pendant que ϑ augmente de 0^0 à 360^0. Lorsque $k = 2$, la courbe est un arc de cercle (Fig. 12). C'est un cas spécial du *fish's eye problem* de MAXWELL[1].

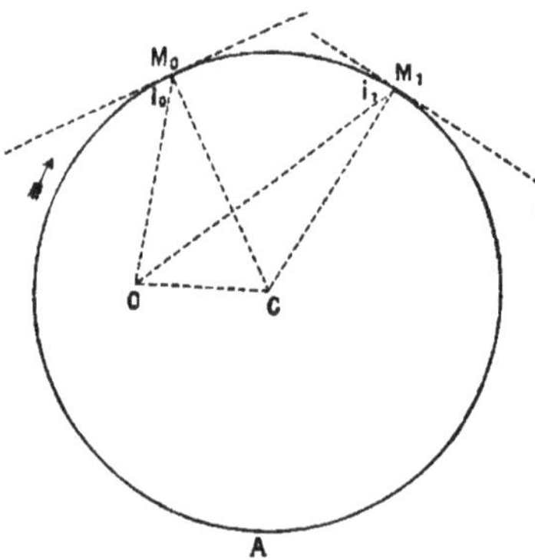

Fig. 13. T.
Trajet circulaire d'un rayon lumineux dans un milieu dont l'indice augmente vers un centre O. (Problème de MAXWELL.)

[1] MAXWELL admettait que la structure du cristallin des poissons était telle, que les rayons lumineux, en le traversant, décrivaient des arcs de cercle ; et il se demandait comment l'indice devait varier pour que cela fût possible. Voici la solution de ce problème.

Soient M_0 et M_1 (Fig. 13) deux points de la circonférence $M_0 M_1 A$ que nous admettons décrite par le rayon lumineux. Soit C le centre de cette circonférence, dont nous désignons le rayon par r, et soit O le centre du milieu. Désignons $M_0 O$ par x_0 et $M_1 O$ par x_1.

Si $k = 1$, l'èquation de la courbe n'a pas de sens, mais on a

$$\frac{sin\ i_1}{sin\ i_0} = \left(\frac{x_1}{x_0}\right)^0 = 1\ ;$$

c'est-à-dire l'angle i devient constant et le rayon décrit la *spiraer logarithmique*[1]. Il tourne autolu du centre en s'y rapprochant de plus en plus sans jamais l'atteindre (Fig. 14).

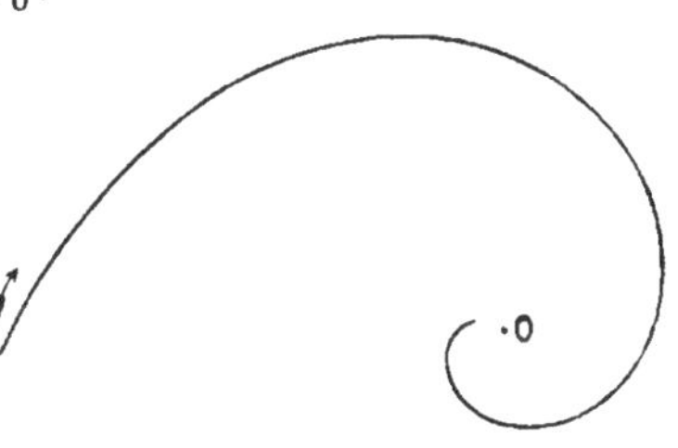

Fig. 14. T. $k = 1$

Lorsque $k < 1$, $k - 1$ est négatif et l'expression de x_1 prend la forme suivante

$$x_1 = x_0 \sqrt[1-k]{\frac{sin\ i_0}{sin\,(i_0 + (1 - k)\,\vartheta)}}$$

Le triangle M_0OC nous donne la relation

$$OC^2 = r^2 + x_0{}^2 - 2\,rx_0\ cos\ CM_0O$$

ou

$$x_0\ cos\ CM_0O = \frac{r^2 + x_0{}^2 - OC^2}{2\,r}$$

et le triangle M_1OC nous donne

$$x_1\ cos\ CM_1O = \frac{r^2 + x_1{}^2 - OC^2}{2\,r};$$

mais en désignant par i_0 et i_1 les angles d'incidence, on a

$$< OM_0C = 90^\circ - i_0 \text{ et } OM_1C = 90^\circ - i_1$$

par conséquent suivant le theorème de LAPLACE,

$$n_0x_0\ cos\ CM_0O = n_1x_1\ cos\ CM_1O$$

ou

$$n_0\,\frac{r^2 - OC^2 + x_0{}^2}{2\,r} = n_1\,\frac{r^2 - OC^2 + x_1{}^2}{2\,r}$$

ou encore

$$\frac{n_1}{n_0} = \frac{r^2 - OC^2 + x_0{}^2}{r^2 - OC^2 + x_1{}^2}$$

(Dans le cas cité dans le texte, on a

$$\frac{n_1}{n_0} = \frac{x_0{}^2}{x_1{}^2};$$

r doit donc être égal à OC, c'est-à-dire que la circonférence doit passer par le centre du milieu O.)

En désignant par n_{x_0} l'indice au centre O, où $x_0 = 0$, la condition de MAXWELL devient

$$n_1 = \frac{n_{x_0}}{1 + \dfrac{x_1{}^2}{r^2 - OC^2}}$$

[1] La tangente à cette courbe forme un angle constant avec le rayon vecteur. Voir STURM, Analyse I, p. 216.

x_1 ne devient nul, et la courbe ne passe par le centre que dans le cas d'incidence normale ($i_0 = 0$). Il devient infini lorsque $i_0 + (1-k)\vartheta$ devient un multiple de 180^0. On peut distinguer trois cas.

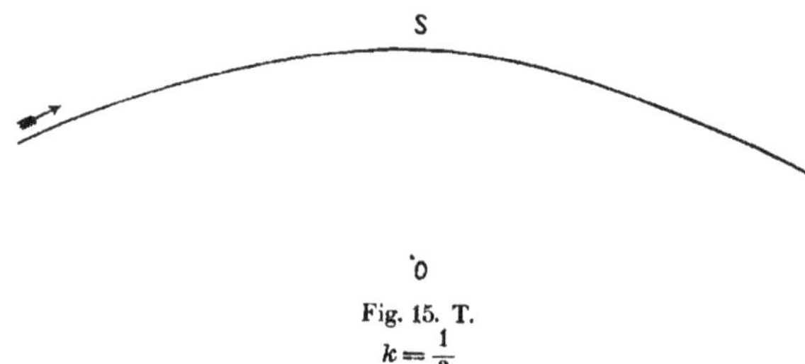

O

Fig. 15. T.
$k = \frac{1}{3}$

Quand $k \begin{smallmatrix}<1\\>0\end{smallmatrix}$, le rayon décrit une courbe tournant la concavité vers le centre O. (Fig. 15. $k = \frac{1}{3}$).

Nous verrons plus tard que c'est le cas du cristallin.

Quand $k = 0$, la courbe devient une droite, le milieu étant uniforme (Fig. 16).

O

Fig. 16. T. $k = 0$

Quand $k < 1$ l'indice diminue vers le centre et le rayon lumineux tourne sa convexité vers lui (Fig. 17. $k = -1$).

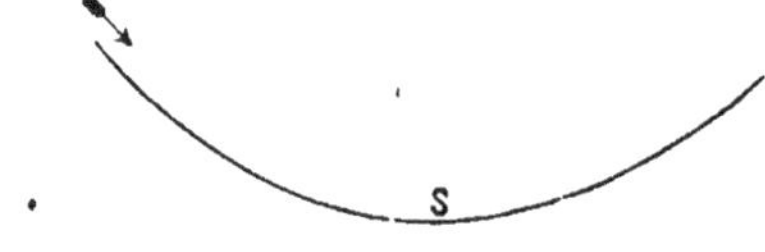

O

Fig. 17. T. $k = -1$

III. Young appelle *déviation* l'angle (d Fig. 18) que forment entre elles les tangentes à la courbe en deux points donnés. Cherchons la valeur de cet angle. On a (fig. 18)

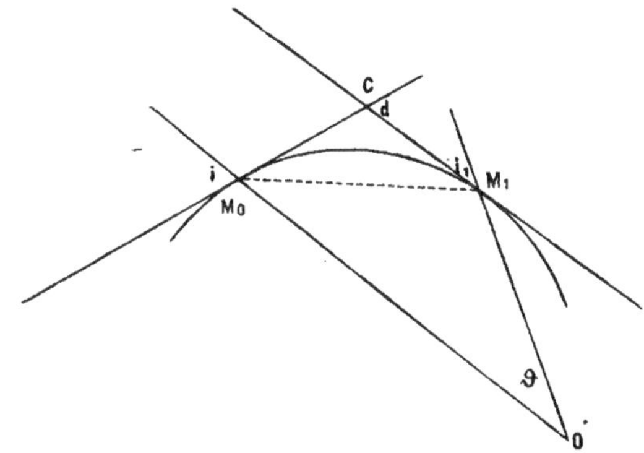

Fig. 18. T.

$$d = \sphericalangle CM_0M_1 + \sphericalangle CM_1M_0$$

mais $$\sphericalangle CM_0M_1 = i - \sphericalangle OM_0M_1$$
$$\sphericalangle CM_1M_0 = 180^0 - i_1 - OM_1M_0$$

et $$\vartheta = 180^0 - (OM_0M_1 + OM_1M_0)$$

donc $$d = i_0 - i_1 + \vartheta$$
$$= i_0 - i_1 + \frac{i_0 - i_1}{k-1}$$
$$= \vartheta k = (i_0 - i_1)\frac{k}{k-1}$$

Figurons-nous maintenant qu'un rayon lumineux ab (Fig. 19) rencontre sur son chemin dans un milieu uniforme une sphère ainsi bâtie, que la densité de sa couche la plus superficielle ne diffère pas sensiblement du milieu environnant, tandis que l'indice augmente vers le centre suivant la loi énoncée. Le rayon quitte sa marche rectiligne pour décrire la courbe (b c.) que nous venons de déterminer, et reprendre ensuite sa marche rectiligne $c\,d$. L'angle $b\,p\,c$ est la déviation totale. En désignant par $n_0\ x_0\ i_0$ les valeurs correspondantes au point d'entrée et par $n_1\ x_1\ i_1$ celles correspondantes au point de sortie, on a $n_0 = n_1$ et $x_0 = x_1$ et par conséquent, d'après le théorème de Laplace, $sin\, i_0 = sin\, i_1$, c'est-à-dire $i_1 = 180^0 - i_0$, et l'expression de la déviation

$$d = (i_0 - i_1)\frac{k}{k-1},$$

que nous venons de trouver, change en

$$d = (2\,i_0 - 180)\frac{k}{k-1}$$
$$= (180 - 2\,i_0)\frac{k}{k-1}$$

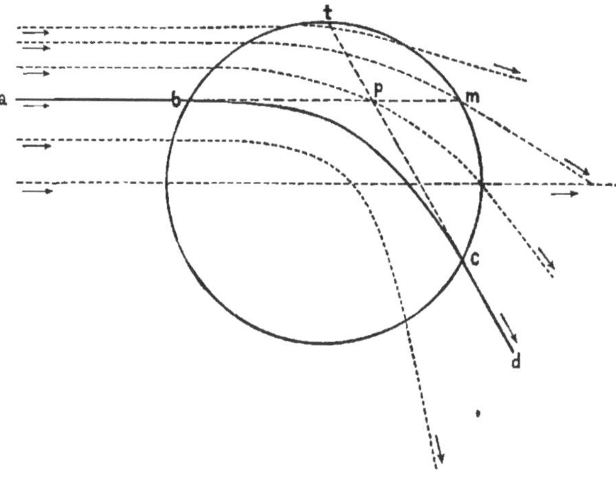

Fig. 19. T.
Réfraction d'un faisceau de rayons parallèles par une sphère à indice variable.

Mais la valeur de l'arc $b\,t\,m$ est $180^0 - 2\,i_0$. *La déviation est donc proportionnelle à l'arc découpé par le rayon incident*, et comme les rayons périphériques d'un faisceau de rayons incidents parallèles, découpent des arcs plus petits que les rayons centraux, leur déviation est bien plus faible. La sphère ne peut donc pas réunir des rayons parallèles en un foyer.

Il n'est pas besoin d'ajouter qu'une telle sphère est une pure fiction. L'indice au centre serait en effet infini, si $k > 1$ et zéro, si $k < 1$, ce qui n'a aucun sens. La proposition ne sert qu'à la démonstration de la proposition suivante.

Proposition VII. Problème

Trouver le foyer principal d'une sphère ou d'une lentille dont les parties internes sont plus denses que les parties externes.

Disons d'abord quelques mots sur la réfraction par une sphère uniforme, dont l'indice soit n. (Fig. 20.) Soient A et A_1 deux foyers conjugués situés symétriquement, de manière à ce que les rayons

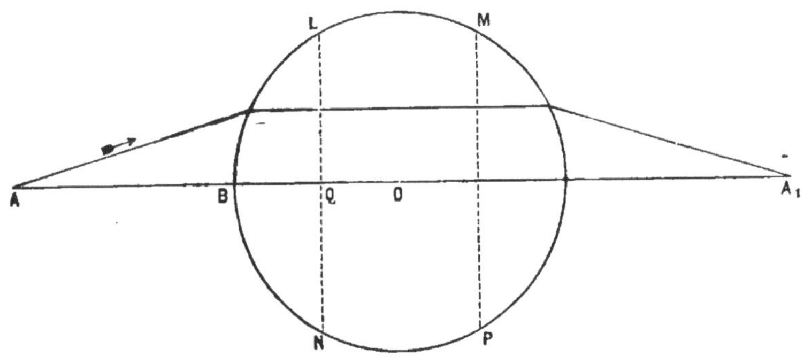

Fig. 20. T.
Réfraction par une sphère uniforme.

soient parallèles dans l'intérieur de la sphère. Le point A se trouve donc au foyer antérieur de la surface LBN et on aura

$$AO = \frac{nR}{n-1}.$$

L'effet de la moitié gauche de la sphère est donc égal à celui d'une lentille infiniment mince, placée en O, et dont la distance focale serait $F = AO$. L'autre moitié de la sphère pouvant être remplacée par une lentille pareille, on a, en désignant par Φ la distance focale de la sphère entière, comptée à partir du centre

$$\frac{1}{\Phi} = \frac{1}{F} + \frac{1}{F} = \frac{2}{AO}$$

Enlevons maintenant de la sphère une partie correspondante à la bande $LMPN$, et collons les parties restant ensemble, de manière à former une lentille épaisse. Chaque moitié de cette lentille peut être remplacée par une lentille infiniment mince placée au milieu et dont la distance focale serait

$$AQ = AO - (R - d)$$

en mettant $QO = d$. — La distance focale de la lentille épaisse serait la moitié

$$\frac{AQ}{2} = \frac{AO}{2} - \frac{R-d}{2}$$

$$= \Phi - \frac{2R - 2d}{4}.$$

Pour trouver la distance focale de la lentille épaisse, il faut donc *soustraire de la distance focale de la sphère un quart de la différence entre le diamètre de la sphère et l'épaisseur de la lentille.*

Si on colle ensemble deux demi sphères de même indice, mais de rayons différents (R et R_1), la distance focale de cette combinaison, comptée à partir du milieu, serait

$$\frac{1}{\Phi} = \frac{1}{F-(R-d)} + \frac{1}{F_1-(R_1-d_1)}$$

Figurons-nous maintenant, d'après Young, une sphère (APC. Fig. 21), de rayon x_0 et entourée d'un milieu à indice n_0. Admettons

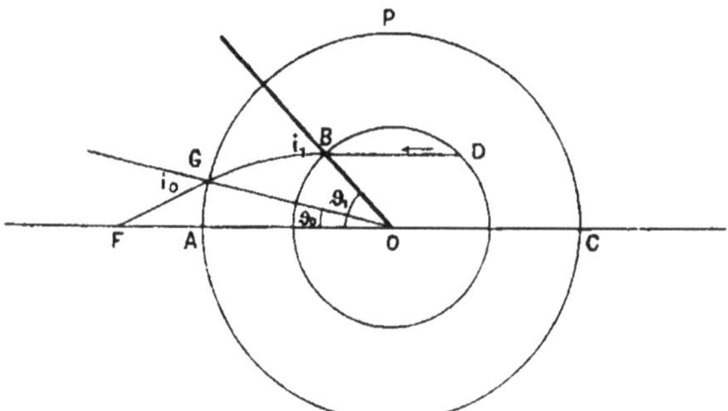

Fig. 21. T.
Trajet d'un rayon lumineux dans une sphère, dont l'indice varie dans les parties périphériques.

que la structure de la sphère soit telle, qu'une partie interne, correspondant au rayon x, ait un indice uniforme, qui s'exprimerait par

$$n_1 = \left(\frac{x_0}{x}\right)^k . n_0$$

tandis que dans la partie extérieure l'indice décroîtrait vers la surface de manière à ce que l'indice d'un point quelconque E s'exprimerait par

$$n_E = \left(\frac{x_0}{x_E}\right)^k . n_0$$

x_E étant la distance du point E au centre O. — L'indice de la couche extrême de la sphère est égal à l'indice du milieu environnant. Admettons que les rayons soient parallèles à l'axe AO dans la partie interne et soit DB un de ces rayons. En passant par la partie externe, il décrit la courbe BG, qui, suivant la proposition VIII, est déterminée par les équations

$$\frac{i_0 - i_1}{\vartheta_1 - \vartheta_0} = (k - 1) \tag{1}$$

et
$$\frac{sin\, i_0}{sin\, i_1} = \left(\frac{x_0}{x_1}\right)^{k-1} \tag{2}$$

Arrivé à la surface, le rayon reprend sa direction rectiligne et vient couper l'axe en F. Nous allons déterminer la longueur OF, la distance focale de la moitié gauche de la sphère.

Le triangle FGO nous donne la relation

$$\frac{OF}{x_0} = \frac{sin\, i_0}{sin\,(i_0 - \vartheta_0)} \tag{3}$$

On tire de l'équation (1)

$$\vartheta_0 = \vartheta_1 - \frac{i_0 - i_1}{k - 1}$$

et
$$i_0 - \vartheta_0 = i_0 - \vartheta_1 + \frac{i_0 - i_1}{k - 1}$$

mais $i_1 = \vartheta_1$, donc

$$i_0 - \vartheta_0 = i_0 - i_1 + \frac{i_0 - i_1}{k - 1}$$
$$= \frac{i_0 - i_1}{k - 1}\, k.$$

Si les angles i et i_1 sont petits, les relations (2) et (3) deviennent

$$\frac{i_0}{i_1} = \left(\frac{x_0}{x_1}\right)^{k-1} \text{ et } \frac{OF}{x} = \frac{i_0}{i_0 - \vartheta_0}$$

donc
$$i_0 = i_1 \left(\frac{x_0}{x_1}\right)^{k-1}$$

et
$$i_0 - \vartheta_0 = i_0 - i_1 \cdot \frac{k}{k - 1}$$
$$= \left(i_1 \left(\frac{x_0}{x_1}\right)^{k-1} - i_1\right) \frac{k}{k - 1}$$
$$= \frac{k}{k - 1}\, i_1 \left(\left(\frac{x_0}{x_1}\right)^{k-1} - 1\right)$$

par conséquent

$$\frac{OF}{x_0} = \frac{\left(\frac{x_0}{x_1}\right)^{k-1}}{\frac{k}{k-1}\left[\left(\frac{x_0}{x_1}\right)^{k-1)} - 1\right]}$$

$$= \frac{\frac{x_1}{x_0}}{\frac{x_1}{x_0} - \left(\frac{x_1}{x_0}\right)^k} \cdot \frac{k-1}{k}.$$

$$= \frac{\frac{x_1}{x_0}}{\frac{x_1}{x_0} - \frac{n_0}{n_1}} \cdot \frac{k-1}{k}$$

$$= \frac{n_1 x_1}{n_1 x_1 - n_0 x_0} \cdot \frac{k-1}{k}.$$

OF étant la distance focale de la moitié gauche de la sphère, la distance focale de la sphère entière sera

$$\Phi = \frac{x_0}{2} \cdot \frac{n_1 x_1}{n_1 x_1 - n_0 x_0} \cdot \frac{k-1}{k}$$

(En donnant à cette expression la forme suivante,

$$\Phi = \frac{x_0}{2} \cdot \frac{n_1 x_1}{k} \cdot \frac{k-1}{n_1 x_1 - n_0 x_0},$$

on remarque que le dernier facteur prend la forme $\frac{0}{0}$ lorsque $k = 1$. La vraie valeur de ce facteur est en ce cas

$$\frac{1}{n_1 x_1{}^k (Lx_0 - Lx_1)},$$

ce qui donne à Φ la valeur

$$\Phi = \frac{x_0}{2} \cdot \frac{1}{Lx_0 - Lx_1}$$

$$= \frac{x_0}{2} \cdot \frac{1}{Ln_1 - Ln_0}.)$$

Mettons pour plus de simplicité $x_0 = 1$, $\frac{n_1}{n_0} = n$, $\frac{x_0}{x_1} = l$, donc $n = l^k$ et $k = \frac{\log n}{\log l}$.

L'expression générale de Φ devient alors

$$\Phi = \frac{1}{2} \cdot \frac{n}{n-l} \frac{\log n - \log l}{\log n}$$

et dans le cas spécial de $k = 1$

$$\Phi = \frac{1}{2 \,.\, Ln}.$$

Figurons-nous maintenant une sphère ayant le même rayon que la nôtre, rayon que nous prendrons pour unité ; supposons qu'elle soit entourée du même milieu, et que son indice soit uniforme et tel, que la distance focale, comptée à partir du centre, soit égale à Φ. Désignons cet indice, que nous appellerons l'indice total, par N, et cherchons sa valeur.

La distance focale de la sphère uniforme s'exprime par

$$\frac{1}{2} \frac{N}{N-1};$$

il faut donc que

$$\Phi = \frac{1}{2} \frac{N}{N-1},$$

ou

$$N = \frac{2\Phi}{2\Phi - 1}$$

$$= n \frac{\log l - \log n}{n \log l - l \log n},$$

formule dans laquelle N exprime l'indice total par rapport à celui de la couche extreme de la sphère, n l'indice du noyau par rapport à ce même indice, et l le rapport entre le rayon de la sphère et celui du noyau. Les deux dernières valeurs sont liées entre elles par la relation

$$n = l^k.$$

L'indice du centre est dans notre cas supérieur à l'indice de la couche extreme, mais il n'en diffère pas beaucoup ; n est donc un peu plus grand que l'unité ; sa valeur ne dépasse jamais $1,_1$.

On peut tirer de la formule la conclusion, qu'on a plus tard démontrée de différentes manières, à savoir que *l'indice total dépasse toujours l'indice du noyau*[1].

[1] Si on choisit l très grand, la valeur de N peut devenir négative, mais elle ne devient jamais positive et $> n$. l devient négatif lorsqu'il dépasse la (deuxième) valeur, qui satisfait à l'équation

$$\frac{l}{\log l} = \frac{n}{\log n}$$

En mettant $n = 1,_1$, cette valeur de l et d'environ 44.

On peut maintenant se figurer qu'on enlève une plaque du milieu de notre sphère, pour en former une lentille épaisse. Tant que l'épaisseur de la bande ne dépasse pas le diamètre du noyau, nous aurons la même règle que pour la sphère uniforme : il faut soustraire de la distance focale de la sphère un quart de la différence entre le diamètre de la sphère et l'épaisseur de la lentille. L'indice total ne change pas par ce procédé. — On peut également déterminer la distance focale d'une lentille, qui n'est pas équiconvexe, d'après le procédé, que nous avons indiqué pag. 108.

Si le milieu environnant n'a pas le même indice que la couche superficielle de la sphère, il faut multiplier l'indice total, que nous venons de trouver avec le rapport entre l'indice de la couche superficielle et celui du milieu environnant.

V. Description d'un optomètre

Le docteur Porterfield s'est servi d'une expérience, que Scheiner avait tentée le premier, pour mesurer la distance focale de l'œil, et a décrit, sous le nom d'optomètre, un excellent instrument dont la construction est basée sur le principe de cette expérience [1]. Mais cet appareil est susceptible d'être considérablement amélioré, et je demanderai la permission de décrire un optomètre simple dans sa construction et, tout à la fois, commode et précis dans son emploi.

Supposons un écran interposé entre un point lumineux *R* (Fig. 22) et une surface réfringente, ou une lentille, *CD*. Cet écran

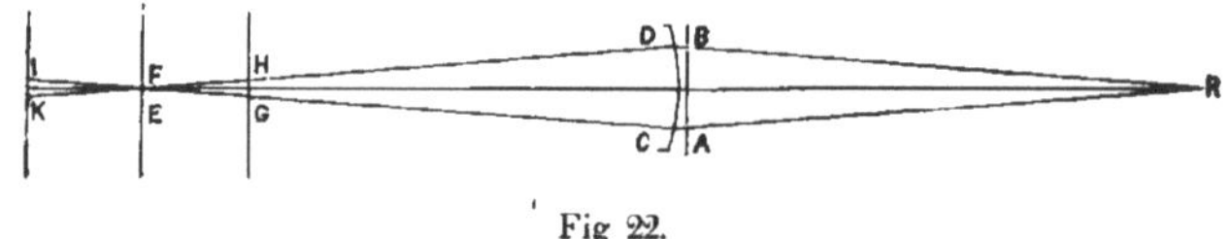

Fig 22.

sera perforé en deux points, *A* et *B*. Recevons les rayons réfractés sur un deuxième écran, de sorte que l'image s'y forme. Il est bien évident que si ce deuxième écran *EF* se trouve à l'endroit du foyer des rayons réfractés, l'image formera un simple point. Mais si cet écran est porté en avant — en *GH* par exemple — ou en

[1] Edinb. Med. Essays. vol. IV p. 185.

arrière — comme en *IK* — les petits faisceaux passant par les trous du premier écran ne se rencontreront plus en un point unique ; ils viendront aboutir en deux endroits distincts de l'écran (soit *G* et *H*, soit *I* et *K*). Dans l'un et l'autre cas on aura donc une double image de l'objet.

Et maintenant, ajoutons encore deux autres points lumineux *S* et *T* (fig. 23), l'un plus rapproché et l'autre plus éloigné de la

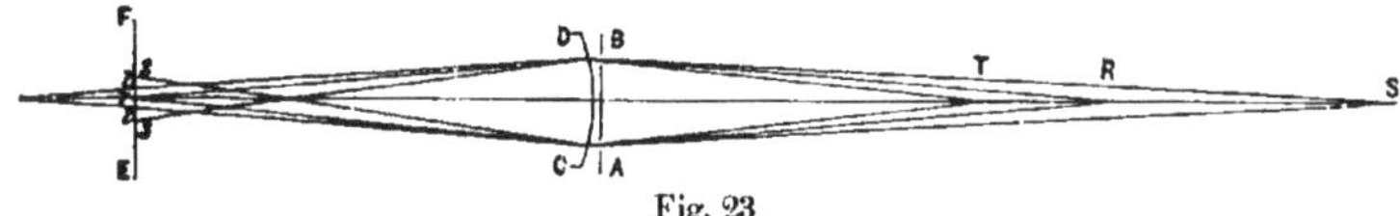

Fig. 23

lentille que le premier point, *R*. Si l'écran qui reçoit les images se trouve à l'endroit du foyer des rayons provenant du premier point, *R*, les images du second et du troisième point devront toutes deux être doubles (*s* et *s*, *t* et *t*), puisque l'écran *EF* se trouve en arrière de la distance focale des rayons provenant du point lumineux le plus éloigné, et en avant du foyer des rayons réfractés, provenant du point le plus rapproché. C'est sur ce principe que se base l'instrument du Dr. Porterfield.

Mais si l'on suppose les trois points, *T*, *R* et *S*, joints par une ligne quelque peu inclinée vers l'axe de la lentille, chaque point de cette ligne, sauf le premier, *R*, (Fig. 24), aura une double image ;

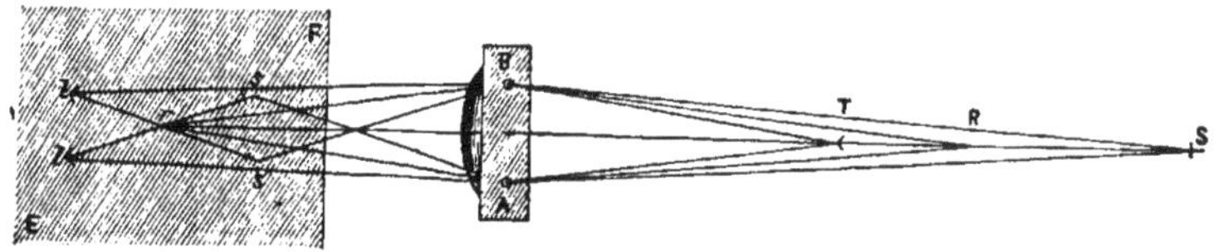

Fig. 24

et chaque paire d'images étant en contact avec celles du point lumineux voisin, elles formeront deux lignes continues. En outre, les images étant d'autant plus éloignées l'une de l'autre que les points qu'elles représentent, sont éloignés du premier point lumineux *R*, les lignes (*st* et *st*) viendront converger vers l'image (*r*) de ce point, où elles s'entrecoupent l'une l'autre.

On obtiendra le même résultat si l'on regarde un objet à travers deux trous d'épingle [percés dans une mince feuille de carton et] placés devant la pupille. Si l'objet se trouve à l'endroit de la vision distincte, l'image rétinienne sera simple ; en tout autre cas, l'image étant double, il semblera qu'on voie deux objets. Et si l'on regarde une ligne venant aboutir près de l'œil, on verra apparaître deux lignes, qui s'entre-croiseront à l'endroit de la vision distincte. On peut remplacer les trous par des fentes, qui rendront les images presque aussi distinctes et, en même temps, laisseront passer plus de lumière. On peut en augmenter le nombre de deux à quatre, ou plus encore, toutes les fois que des recherches spéciales le nécessiteront.

Cet instrument offre l'avantage de donner la distance focale exacte, par un simple coup d'œil dans l'instrument. On évite de déplacer l'objet en avant ou en arrière, ce qui amène toujours une incertitude considérable, surtout parce que l'œil peut changer de foyer pendant ce temps.

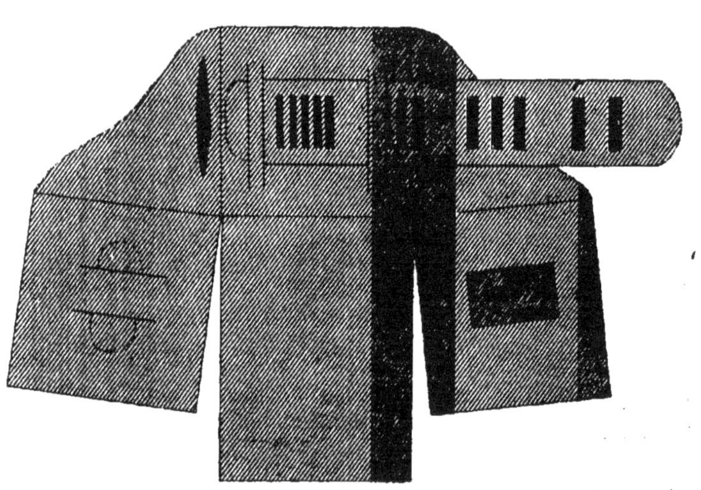

Fig. 25
La forme des bouts de l'optomètre, fait en carton. Les ouvertures pratiquées dans les vantaux de côté servent à tenir une lentille.
Les parties carrées doivent être fixées ensemble au-dessous de la bande.

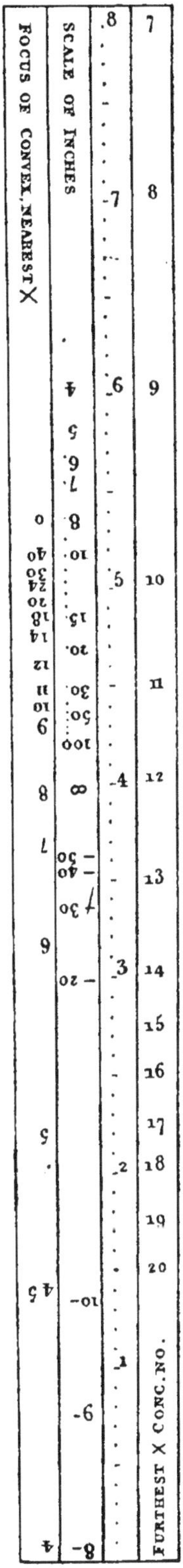

Fig. 26.

L'échelle de l'optomètre.

La ligne du milieu est divisée en pouces à partir de l'extrémité inférience. La colonne de droite contient les numéros des lentilles concaves, exigées par les yeux myopes : le patient regarde à travers les fentes et on note le numéro, qui se trouve vis-à-vis de l'entre-croisement le plus éloigné des lignes. A partir de l'autre extrémité la ligne au milieu est divisée de manière à pouvoir allonger l'échelle de pouces au moyen d'une lentille de quatre pouces de distance focale [placée à l'extrémité supérieure]. Les chiffres négatifs indiquent que les rayons lumineux provenant d'eux, convergent après la réfraction vers un point situé derrière la lentille. L'autre colonne [à gauche] contient les distances focales des verres convexes requis pour les yeux qui voient l'entrecroisement le plus rapproché en regard de ces chiffres.

L'optomètre peut être construit au moyen d'une feuille de carton ou d'ivoire d'environ huit pouces [1] de long sur un de large, divisé dans le sens de la longueur par une ligne noire, qui ne devra pas être trop accentuée. Cette bande de carton est coupée suivant la forme qu'indique la figure 25, de telle sorte que le bout puisse être dressé et fixé dans une position inclinée, au moyen des deux vantaux latéraux. On peut aussi adapter à l'optomètre une pièce à part, à peu près de la forme indiquée par la figure. Dans la partie du milieu on pratique une ouverture d'environ une demi-pouce carré, bordée de deux entailles entre lesquelles peut glisser une bande de papier fort, munie de fentes de largeurs diverses et variant depuis un quarantième de pouce jusqu'à un dixième de pouce ($0{,}6^{mm}$ — $2{,}5^{mm}$). Les interstices séparant les fentes doivent être un peu plus larges que celles-ci. De la sorte chaque observateur pourra choisir les fentes qui conviennent le mieux à l'ouverture de sa pupille. Pour adapter l'instrument à l'usage d'yeux presbytes, on devra le compléter par une lentille, de quatre pouces de distance focale, placée à l'autre extrémité. De chaque côté de la ligne on trace des échelles, l'une commençant à un bout et divisée en pouces, l'autre commençant à l'autre bout et portant une division correspondante au tableau I et calculée d'après le Cor. 7, Prop. IV. Au moyen de cette dernière échelle tous les rayons, non seulement divergents mais aussi parallèles et convergents, provenant de la lentille, sont rapportés à leur foyer virtuel. Si l'on emploie de l'ivoire, il ne faut pas polir la surface ; autrement la réflexion régulière de la lumière peut créer beaucoup de confusion ; à cet égard le papier est bien préférable.

L'instrument est d'une application facile pour déterminer la distance focale des lunettes que réclament les yeux myopes et presbytes. M. Cary [2] a été assez aimable pour me communiquer les numéros et les distances focales des verres de lunettes généralement exécutés, et j'ai calculé les distances auxquelles ces

[1] Le pouce anglais mesure $2{,}5395^{mm}$.

[2] Opticien de l'époque.

numéros doivent être placés sur l'échelle de l'optomètre, pour qu'un œil presbyte trouve inscrite à l'endroit le plus rapproché, auquel il peut amener l'entre-croisement des lignes, la distance

Fig. 27
L'optomètre vu de côté. (Moitié de grandeur naturelle.)

focale du verre, avec lequel il peut lire à une distance de 8″. Un œil myope peut également voir avec des rayons parallèles en se servant du verre, dont le *numéro* se trouve en face de l'endroit d'entre-croisement le plus éloigné.

Il faut remarquer que les numéros des verres concaves sont arbitraires ; on peut voir la distance focale à laquelle correspond chaque numéro sur la table III. — Dans sa première forme, l'optomètre contenait encore une échelle, correspondant au *proximum* des yeux myopes. Elle était construite en faisant la supposition que l'amplitude d'accommodation était à peu près la même chez tout le monde et correspondait à 10 Dioptries. Mais en travaillant avec l'optomètre Young remarqua bientôt que cette supposition était absolument fausse.

On ne peut pas espérer que toute personne, au premier essai, déterminera avec précision la force des lunettes répondant le mieux au défaut de sa vue. Bien peu de gens, en effet, peuvent à

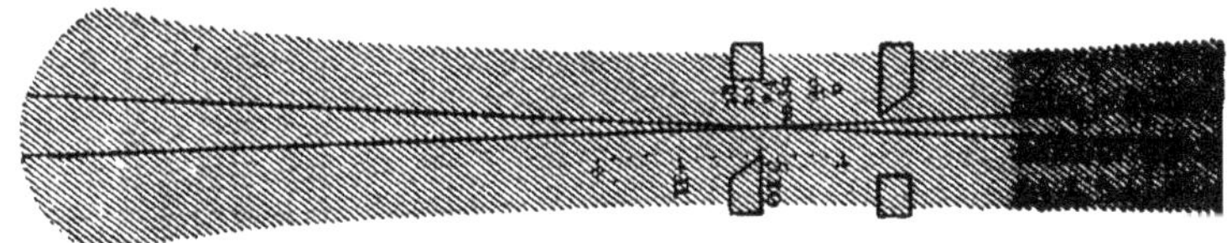

Fig. 28
L'aspect des lignes, vues à travers les fentes.

volonté mettre leurs yeux en état d'action complète ou de parfait repos. Dans la pratique ordinaire, un numéro de deux ou trois degrés inférieur à celui qu'on a constaté avec l'instrument sera jugé comme suffisant. J'ai aussi ajouté au second tableau les numéros de lunettes qu'exigerait un œil presbyte pour voir à une distance de douze et de dix-huit pouces. La série moyenne serait peut-être celle qui conviendrait le mieux pour l'échelle.

L'optomètre s'applique à chaque œil séparément, et pendant le temps de l'observation l'autre œil ne doit pas être fermé, mais caché derrière un petit écran. Le point d'entre-croisement peut être constaté avec précision au moyen d'un indicateur glissant le long de l'échelle.

Très utile pour l'étude physiologique de l'œil, l'optomètre de Young l'est moins pour l'examen des malades, étant donné qu'on n'a aucun moyen de contrôler leurs réponses.

Le docteur Bull a construit naguère un petit optomètre, d'extérieur assez semblable à celui dont on vient de lire la description, quoique le principe en soit différent. Il a en effet abandonné les fentes et remplacé la ligne par une série de petits quadrilatères, en forme de dominos. Le malade doit indiquer le plus éloigné et le plus rapproché, parmi ceux qu'il peut distinguer nettement. L'instrument ressemble donc plutôt à la modification de l'optomètre de Young décrite p. 176.

On voit que Young a parfaitement constaté le défaut dont souffrent les optomètres, surtout ceux qui sont faits pour des observations à petite distance. Ils sollicitent un effort d'accommodation, qui fait paraître la myopie plus forte qu'elle ne l'est en réalité.

L'optomètre est représenté par les fig. 26 et 27. La fig. 28 montre l'aspect que prend la ligne vue à travers les fentes.

Les tableau suivants servaient à la construction de l'optomètre.

Le tableau I a servi à construire la deuxième échelle de l'optomètre (à partir de gauche). L'œil observateur est supposé se trouver au bout supérieur du dessin, derrière la lentille de 4″ de distance focale. Chaque point de la ligne paraît donc plus éloigné qu'il n'est en realité, et les chiffres de l'échelle, qui sont les mêmes que ceux de la première colonne du tableau, indiquent la distance à laquelle paraît le point de la ligne à côté duquel ils se trouvent. La deuxième colonne du tableau indique la distance réelle du point à la lentille. — Les chiffres de la deuxième colonne se déduisent de ceux de la première au moyen de la formule ordinaire des lentilles. La distance virtuelle de 10″ correspond par exemple à la distance réelle de 2″,86, puisque

$$\frac{1}{4}+\frac{1}{10}=\frac{1}{2,86}.$$

Tableau I

servant à allonger l'échelle au moyen d'une lentille de 4″ de distance focale.

Distance virtuelle	Distance réelle	Distance virtuelle	Distance réelle	Distance virtuelle	Distance réelle
4″	2,00″	30″	3,52″	— 35″	4,51″
5	2,22	40	3,64	— 30	4,02
6	2,40	50	3,70	— 25	4,76
7	2,55	60	3,75	— 20	5,00
8	2,67	70	3,78	— 15	5,45
9	2,77	80	3,81	— 14	5,60
10	2,86	100	3,85	— 13	5,78
11	2,98	200	3,92	— 12	6,00
12	3,00	∞	4,00	— 11	6,29
13	3,06	— 200	4,08	— 10	6,67
14	3,11	— 100	4,17	— 9,5	6,90
15	3,16	— 50	4.35	— 9,0	7,20
20	3,38	— 45	4,39	— 8,5	7,56
25	3,45	— 40	4,44	— 8,0	8,00

Tableau II

servant à trouver la place des chiffres indiquant la distance focale des verres convexes.

Distance focale	Proximum			Distance focale	Proximum		
	VIII	XII	XVIII		VIII	XII	XVIII
0	8,00	12,00	18,00	12	24,00	∞	— 36,00
40	10,00	17,14	32,73	11	29,33	— 132,00	— 28,29
36	10,28	18,00	36,00	10	40,00	— 60,00	— 22,50
30	10,91	20,00	45,00	9	72,00	— 36,00	— 18,00
28	11,20	21,00	50,40	8	∞	— 24,00	— 14,40
26	11,56	22,29	58,50	7	— 56,00	— 16,80	— 11,45
24	12,00	24,00	72,00	6	— 24,00	— 12,00	— 9,00
22	12,77	26,40	99,00	5	— 13,33	— 8,57	— 6,92
20	13,33	30,00	180,00	4,5	— 10,29	— 7,20	— 6,00
18	14,40	36,00	∞	4,0	— 8,00	— 6,00	— 5,14
16	16,00	48,00	— 144,00	3,5	— 6,22	— 4,94	— 4,34
14	18,67	84,00	— 63,00	3,0	— 4,80	— 4,00	— 3,6

Le tableau II donne les places des chiffres de la première échelle à gauche de l'optomètre ; l'œil est supposé placé au bout supérieur du dessin et regardant à travers la lentille et les fentes.

La première colonne du tableau contient la distance focale des verres usuels ; la deuxième indique la position du proximum d'un œil, qui aurait besoin du verre de la première colonne pour lire à une distance de 8″, la troisième indique la position du proximum d'un œil qui aurait besoin du même verre pour lire à une distance de 12″ etc.

Après avoir trouvé le chiffre du proximum par ce tableau, on cherche le même chiffre dans la colonne des distances virtuelles dans le tableau I ; le chiffre correspondant dans la colonne des distances réelles donne l'endroit où il faut inscrire le numéro du verre sur l'optomètre.

Etant donné, par exemple, qu'un œil a besoin du no. 36 pour lire à 8″, on trouve la position de son proximum par la formule

$$\frac{1}{P}=\frac{1}{36}-\frac{1}{8}=\frac{1}{10{,}28}.$$

Si cet œil regardait dans l'optomètre sans l'interposition de la lentille, il verrait les lignes s'entrecroiser à une distance de 10,28″, mais comme il est supposé regarder à travers la lentille de 4″ il verra l'entrecroisement à 2″,86 puisqu'on a $\frac{1}{4}+\frac{1}{10}=\frac{1}{2{,}86}$; il faut, par consequent, placer le no. 36 à une distance de 2″,86 de la lentille.

TABLEAU III

Numéro	Foyer	Numéro	Foyer	Numéro	Foyer
1	24″	8	7″	15	2,75″
2	18″	9	6″	16	2,50″
3	16″	10	5″	17	2,25″
4	12″	11	4,5″	18	2,00″
5	10″	12	4,0″	19	1,75″
6	9″	13	3,5″	20	1,50″
7	8″	14	3,00″		

La première colonne contient les numéros des verres usités autrefois en Angleterre ; la deuxième donne leurs distances focales, et en même temps la position qu'il faut donner aux numéros sur la quatrième échelle de l'optomètre (à partir de gauche), la distance focale indiquant directement la position du remotum, c'est-à-dire l'endroit le plus éloigné, où l'œil peut voir les lignes s'entre-croiser.

VI. Dimensions et facultés de l'œil de l'auteur

Persuadé qu'il y a toujours avantage à faire ses observations avec aussi peu de collaboration que possible, je me suis efforcé de limiter la plupart de mes expériences à mes propres yeux, et, en général, j'établirai mes calculs dans l'hypothèse d'un œil à peu près semblable au mien. Je tâcherai donc d'abord de déterminer toutes ses dimensions et toutes ses facultés.

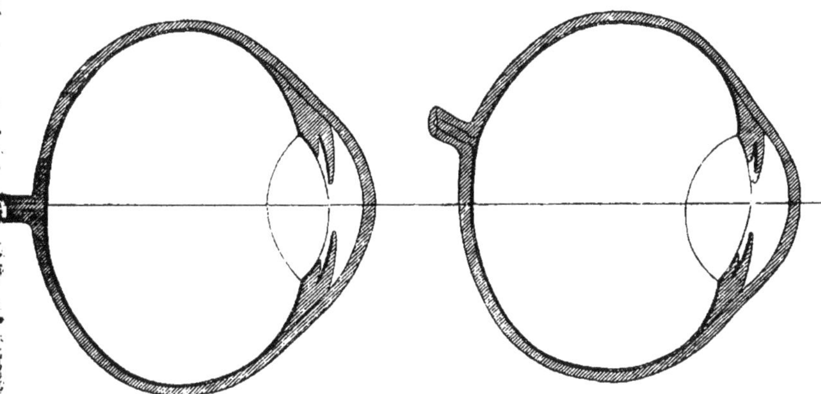

Fig. 29
Section verticale de mon œil droit, vu de dehors. Grossissement 2.

Fig. 30
Section horizontale de mon œil droit, vu d'en haut.

Pour mesurer les diamètres je fixe une petite clef à chaque pointe d'un compas et je puis tenter d'en mettre les anneaux en *Diamètres du globe*

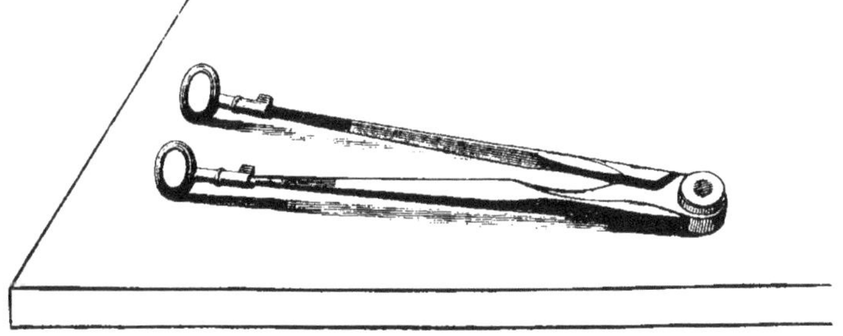

Fig. 30 bis. T.
Appareil de Young pour mesurer les dimensions de l'œil.

contact immédiat avec la sclérotique. Le diamètre transversal est extérieurement 24,89^{mm} (0″,98).

Pour rendre plus commode l'appréciation des mesures, indiquées par Young en centièmes de pouce, je les ai converties en millimètres. Une centième de pouce correspond à environ un quart de millimètre. La première décimale ne peut donc pas être considérée comme tout à fait sûre et la deuxième n'a guère de valeur.

Axe de l'œil

Pour trouver la longueur de l'axe, je dirige mon œil en dedans, autant que je le puis, et avec une des clefs j'exerce une pression contre la sclérotique à l'angle externe, jusqu'à ce que cette clef arrive à l'endroit où le phosphène, produit par la pression, coïncide avec la direction de l'axe visuel ; alors, regardant dans une glace, j'applique l'autre clef sur la cornée. En déduisant trois quarts de millimètre pour l'épaisseur de la paroi, l'axe optique de l'œil se trouve être de la sorte 23,11^{mm} (0″,91), en le comptant de la surface externe de la cornée jusqu'à la rétine. Avec un œil moins proéminant cette façon d'opérer n'aurait pu aboutir.

Ceci est la seule détermination de l'axe de l'œil vivant que nous possédons. Le procédé peut sembler difficile, mais j'ai pourtant, quoique rarement, observé des yeux avec lesquels on aurait pu répéter la mensuration de Young.

Rayon de la cornée

Le diamètre, ou mieux la corde verticale de la cornée est de 11,43^{mm} (0″,45). Son sinus verse est de 2,79^{mm} (0″,11). Je l'ai déterminé en regardant avec mon œil droit l'image de mon œil gauche dans une petite glace placée près du nez. L'œil gauche était tourné en dehors de telle sorte que le bord de la cornée apparaissait comme une ligne droite. Je comparais la projection avec l'image d'une échelle graduée, convenablement placée derriére l'œil gauche près de la tempe. La corde horizontale de la cornée mesure environ 12,44^{mm} (0″,49).

De ces données il résulte que le rayon de la cornée est de 7,87^{mm} (0″,31). On pourrait croire, que j'attribue une trop grande convexité à la cornée, mais j'ai contrôlé cette observation par maintes autres, toutes concordantes et que j'énumérerai plus tard.

La figure 31 montre comment cette expérience s'exécute. L'œil droit regarde l'image de l'œil gauche dans le petit miroir *ab*, et compare la hauteur de la cornée avec l'image de l'échelle *c*. Le miroir d'un ophtalmoscope se prête très bien à cette expérience. On est obligé de le tenir très près de l'arête du nez. Le miroir étant placé droit en face de la figure, et les axes des yeux étant parallèles, il doit se trouver à une distance des yeux égale à la moitié de leur écartement. L'angle d'excursion des yeux est en ce cas 45°, et comme l'étendue

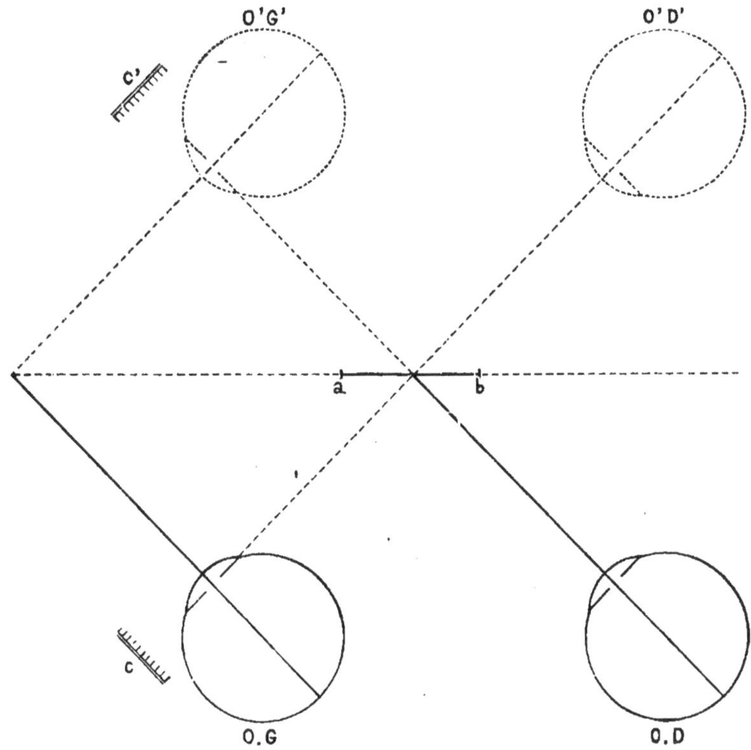

Fig. 31. T.
Mensuration de la hauteur de la cornée.
a b. Miroir.
O. D. Œil droit, *O' D'* Son image.
O. G. Œil gauche, *O' G'* Son image.
c. Échelle, *c'* Son image.

du champ de regard est d'environ 55° (voir p. 145) cette excursion ne rencontre pas de difficultés ; mais il est difficile pour la plupart des personnes d'accommoder pour un objet placé aussi près des yeux que l'image de l'œil gauche, tout en maintenant les lignes visuelles en parallélisme. Les myopes réussiront plus facilement l'expérience. On peut la faciliter en mettant un verre convexe devant l'œil droit, et en inclinant le miroir de manière à rapprocher le bord droit autant qu'il est possible de la figure, sans que l'image de l'arête nez vienne masquer l'image de l'œil gauche.

La corde, c, et le sinus verse, v, déterminés, ou calcule le rayon R, en admettant que la cornée soit sphérique, au moyen de la formule

$$R^2 = (R - v)^2 + \left(\frac{c}{2}\right)^2$$

ou

$$R = \frac{v^2 + \left(\frac{c}{2}\right)^2}{2v}$$

La valeur de $7{,}87^{mm}$ est la moyenne des deux valeurs ($7{,}2^{mm}$ et $8{,}4^{mm}$), correspondant aux deux valeurs de c.

On peut s'étonner qu'il soit possible d'obtenir ainsi une mesure tant soit peu exacte du rayon de la cornée, mais le chiffre de Young concorde très bien, comme on voit, avec les résultats des mesures ophtalmométriques.

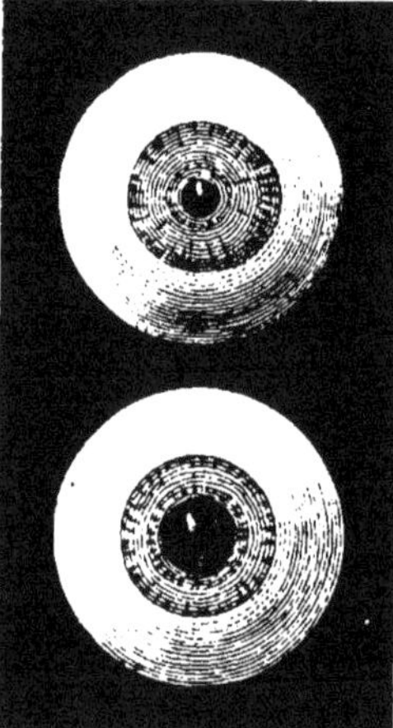

Fig. 32
Mon œil gauche, vu d'en face, la pupille contractée.
(Grandeur naturelle.)

Fig. 33
Mon œil gauche[1] vu d'en face, la pupille dilatée.
(Grandeur naturelle.)

Excentricité de la cornée

L'œil étant dirigé vers son image, la projection du bord de la sclérotique est à $5{,}59^{mm}$ ($0'',22$) du bord de la cornée, du côté de l'angle externe et à $6{,}86^{mm}$ ($0'',27$) du côté de l'angle interne, en sorte que la cornée présente une excentricité de $0{,}63^{mm}$ ($\frac{1}{40}''$) par rapport à la section de l'œil perpendiculaire à l'axe visuel.

[1] Les mesures que Young indique dans le texte, concordent très bien avec la fig. 32, mais pas avec la fig. 33. Il faut admettre que cette dernière représente l'œil droit, ou que la figure ait été retournée par méprise.

L'ouverture de la pupille varie de 6,86^{mm} à 3,30^{mm} (0″,27 à 0″,13). Telle est du moins sa grandeur apparente, qui doit être quelque peu diminuée, en raison du pouvoir grossissant de la cornée, et fixée peut-être à 6,35^{mm} — 3,05^{mm} (0″,25 — 0″,12). Ouverture pupillaire

Lorsque la pupille est dilatée, elle est presque aussi excentrique que la cornée. Mais lorsqu'elle atteint son maximum de contraction, son centre coïncide avec l'image réfléchie d'un objet posé immédiatement devant l'œil, et cette image est à peu près au centre de tout le bord apparent de la sclérotique : en sorte que l'axe visuel est perpendiculaire à la cornée. Excentricité de la pupille

Au repos, mon œil réunit en un foyer sur la rétine des rayons, situés dans un plan vertical et émanant d'un objet distant de 10″ (254^{mm}) de la cornée, et des rayons situés dans un plan horizontal d'un objet situé à 7″ (178^{mm}). En effet, si je place le plan de l'optomètre verticalement, les images de la ligne semblent se croiser à 10″, et si je le place horizontalement, elles ne s'entre-croisent qu'à 7″. La différence s'éxprime par la distance focale d'une lentille de 23″ (1,7 d). Je n'ai jamais éprouvé aucune incommodité de cette imperfection, et je ne l'avais pas remarquée avant d'avoir fait ces expériences. Je crois, du reste, que je peux observer des menus objets avec autant d'exactitude que le font la plupart de ceux dont les yeux sont construits différemment. M. Cary, à qui j'ai mentionné ce fait, m'informe qu'il en a fréquemment observé de semblables ; que beaucoup de personnes sont obligées de placer les verres concaves obliquement devant leurs yeux pour voir distinctement, contre-balançant par cette inclinaison des verres le trop grand pouvoir réfringent de leur œil dans la direction de l'inclinaison (Cor. 10. Prop. IV) ; ces personnes n'éprouvent que peu de soulagement de ces mêmes verres, montés en lunettes. Astigmatisme — Sa mesure

La différence ne tient pas à la cornée, car elle persiste lorsque l'effet de la cornée est neutralisé par un moyen que je décrirai ci-après [en plongeant l'œil dans l'eau]. La cause est sans doute l'obliquité de l'iris et du cristallin, qui lui est presque parallèle, par rapport à l'axe visuel. D'après les dimensions déjà données, Sa cause probable cette obliquité paraît atteindre environ dix degrés. Sans faire un calcul très exact, on trouve que la différence observée exigerait une inclinaison de treize degrés (suivant le même corollaire). Les trois degrés restants peuvent facilement être ajoutés par l'obliquité plus grande de la surface postérieure du cristallin, celle qui n'est pas en contact avec la pupille. Il ne serait pas difficile de fixer des verres de lunettes ou l'oculaire concave d'un télescope dans une position apte à corriger ce défaut.

Sa correction

Ces quelques lignes contiennent la première description de l'astigmatisme, ce défaut si commun de l'œil humain, ainsi que la manière d'exprimer son degré par la distance focale d'une lentille qui corrigerait le défaut. On attribue souvent cette notation à Donders. Il résulte des mesures de Young que son œil avait un astigmatisme inverse de 1,68 *D*, le méridien vertical étant myope de 3,94 *D*, le méridien horizontal de 5,62 *D*. Il avait en outre démontré que le défaut ne pouvait pas avoir son siège dans la cornée, puisqu'il persistait, l'œil étant plongé dans l'eau. Il ne trouva donc rien de mieux que de l'attribuer à l'obliquité du cristallin, qu'il avait constatée par une simple inspection de l'œil.

Remarquons d'abord, que l'obliquité du cristallin doit en effet produire un astigmatisme inverse. Au moyen des formules de la Prop. IV, ou par une expérience très simple, on se persuade facilement qu'en plaçant une lentille obliquement, le faisceau refracté devient astigmate, le méridien le plus refringent étant celui qui contient le rayon (central) incident et l'axe de la lentille. La position du cristallin étant telle qu'elle résulterait d'une rotation en dehors, c'est le méridien horizontal, qui contient la ligne visuelle et l'axe du cristallin, qui devient le plus réfringent. En admettant une obliquité de 13° et en mettant la distance focale du cristallin à 43,90^{mm} (voir p. 132), on arrive à un astigmatisme d'environ 1,7 *D*, comme Young l'indique. Mais il est plus difficile de comprendre, comment il a cru pouvoir constater une obliquité si grande.

J'ai répété les expériences en question. La première consiste tout simplement à regarder l'image de l'œil dans une glace, en écartant les paupières autant que possible, au besoin avec un élévateur. On peut ainsi vérifier le fait constaté par Young, que la bande visible de la sclérotique est plus large en dedans qu'en dehors, et ses chiffres, qu'il a obtenus en comparant l'image de l'œil avec l'image d'une échelle, tenue près de l'œil, ne s'écartent en tout cas pas beaucoup de la vérité.

Il donne 5,59^{mm} pour la projection de la bande externe et 6,86^{mm} pour la bande interne. On remarquera que la somme de ces deux chiffres est exactement égale au chiffre de la corde cornéenne (12,44) et à la moitié du diamètre transversal du globe. Son raisonnement semble avoir été le suivant. Lorsqu'on regarde, avec un œil, une sphère, placée à quelque distance on en voit la moitié, et la limite entre les parties visibles et non visibles est formée par un grand cercle, dont le plan est perpendiculaire à la ligne visuelle dirigée vers le centre de la sphère. En regardant son image dans la glace, l'œil voit donc la moitié antérieure du globe, limitée en arrière par un grand cercle dont le plan est perpendiculaire à la ligne visuelle.

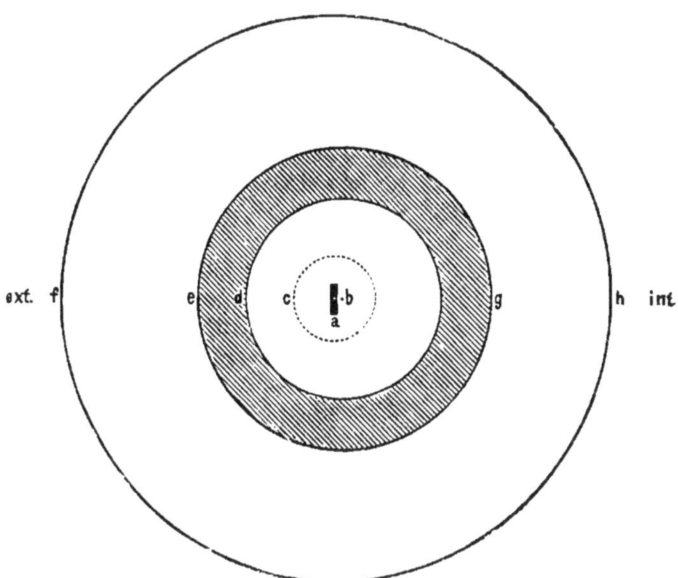

Fig. 34. T.
Œil gauche de Young, vu d'en face. Grossissement 3. (Schématique.)
efgh. Anneau sclérotical.
eg. Limbe cornéen.
d. Bord de la pupille dilatée.
c. Bord de la pupille contractée.
a. Image d'une flamme vers laquelle est dirigée la ligne visuelle. L'image est située au centre du pourtour sclérotical (*fh*) et de la pupille contractée.
b. Centre du limbe cornéen (*eg*) et de la pupille dilatée (*d*).

Sur ce grand cercle (*f*. Fig. 34) se projette le petit cercle de la cornée (*e*.), mais excentriquement. Soient *a* le centre du cercle sclérotical et *b* le centre du cercle cornéen, on a alors

$$af = \frac{24,89}{2} = 12,44$$

$$be = \frac{12,44}{2} = 6,22$$

$$ef = 6,86$$

$$ab = be + ef - af$$
$$= 0,64^{mm}$$

comme l'indique YOUNG.

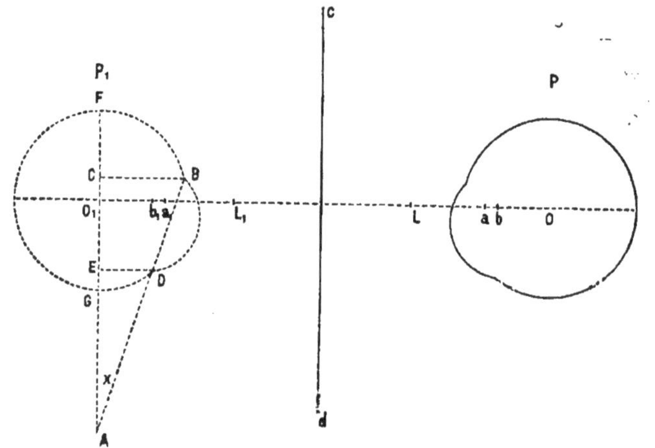

Fig. 35. T.
P. Section horizontale de l'œil gauche, vue d'en haut.
c d. Miroir.
P_1. Image de l'œil.
L. Point lumineux vers lequel est dirigée la ligne visuelle.
L_1. Son image.
a. Image de *L* formée par la cornée.
b. Image de L_1 formée par la cornée.
a_1, b_1. Images de *a*, *b*.
(L'obliquité de la ligne visuelle est exagérée.)

Soient maintenant P l'œil et P_1 son image (Fig. 35), soit OO_1, la ligne visuelle, perpendiculaire à la glace, FG la trace d'un plan perpendiculaire à la ligne visuelle, BD la trace du plan basal de la cornée et désignons par x l'angle que forment ces deux lignes entre elles. On a alors

$$tg x = \frac{ED}{EA}.$$

Le triangle CBA nous donne la relation suivante,

$$\frac{AE + EC}{CB} = \frac{EA}{ED} = \frac{EC}{CB - ED}$$

donc

$$tgx = \frac{CB - ED}{EC}$$

On a en outre

$$CB = \sqrt{12{,}44^2 - (12{,}44 - 6{,}86)^2} = 11{,}17$$

$$ED = \sqrt{12{,}44^2 - (12{,}44 - 5{,}59)^2} = 10{,}38$$

$$CE = 12{,}44$$

donc $x = 3^0{,}22$.

Nous sommes donc loin de l'angle de 10^0 qu'admet Young. Et d'un autre côté, en admettant une obliquité de 10^0, on trouve que CF doit être à peu près le double de EG, ce qui était loin d'être le cas.

J'ai aussi répété la deuxième expérience de Young, „en plaçant un petit objet lumineux immédiatement devant l'œil". La déscription de Young est très sommaire. Je suppose qu'il faut la comprendre de la manière suivante.

En plaçant un point lumineux L (Fig. 35) devant l'œil, on voit d'abord dans la glace, L_1, image de L ; L et L_1 agissent comme deux points lumineux, qui se miroitent dans la cornée et produisent là les deux images catoptriques a et b. Correspondant à ces images, on voit dans la glace les deux images a_1 et b_1.

Si maintenant on vise le long de la ligne LL_1, qui est toujours perpendiculaire à la glace, on voit les deux images a_1 et b_1 se confondre en une seule qui se trouve sur la ligne LL_1, mais qui n'apparait pas au milieu ni de la cornée ni de la pupille. Elle est située en dedans, de manière à se trouver à peu près au milieu du cercle sclérotical (Fig. 34). L'expérience prouve que la ligne visuelle est approximativement normale à la surface cornéenne ; autrement les deux images a_1 et b_1 ne pourraient pas coïncider ; ni l'une ni l'autre ne se trouverait sur la ligne LL_1.

Nous avons vu que notre calcul nous a amené à un tout autre résultat que celui de Young. Il n'est pas facile de savoir comment il a cru pouvoir admettre une obliquité du cristallin de 13^0, mais cela n'a guère d'importance, car d'autres raisons montrent clairement qu'il s'est trompé. Une obliquité de 3 à 4^0 se rencontre très souvent, tandis que je n'ai jamais observé un œil normal qui en eût plus de sept ou huit degrés.

Le cas de Young appartient évidemment à une forme d'astigmatisme que nous ne connaissons que depuis que Javal a introduit l'ophtalmomètre dans les cliniques. Ce sont les cas où l'ophtalmo-

9

mètre ou ne montre aucun astigmatisme de la surface extérieure de la cornée, ou un léger astigmatisme inverse, tandis que l'astigmatisme total, mesuré subjectivement, est inverse et d'un degré plus élevé que celui qu'on a trouvé avec l'ophtalmomètre. Ces formes ne sont pas encore suffisamment analysées. Au commencement, lorsque je travaillais avec mon *ophtalmophakomètre,* et que j'observais une obliquité plus ou moins grande du cristallin dans tous les yeux que j'examinais, j'inclinais à attribuer l'astigmatisme en question à cette obliquité, comme Young l'avait fait avant moi, et il est possible qu'elle joue un certain rôle. Mais son effet ne peut être qu'assez faible. D'un côté nous sommes amenés à attribuer au cristallin une force réfringente moins grande que Young ne le faisait (voir p. 138), ce qui diminue l'effet de son obliquité. D'un autre côté il est probable, comme nous avons vu, que l'obliquité n'atteint jamais le degré que Young croyait. — Et il faut encore remarquer que l'effet de l'obliquité est diminué par l'épaisseur du cristallin (Prop. IV. Scol. 3) et peut-être aussi par sa structure spéciale (Hermann). Il faut donc chercher une autre explication. Sans vouloir nier l'influence de déformations de surfaces cristalliniennes, certaines observations m'ont amené à croire que la surface postérieure de la cornée joue aussi un rôle. La visibilité de son image catoptrique montre bien que la différence d'indice de la substance de la cornée et de l'humeur aqueuse n'est nullement négligeable, et comme la courbure de la surface postérieure est considérablement plus grande que celle de la surface antérieure, son rayon étant d'environ 6^{mm}, une déformation de celle-là peut produire un effet relativement plus grand. Or, si j'ose conclure de quelques cas, peu nombreux du reste, où j'ai mesuré cette surface, elle semble souvent présenter une déformation analogue à celle que la surface antérieure possède en général, le méridien vertical étant le plus courbe. Et, comme la surface est négative, c'est-à-dire agit comme une lentille concave, la déformation produit de l'astigmatisme inverse. Et la surface semble garder cette déformation même dans les cas où la surface antérieure n'a pas d'astigmatisme ou montre un léger astigmatisme inverse. Comme preuve je cite le cas suivant d'un de mes confrères, mon ami *B.*, dont l'astigmatisme rappelle beaucoup celui de Young.

L'œil en question avait un astigmatisme inverse d'environ 1,5 *D*, tandis que la surface antérieure de la cornée n'en avait qu'une demi-dioptrie, ou tout au plus trois quarts, également inverse. Mon confrère supposa qu'il fallait en chercher la raison dans le cristallin et me pria de le mesurer avec mon ophtalmophakomètre. Après avoir fait les mesures et exécuté les calculs qu'elles exigent, je trouvai le résultat suivant :

Cornée	0,7 *D. As.* inverse
Cristalloïde antérieure	1,0 *D. As.* direct
Cristalloïde postérieure	0,8 *D. As.* inverse
Total	0,5 *D. As.* inverse

Comme le résultat ne concordait nullement avec celui de la mesure subjective, je pensai m'être trompé et demandai une nouvelle séance. Mais les nouvelles mesures du cristallin concordaient très bien avec les anciennes.

Désespérant de trouver la cause, je me mis alors à mesurer la surface postérieure de la cornée et voici le résultat complet des mesures :

Cornée, surface antérieure	0,8 *D. As.* inverse
— — postérieure	0,6 *D. As.* inverse
Cristallin, surface antérieure	1,1 *D. As.* direct
— — postérieure	0,9 *D. As.* inverse
Total	1,2 *D. As.* inverse

Il fallait donc chercher l'explication dans la surface postérieure de la cornée. — La mesure subjective paraissait encore un peu plus grande que la mesure objective. La raison en consiste probablement dans l'obliquité du cristallin, qui n'était pourtant pas très prononcée (4 à 5°).

Distance focale du cristallin

Pour déterminer la distance focale du cristallin il est nécessaire de connaître sa distance probable de la cornée. Or le *sinus verse* de la cornée est de 2,79mm (0″,11). L'iris étant presque plan, la cristalloïde antérieure doit probablement se trouver un peu en arrière de la corde de la cornée, mais très peu, puisque l'iris n'a que l'épaisseur d'une membrane très mince et que le cristallin se trouve très près de lui.

Profondeur de la chambre

Nous admettrons donc que cette distance est 3,04mm (0″,12). L'épaisseur et les proportions du cristallin devront être déterminées par comparaison avec des observations anatomiques, puisque elles ont une petite influence sur la détermination de la distance focale. M. Petit a trouvé une épaisseur presque constante d'environ 4,57mm (0″,18 ou 2‴). Le rayon de la surface antérieure était dans la plupart des cas 6,35mm (3‴), plus souvent plus que moins. Nous allons pour mon œil admettre 7,62mm (3 1/4‴ ou à peu près 0″,3). Le rayon de la surface postérieure était le plus souvent 5,64mm

Épaisseur et Rayons du cristallin

Son centre optique

$(2''',5$ ou $^2/_9'')$[1]. Le centre optique [du cristallin] se trouve donc à $\left(\frac{4{,}57^{mm} \,.\, 7{,}62^{mm}}{13{,}26^{mm}} =\right)$ $2{,}63^{mm}$ (environ $0'',1$) derrière sa surface antérieure. Sa distance de la cornée est par conséquent $5{,}59^{mm}$ $(0'',22)$.

En supposant l'objet situé à 254^{mm} $(10'')$, le foyer [conjugué] de la cornée se trouve à $29{,}20^{mm}$ $(1'',15)$ derrière le centre optique du cristallin (Prop. IV. Coroll. 5). Mais le foyer conjugué réel se trouve [sur la rétine] à $(23{,}11^{mm} - 5{,}59^{mm} =)$ $17{,}52^{mm}$ $(0'',69)$ derrière le centre. En négligeant l'épaisseur du cristallin sa distance focale principale devient donc $43{,}93^{mm}$ $(1'',73)$ (Prop. IV. Coroll. 7), et pour l'indice de sa force réfringente dans l'œil nous trouvons $\frac{145}{135}$ [1,075 ; par rapport à l'air 1,432]. En prenant pour base cette force réfringente et en considérant aussi l'épaisseur du cristallin, nous trouvons qu'elle a besoin d'une correction, et nous nous rapprochons très près du rapport de $\frac{14}{13}$ [1,0769 par rapport à l'eau, 1,4359 par rapport à l'air] pour les sinus.

Sa distance focale

Son indice

Tout le monde sait que la force réfringente des liquides est égale à celle de l'eau, et que l'épaisseur de la cornée est trop uniforme pour qu'elle puisse avoir une influence sur la distance focale.

Détermination directe de l'indice

Pour déterminer directement la force réfringente du cristallin, j'ai fait usage d'une méthode qui m'a été indiquée par le Dr. Wollaston. Pour le centre du cristallin humain en état frais j'ai trouvé une force réfringente de $\frac{21}{20}$ par rapport à l'eau [1,050 par rapport à l'eau, 1,400 par rapport à l'air]. La différence entre ce rapport et celui de $\frac{14}{13}$ [1,0769 et 1,4359 par rapport à l'air], que nous avons trouvée par le calcul, est probablement due à deux circonstances.

Raisons pourquoi l'indice total dépasse l'indice du centre

La première est que la substance du cristallin est jusqu'à un certain degré soluble dans l'eau. Une partie de l'humeur, qui se trouve dans sa capsule, peut donc y pénétrer après la mort, et de cette manière diminuer un peu la densité. Lorsqu'elle est desséchée, la force réfringente n'est que peu inférieure à celle de crown-glass.

La deuxième circonstance est que la densité du cristallin n'est pas uniforme. Le rapport de $\frac{14}{13}$ suppose une densité uniforme, mais

[1] Mémoires de l'Académie de Paris 1730, p. 6. Ed. Amst.

comme la partie centrale est plus dense que le reste, le tout agit comme une lentille de dimensions plus petites. Figurons-nous une sphère dont la structure soit telle qu'une partie centrale, d'un rayon égal à la moitié de celui de la sphère, ait un indice uniforme et égal à $\frac{21}{20}$, tandis que dans la partie périphérique l'indice décroît graduellement pour devenir, à la surface, égal à celui du milieu environnant. Au moyen de la proposition VII on trouve qu'une telle sphère aurait la même distance focale qu'une sphère uniforme de même grandeur et dont la réfraction serait $\frac{16}{15}$ environ. Et l'effet reste presque le même, si l'on suppose la partie centrale plus petite en admettant que la densité à la surface soit un peu plus grande que celle du milieu environnant, ou en supposant qu'elle varie plus rapidement dans les parties externes que dans les parties internes. Si l'on suppose une lentille des mêmes dimensions et de la même distance focale que le cristallin, composée de deux segments des parties externes d'une telle sphère, la densité devait être de $\frac{18}{17}$ au centre [1,0588, ou 1,4117 par rapport à l'air].

En somme, il est probable que la force réfringente du centre du cristallin humain est $\frac{18}{17}$ [1,4117 par rapport à l'air], que ce rapport est réduit à $\frac{21}{20}$ [1,400] après la mort par imbibition de l'eau, mais que son effet dans l'œil équivaut à une réfraction de $\frac{14}{13}$ [1,4359] pour son ensemble, à cause de la densité non uniforme.

Pour le centre de cristallins frais de bœufs et de moutons, le docteur Wollaston a trouvé 1,43 environ, par rapport à l'air, et pour le cristallin de poissons et le cristallin desséché de moutons il a trouvé 1,52. D'après cela, la réfraction du centre du cristallin du bœuf serait $\frac{15}{14}$ par rapport à l'eau, mais lorsqu'il est frais le noyau du cristallin humain est sûrement moins réfringent.

Ces considérations expliquent pourquoi il y a si peu d'accord entre les différentes déterminations de la force réfringente du cristallin et particulièrement pourquoi la réfraction (que dans le temps [voir p. 62] j'ai calculée d'après une mesure de la distance focale du cristallin), est si considérablement plus grande que celle qu'on trouve par d'autres moyens. — Pour des déterminations directes, la méthode du Dr. Wollaston est extrêmement exacte.

J'ai calculé la position des points cardinaux dans l'œil de Young. Le tableau suivant montre le résultat, comparé avec les constantes optiques de l'œil schématique de v. Helmholtz, et celles d'un œil que j'ai mesuré dernièrement au moyen de méthodes nouvelles.

Tableau IV

	Young	Helmholtz schematique	Tscherning
Indice de la cornée	—	—	1,377
— de l'humeur aqueuse et du corps vitré	1,3333	1,3365	1,3365
— total du cristallin	1,4859	1,4871	1,42
Rayon de la surface ant. de la cornée	7,8724	7,829	7,98
— de la surface post. de la cornée	—	—	6,22
— de la cristalloïde antérieure	7,6185	10	10,20
— de la cristalloïde postérieure	5,6484	6	6,17
Position de la surface ant. de la cornée	0	0	0
— de la surface post. de la cornée	—	—	1,15
— de la cristalloïde antérieure	3,0474	3,6	3,54
— de la cristalloïde postérieure	7,6185	7,2	7,60
Distance focale antérieure de la cornée	23,617	23,266	24,40
— focale postérieure de la cornée	31,490	31,095	32,81
Position du point princ. ant. de la cornée	0	0	— 0,1327
— du point princ. post. de la cornée	0	0	— 0,1365
Distance focale du cristallin	43,221	50,617	62,46
— du premièr point principal du cristallin jusqu'à la cristalloïde antérieure	2,500	2,126	2,42
— du deuxième point principal du cristallin jusqu'à la cristalloïde postérieure	1,852	1,276	1,46
Intervalle entre les deux points principaux	0,219	0,198	0,18
Distance focale postérieure de l'œil	19,678	20,718	22,89
— focale antérieure de l'œil	14,758	15,498	17,18
Position du premier point principal	1,894	1,758	1,54
— du deuxième point principal	2,800	2,106	1,86
— du premier point nodal	6,814	6,968	7,30
— du deuxième point nodal	7,220	7,321	7,62
— du premier foyer	12.864	13,745	15,59
— du deuxième foyer	21,978	22,819	24,75
Axe calculé	23,180		
— observé	23,11		
Remotum de l'œil aphake, supposé emmétrope	−54,568	−63,49	−73,94
Verre correcteur à 15mm devant la cornée	14,88	12,74	11,24

En parcourant ce tableau on a à peu près la même sensation qu'on éprouve dans le salon carré du Louvre lorsque, après avoir passé en revue les tableaux des différentes époques, on s'arrête devant les tableaux de JEAN VAN EYCK, l'inventeur de la peinture à l'huile. Les successeurs ont certainement fait des progrès, mais de combien peu en comparaison de ce qu'a produit l'instigateur ! Il ne faut pourtant pas oublier que YOUNG avait eu des prédécesseurs, lui aussi, et que surtout les excellentes mesures anatomiques de JEAN-LOUIS PETIT lui avaient été d'une grande utilité.

Passons en revue les différentes constantes et examinons les changements qu'on a cru devoir appliquer aux données de YOUNG.

1) *L'indice des liquides de l'œil* est un peu plus grand que celui de l'eau distillée admis par YOUNG, à cause des matières solubles qu'ils contiennent.

2) *Le rayon de la surface antérieure de la cornée* diffère beaucoup plus pour les différents yeux, que le chiffre de YOUNG ne diffère des autres chiffres du tableau. Le chiffre de YOUNG est donc très probable.

3) On avait cru jusqu'à présent que la surface postérieure de la cornée n'avait aucune influence sur la réfraction. Après avoir découvert de nouveau l'image catoptrique de cette surface, et après avoir déterminé sa courbure, je trouve que son influence n'est pas tout à fait négligeable. Je l'ai donc introduite dans les calculs en admettant comme indice de la cornée 1,377 d'après une mesure de MATTHIESEN.

4) *La profondeur de la chambre antérieure* diffère beaucoup pour les différents yeux. Le chiffre de YOUNG peut très bien être juste.

5) Quant à l'*épaisseur du cristallin,* on remarquera qu'il y a une différence considérable entre le chiffre de YOUNG ($4,6^{mm}$) et celui de v. HELMHOLTZ ($3,6^{mm}$), et que le mien tient à peu près la moyenne entre les deux.

La mesure de YOUNG est prise dans les observations anatomiques de PETIT, le chiffre de v. HELMHOLTZ doit être considéré comme une moyenne de quelques (trois) mesures d'yeux vivants, le mien donne comme épaisseur du cristallin d'un seul œil la moyenne de quatre différentes mesures. Quoique je ne puisse pas l'affirmer, n'ayant pas examiné un nombre d'yeux suffisant, il me semble probable que les mesures de v. HELMHOLTZ sont trop petites. Les mesures faites sur l'œil vivant sont du reste nécessairement un peu incertaines, car l'image catoptrique de la surface antérieure du cristallin est toujours plus ou moins diffuse et les erreurs qu'on commet sont surtout très sensibles lorsqu'il s'agit de déterminer une grandeur aussi petite. — On sait qu'on a voulu chercher un appui pour l'hypothèse d'accommodation de v. HELMHOLTZ dans ce fait que ses mesures de l'œil vivant donnaient une épaisseur moindre que celle qu'on trouve en enlevant le cristallin de l'œil après la mort. D'après l'hypothèse en question, le cristallin serait pendant la vie constamment aplati par une traction de la part de la zonule, traction qui ne cesserait que sous l'influence d'une contraction du muscle ciliaire. En sortant le cristallin de l'œil cette lentille, n'étant plus exposée à aucune traction, se bomberait en prenant la forme d'accommodation maxima. Il est à remarquer que les mesures de v. Helmholtz lui-même ne parlent pas en faveur de cette hypothèse, car si j'excepte l'épaisseur, ses mesures de cristallins morts s'accordent très bien avec ses mesures du cristallin *en repos,* faites sur des personnes vivantes. Ses cristallins morts n'étaient nullement en état d'accommodation maxima.

6) *Les rayons des cristalloïdes* indiqués par Young sont trop petits pour être des moyennes ; peut-être même n'en trouvera-t-on jamais de si petits dans un œil en repos. Listing et après lui Helmholtz ont introduit les valeurs de 10^{mm} et de 6^{mm} qui se rapprochent beaucoup plus de la vérité ; c'est là la seule différence importante qui existe entre l'œil schématique nouveau de v. Helmholtz et l'œil de Young.

Young était forcé d'avoir recours à des observations anatomiques pour avoir une idée de la courbure des cristalloïdes. La découverte des images de Purkinje nous a donné depuis un moyen pour mesurer ces courbures dans l'œil vivant. Il est vrai que l'aspect diffus de l'image de la surface antérieure amène une certaine incertitude dans la mensuration de son rayon, comme pour la détermination de l'épaisseur du cristallin. Mais cela importe peu ici car d'une part la longueur qu'on mesure est plus grande et l'influence d'une erreur en devient moins considérable, et d'autre part, parce que le rayon apparent qu'on mesure est considérablement plus grand que le vrai rayon. En réduisant la valeur trouvée, pour en déduire le rayon réel on réduit en même temps l'erreur commise.

7) Young a mis l'axe de l'œil, compté à partir de la surface antérieure de la cornée jusqu'à la surface postérieure de la sclérotique, à $23,86^{mm}$. La plupart des anatomistes qui se sont occupés de cette question évaluent l'axe extérieur à 24^{mm} ou un peu plus pour un œil normal (Voir Graefe-Saemisch, Handbuch I, p. 44), ce qui donnerait un peu plus de 25^{mm} pour un œil myope d'environ 4 dioptries, comme l'était celui de Young. Vu la manière dont il exécutait sa mesure, il est très probable qu'il a commis une légère erreur en ce sens ; on ne peut même pas se figurer qu'il ait pu éviter d'exercer une certaine pression sur l'œil en forçant sa petite clef entre le globe et l'os, jusqu'à ce que le phosphène arrivât à atteindre le point fixé ; l'existence même du phosphène indique une dépression de la scléro-

tique. — Et comme c'est avec la longueur d'axe qu'il a calculé la distance focale du cristallin, on s'explique très bien pourquoi celle-ci est trop petite.

8) *L'indice du cristallin* est toujours la moins bien connue des constantes optiques de l'œil. Comme nous pouvons mesurer les rayons et l'épaisseur, la question de l'indice se confond avec celle de la distance focale. Passons en revue les moyens que nous possédons pour la déterminer.

a. Connaissant la longueur d'axe de l'œil, ainsi que la place et la forme du cristallin, que nous pouvons déterminer directement, on peut trouver l'indice par un simple calcul. — Mais comme personne d'autre que Young n'a pu mesurer l'axe de l'œil vivant, cette méthode ne peut être employée généralement.

b. Le seul moyen qui nous reste alors pour déterminer la force réfringente du cristallin *sur des vivants,* est l'observation des opérés de cataracte. En supposant la position et la forme du cristallin connues, on n'a qu'à déterminer la réfraction et à mesurer la cornée avant et après l'opération pour avoir des données suffisantes pour déterminer la distance focale du cristallin. Jusqu'à présent nous ne possédons que très peu d'observations qui puissent être utilisées dans ce but. Après l'opération, on détermine en général la réfraction très exactement, mais on ignore le plus souvent l'état antérieur de l'œil. En effet, le malade ne recourt à l'oculiste que lorsqu'il ne voit plus, ou au moins lorsque la vue commence à baisser, et que le cristallin a déjà subi des altérations. qui peuvent avoir une influence sur sa force réfringente. On essaie depuis quelque temps d'améliorer la vision des yeux excessivement myopes, en enlevant le cristallin transparent ; il est encore douteux qu'on arrive ainsi à rendre un service aux malades, mais ce qui n'est pas douteux, c'est qu'on ferait faire un progrès à l'optique physiologique en se servant de cette occasion pour obtenir quelques bonnes déterminations de la distance focale du cristallin. En déterminant la réfraction on devrait faire bien attention à la distance du verre correcteur à l'œil, et il serait utile de répéter la détermination en faisant emploi de l'expérience de Scheiner. — La détermination du rayon de la cornée n'offre pas de difficultés, si l'on possède un ophtalmomètre.

Mais si nous ne disposons pas d'observations bien probantes, nous pouvons néanmoins tirer des conclusions générales des observations d'opérés de cataracte, comme Mauthner et d'autres l'ont fait. On sait que la grande majorité des opérés de cataracte ont, après l'extraction, besoin d'un verre convexe d'environ 11 dioptries, placé à environ 15^{mm} devant l'œil, pour voir nettement de loin. Or, on voit au tableau que l'œil de Young supposé emmétrope, et l'axe réduit en conséquence, aurait besoin d'un verre d'environ 14 dioptries après l'extraction du cristallin. La force réfringente de celui-ci était donc trop grande, comme nous l'avons vu, parce que les rayons étaient admis trop petits. Ses successeurs, Listing et v. Helmholtz, introduisirent des valeurs plus correctes des rayons, mais ils commirent l'erreur d'augmenter en même temps l'indice, de manière à garder à peu près la même distance focale que Young. Ce n'est que dans le nouvel œil schématique de v. Helmholtz que ce savant a admis un indice, qui ne diffère guère de celui de Young, ce qui porte la distance focale du cristallin de 43^{mm} à 50^{mm}. Le tableau montre que cette distance focale semble encore trop grande, comparée avec les observations d'opérés de cataracte. J'ai donc pensé bien faire en admettant un indice un peu plus faible que celui de Young (1,42).

Tels sont les moyens que nous possédons pour déterminer la distance focale du cristallin dans l'œil vivant. Comme ils ne sont guère suffisants, on a essayé de mesurer des cristallins morts. Il est d'abord clair que si l'on dispose d'un cristallin humain qui soit suffisamment frais pour avoir gardé sa forme et sa transparence, on peut déterminer la position des foyers et en général de tous les points cardinaux directement, par des méthodes qui se rapprochent plus ou moins de celle de M. Cornu ; et en mesurant en même temps la courbure des surfaces et l'épaisseur, on a tous les éléments qu'il faut pour déterminer l'indice. v. Helmholtz a fait des déterminations de cette sorte, mais qui ne semblent pas avoir donné de très bons résultats ; en tout cas les valeurs qu'il a trouvées pour l'indice total sont très-fortes (1,4519 et 1,4414), et la distance focale bien petite (45^{mm} et 47^{mm}). Woinow a répété ces mesures et a trouvé en partie des valeurs moindres pour l'indice (1,43—1,44). — Il serait à désirer que ces mesures fussent encore reprises ; ce sont en effet elles et les observations d'opérés de cataracte qui, à mon avis, promettent de nous donner les renseignements les plus sûrs sur cette question délicate.

Reste à mesurer l'indice directement, méthode déjà tentée par Young. On peut assez facilement mesurer l'indice du centre et celui de la couche superficielle, mais on rencontre de grandes difficultés en essayant de déterminer la loi d'après laquelle l'indice varie entre la surface et le centre, loi qu'il serait nécessaire de connaître pour pouvoir déterminer l'indice total. La loi admise par Young était purement hypothétique ; il l'avait sans doute choisie parce qu'il savait calculer l'indice total dans cette hypothèse. Les propositions VII et VIII ont plutôt pour but de montrer comment l'indice total (1,4359), qu'il avait trouvé par le calcul, pouvait s'accorder avec l'indice plus faible (1,400), que la méthode de Wollaston lui avait donné pour le centre du cristallin. Pour pouvoir calculer l'indice total il faudrait dans l'expression

$$N = n\frac{\log l - \log n}{n\log l - l\log n}$$
$$= n\frac{1-k}{n - k\sqrt[k]{n}}$$

connaître 1° n, le rapport entre l'indice du noyau et l'indice à la surface et 2° k, la puissance de la distance au centre avec laquelle l'indice varie. Mais YOUNG n'avait mesuré que l'indice du centre, et ne possédait par conséquent nullement les éléments qu'il fallait pour le calcul.

Après YOUNG, différents auteurs se sont occupés de la question de savoir d'après quelle loi l'indice du cristallin varie et comment il faut calculer son indice total. Avant tous il faut citer MATTHIESEN, qui, après avoir étudié la structure du cristallin chez un grand nombre d'animaux, est arrivé à établir la loi suivante. Désignons par n_b l'indice en un point situé à une distance égale à b du centre, par n_c l'indice du centre, par n_s l'indice à la surface, et par a la distance de la surface jusqu'au centre. D'après la loi de MATTHIESEN on a alors

$$n_b = n_s + (n_c - n_s)\frac{a^2 - b^2}{a^2}$$

et l'indice total serait, avec une grande approximation

$$N = n_s + 2(n_c - n_s)$$

On n'a *donc qu'à mesurer*, avec le réfractomètre, *les indices du centre et de la couche extrême et ajouter le double de leur différence à l'indice de la couche extrême, pour trouver l'indice total*, l'indice du centre étant la moyenne entre l'indice de la couche extrême et l'indice total.

On conçoit qu'il est difficile de vérifier cette loi directement, en déterminant l'indice de parties d'un cristallin humain, situées à différentes distances du centre. Aussi M. MATTHIESEN et ses éléves ont-ils surtout fait leurs recherches sur des cristallins de grands animaux (les bœufs, les baleines), et ils ont en outre essayé de confirmer la loi par l'analogie avec d'autres substances d'indice variable, par exemple de petites sphères de gélatine, qu'on laisse pendant un peu de temps dans l'eau de manière à ce que les parties superficielles puissent s'imbiber de liquide.

YOUNG avait trouvé 1,4000 comme indice du centre du cristallin mort et admis 1,4117 pour le centre du cristallin vivant et 1,4359 pour l'indice total. — Dans son dernier travail (*Die neueren Fortschritte in unserer Kentniss von dem optischen Baue des Auges der Wirbelthiere*, dans les *Beitraege zur Psychologie und Physiologie der Sinnesorgane*, offerts à v. HELMHOLTZ à l'occasion de son 70ᵉ anniversaire), MATTHIESEN donne les mesures complètes de sept cristallins.

L'indice central varie entre 1,4077 et 1,4154, et en calculant l'indice total de la manière indiquée ci-dessus, on trouve des valeurs qui varient entre 1,4252 et 1,4441, et qui donnent une moyenne de 1,434 ; cela est très près du chiffre de YOUNG. MATTHIESEN donne lui-même un indice total de 1,4367 comme moyenne de treize cristallins mesurés. Les déterminations de YOUNG ont donc presque donné le même résultat que les meilleures des mesures modernes. — D'après les observations faites sur des opérés de cataracte, on devait pourtant, comme nous l'avons déjà remarqué, s'attendre à des chiffres moins élevés et plus uniformes pour l'indice total que ceux que MATTHIESEN a trouvés.

Formes sous lesquelles est vu un point lumineux

Lorsque je regarde un petit point lumineux, par exemple l'image de la flamme d'une bougie, formée par un petit miroir concave, il apparaît sous la forme d'une étoile radiée, d'une croix, d'une ligne irrégulière, mais jamais comme un point parfait, à moins que je ne corrige la réfraction inégale de mon œil au moyen d'une lentille concave inclinée convenablement.

Si je rapproche le point très près de mon œil, il se transforme en une surface presque circulaire, à peu près uniformément éclairée si j'excepte quelques lignes très fines, ayant une direction presque radiaire (Fig. 36). A cet effet la meilleure image est celle de la

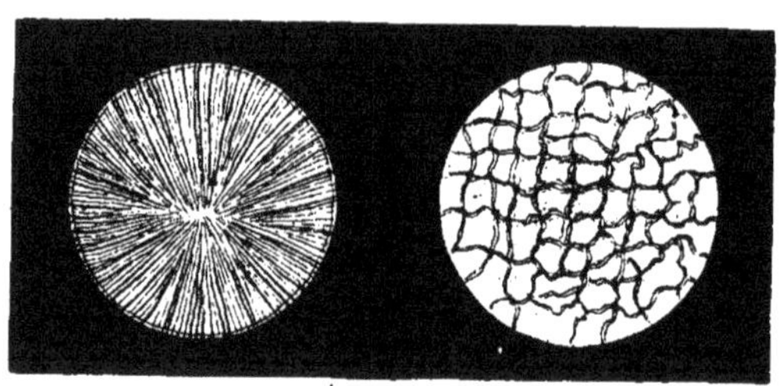

Fig. 36 Fig. 37

Fig. 36. Image d'un petit point lumineux, placé très près de mon œil.
Fig. 37. Aspect que prend cette image lorsqu'on a frotté la cornée.

flamme d'une bougie, ou d'une petite tache brillante, vue à travers une petite lentille à peu de distance [de l'œil] ou par réflexion à [la surface d']une lentille plus grande. Si l'on exécute une pression sur l'œil en le tenant fermé avec un doigt, par exemple, la vision reste souvent confuse un peu de temps après qu'on a enlevé le doigt, et l'image est en ce cas couverte de taches et de lignes irrégulières (Fig. 37). — Les lignes radiaires [mentionnées plus haut] sont probablement occasionnées par de petites irrégularités de la surface du cristallin, qui est en effet très légèrement sillonnée dans la direction de ses fibres. L'aspect moucheté sera expliqué plus loin. — En éloignant le point lumineux, l'image devient

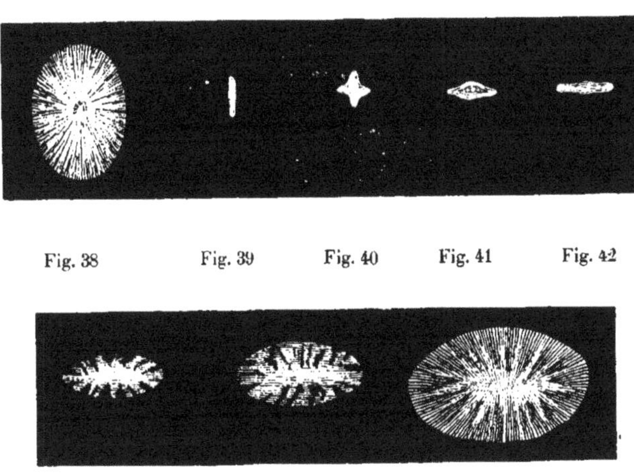

Fig. 38 Fig. 39 Fig. 40 Fig. 41 Fig. 42

Fig. 43 Fig. 44 Fig. 45

Fig. 38—45. Différentes formes de l'image d'un point lumineux, de plus en plus éloigné. Le meilleur foyer ressemble à la fig. 40, mais il est bien plus petit.

ovale, le diamètre vertical étant le plus long et les lignes sombres deviennent un peu plus distinctes (Fig. 38) ; l'éclat est plus fort dans les environs du centre, mais au centre même il y a une tache plus sombre, due à une faible dépression au sommet du cristallin, telle qu'on l'observe souvent après la mort. La situation des raies est constante, mais irrégulière ; les plus distinctes sont au nombre de sept ou huit ; quelquefois on peut en compter une vingtaine de plus faibles.

Si on éloigne le point lumineux un peu plus, l'image prend la forme d'une droite verticale assez courte (Fig. 39), les rayons horizontaux étant réunis, pendant que les rayons verticaux sont encore séparés (Fig. 39). Dans la phase suivante (Fig. 40), qui correspond au foyer le plus parfait, la ligne se dilate au milieu et se transforme en un carré aux angles saillants, montrant des lignes plus sombres suivant les diagonales. Le carré s'aplatit ensuite pour former un losange (Fig. 41) et le losange fait place à une ligne horizontale d'éclat non uniforme (Fig. 42). A une distance plus grande la ligne s'allonge et s'élargit aussi en présentant des excroissances, mais elle ne forme pas une surface uniforme, la partie centrale restant toujours considérablement plus lumineuse, à cause du même aplatissement du sommet, qui tout à l'heure la rendait plus sombre (Fig. 43—45).

Quelques-unes de ces figures montrent une analogie frappante avec des images produites par la réfraction de rayons obliques (Prop. IV. Scol. 4) et elles ressemblent encore plus à une combinaison de deux de ces images de directions opposées (Fig. 47). Il

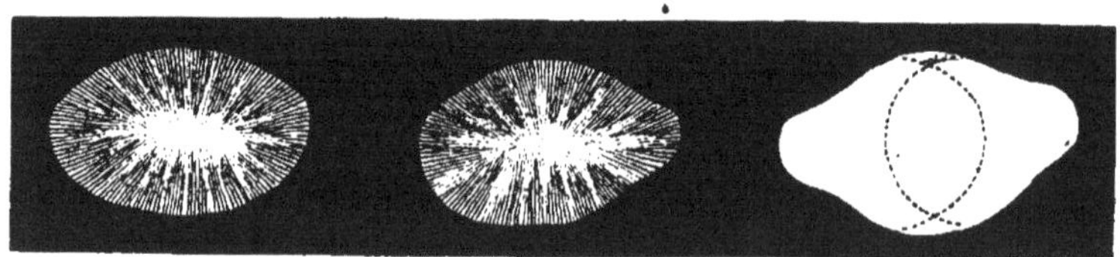

Fig. 45 Fig. 46 Fig. 47

Fig. 45. L'image d'un point très éloigné, vu de mon œil droit.

Fig. 46. L'image d'un point très éloigné, vu de mon œil gauche ; vers l'une des extrémités elle est un peu plus obtuse, ce qui est probablement dû à une obliquité moins grande de la surface postérieure du cristallin [?].

Fig. 47. Combinaison de deux figures, pareilles à la cinquième forme de Fig. 6 destinée à imiter Fig. 45.

ne reste donc pas de doute que les deux surfaces du cristallin sont obliques par rapport à la ligne visuelle et contribuent toutes les deux à la distorsion du point focal. On peut aussi vérifier ce que je viens de dire, en observant l'image formée par une lentille ordinaire, placée obliquement par rapport aux rayons incidents (Fig. 6).

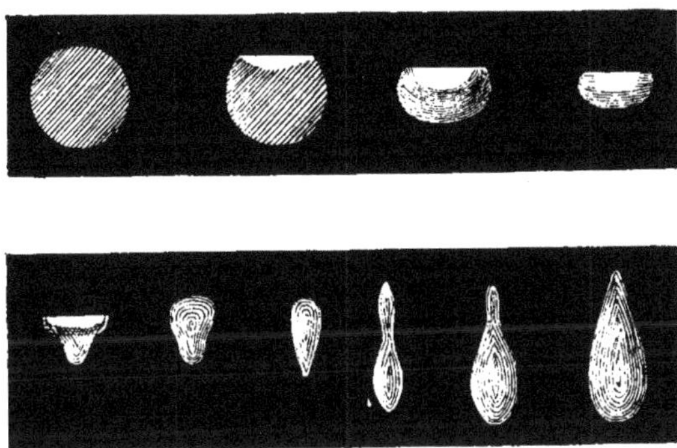

Fig. 6
Différentes images que forme un faisceau cylindrique réfracté obliquement par une surface sphérique, sur un écran qu'on éloigne de plus en plus

J'ai saisi l'occasion du Congrès d'ophtalmologie de Paris 1891 (Bulletin de la Société Française d'ophtalmologie, p. 233) pour attirer l'attention sur cette manière d'examiner l'optique de l'œil. Tous les défauts, l'astigmatisme régulier et irrégulier, l'aberration de sphéricité et l'aberration chromatique se dessinent dans ces figures, mais souvent d'une manière très difficile à interpréter. Je possède une petite collection, représentant les formes sous lesquelles un point lumineux est vu par différentes personnes ; il n'y a pas deux de ces figures qui se ressemblent. Les figures, dessinées par Young, sont plus régulières qu'on ne les trouve en général, au moins lorsque le point lumineux possède un éclat un peu vif. La figure 48 Tab. I, qui m'a été dessinée par un peintre de mes amis, en montre un exemple. — Je recommande la méthode tout particulièrement pour les cas où l'on trouve une acuité visuelle faible sans pouvoir constater un défaut palpable, cas dans lesquels on pose souvent le diagnostie d'amblyopie. On trouvera souvent alors des défauts optiques par la méthode en question.

Si l'on emploie une image de réflexion pour cette expérience, comme Young le recommande, il faut faire attention à ce que l'angle d'incidence ne soit pas trop grand. Dans le cas contraire, le faisceau réfléchi est astigmate, de façon que même un œil parfait ne verrait pas un point lumineux.

Je n'ai jamais remarqué l'aplatissement du sommet du cristallin dont parle Young ; dans l'œil humain on peut, au contraire, au moyen des images catoptriques constater que le milieu est plus convexe que la périphérie. Au moins c'est visible pour la surface antérieure. — Comme nous avons vu, Young s'est probablement trompé en attribuant tout son astigmatisme à l'obliquité du cristallin ; l'analogie entre ses images et celles qu'on obtient avec une lentille placée obliquement n'est pas non plus trop frappante.

Champ visuel

L'axe visuel étant fixé dans une direction quelconque, je peux en même temps voir un objet lumineux placé latéralement à une distance considérable ; mais l'angle est bien différent dans les différentes directions. Il s'étend à 50° en haut, à 60° en dedans, à 70° en bas et à 90° en dehors. Ces limites *internes* du champ visuel correspondent bien aux limites *externes* formées par les différentes parties du visage, lorsque l'œil est dirigé en avant et un peu en bas, ce qui est sa position la plus naturelle. Les limites internes sont pourtant un peu plus larges que les limites externes, mais elles sont toutes les deux bien calculés pour nous permettre d'apercevoir le plus vite possible les objets qui nous intéressent le plus. L'œil du Dr. Wollaston a un champ visuel plus large aussi bien dans la direction horizontale que dans la direction verticale, tout en gardant à peu près les mêmes proportions ; il s'étend pourtant plus en haut. — On sait que la rétine s'avance plus vers l'angle interne de l'œil que vers l'angle externe ; en haut et en bas son étendue est à peu près la même, et elle dépasse dans toutes les directions les limites du champ visuel, même si l'on ne tient compte que de la réfraction cornéenne. La partie sensible semble plutôt coïncider avec le *Tapetum* des quadrupèdes ;

Champ de vision parfaite

mais l'étendue totale de la *vision parfaite* ne dépasse guère dix degrés ; ou, pour m'exprimer plus exactement, la vue commence déjà à diminuer à un ou deux degrés de la ligne visuelle, et à une distance de cinq ou six dégrés elle devient à peu près stationnaire et reste la même, jusqu'à ce qu'elle s'éteigne à une distance beaucoup plus grande. La diminution tient en partie à l'inévitable aberration des rayons obliques, mais surtout au défaut de sensibilité de la rétine, car si l'image du soleil même tombe sur une partie périphérique de la rétine, elle ne produit pas une impression assez forte pour former une image secondaire permanente, tandis qu'un objet d'un éclat très modéré produit cet effet, vu directement. — On a dit qu'il est plus facile d'observer une lumière faible, la queue d'une comète par exemple, en vision indirecte qu'en vision directe. Si le fait est certain, la raison en est probablement que des grandes masses de lumière et d'ombre sont plus faciles à distinguer lorsque les différentes parties sont un peu confuses que lorsque le tout est parfaitement net. J'ai ainsi souvent observé que le dessin d'une tenture ou d'un tapis formait certaines lignes, lorsque je les regardais sans mon verre [correcteur], des lignes qui disparaissaient aussitôt que je rendais le foyer parfait. — Il aurait probablement été incompatible avec l'économie de la nature d'accorder une plus large part de sensibilité à la rétine. Le nerf optique tel quel est déjà très gros et la délicatesse de l'organe le rend très-sensible même à de petites irritations, et très-exposé à des affections inflammatoires ; pour rendre la vision aussi parfaite qu'elle est, il était donc probablement nécessaire de restreindre cette perfection dans des limites très étroites.

La fovea est moins sensible que la périphérie à une lumière très faible

Le mouvement de l'œil a une étendue d'environ 55° dans toutes les directions. Le champ de vision parfaite s'étend donc, par ce mouvement, à 110°.

Champ de regard

En faisant abstraction de la vision des couleurs, dont l'auteur ne s'occupe pas dans ce travail, nos connaissances actuelles de ces questions ne sont guère plus avancées qu'au temps de YOUNG.

La forme de toute l'étendue de la rétine est telle, que chaque partie de sa surface reçoit la meilleure image, que puisse donner le pinceau réfracté correspondant, et la variation de densité du cristallin a pour effet de faire contribuer chaque pinceau à la formation d'une image meilleure que n'aurait pu la fournir aucune autre combinaison imaginable. Pour le faire voir j'ai construit un diagramme qui représente les images successives d'un objet remplissant toute l'étendue de la vision, comme elles se formeraient par les réfractions produites successivement dans l'œil. En prenant l'échelle de mon propre œil, je suis obligé de remplacer la série d'objets situés à l'infini par un cercle de 10″ de rayon. Il convient

La rétine se trouve partout au foyer le plus parfait

10

de considérer seulement les rayons qui passent par le sommet antérieur du cristallin, puisque le centre de chaque pinceau doit se trouver sur le rayon qui passe par le milieu de la pupille, et que la petite distance de ce point au sommet du cristallin, tend toujours à corriger la réfraction inégale [astigmatique] des rayons obliques. La première courbe (Fig. 49) est l'image formée par l'inter-

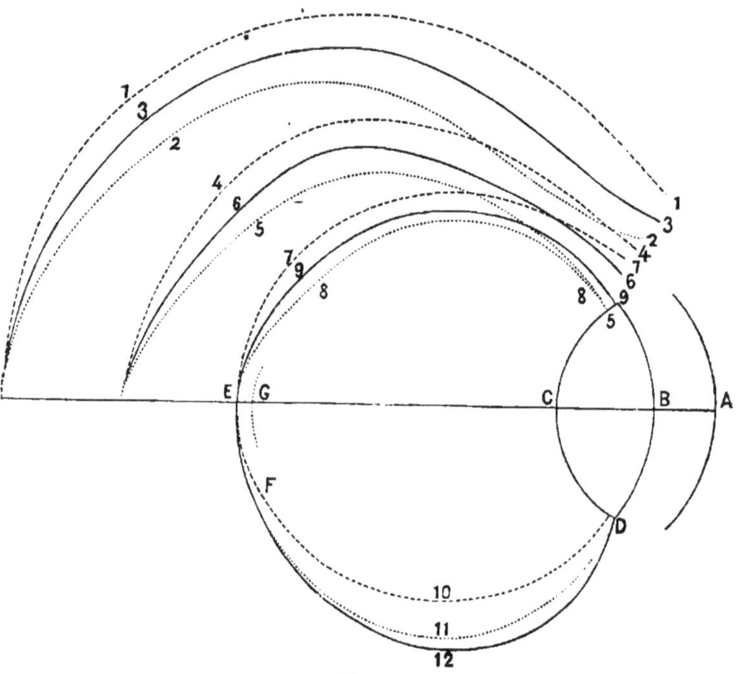

Fig. 49
Images d'un large objet lumineux, formées successivement par les différentes surfaces réfringentes de l'œil. La figure montre que la dernière image coïncide avec la rétine. *EG* est la distance qui sépare les foyers des rayons horizontaux et verticaux dans mon œil.

section la plus éloignée [deuxième ligne focale] des rayons réfractés par la cornée [seulement], et la deuxième l'image formée par l'intersection la plus rapprochée [premiere ligne focale]. La distance entre les deux courbes montre le degré de confusion de l'image et la troisième courbe correspond à sa partie la plus brillante. Telle doit être la forme de l'image que la cornée tend à former dans un œil privé de cristallin, et il n'existe aucun moyen *extérieur* de corriger convenablement ce défaut de la vision périphérique. — Les trois courbes suivantes correspondent aux images formées après la réfraction [par la cornée et] par la surface antérieure du cristallin. Les trois suivantes montrent le résultat des trois réfractions successives. La dixième courbe est presque identique à la neuvième, avec une petite correction près de l'axe, en *F*, où quelques rayons perpendiculaires peuvent arriver, grace à la largeur de la pupille. En comparant cette courbe avec la onzième qui représente la forme de la rétine, on verra qu'il ne faut pas autre chose qu'une diminution modérée de la densité des parties latérales du cristallin pour faire coïncider complètement les deux courbes. Si la loi, suivant laquelle cette densité varie, était plus exactement connue, on pourrait calculer son influence sur l'image au moyen de la huitième proposition, mais les opérations seraient un peu laborieuses. L'image ainsi corrigée se rapprocherait probablement beaucoup de la forme de la douzième courbe.

MATTHIESEN[1] qui a plus tard repris cette question, est arrivé au même résultat que YOUNG.

Position et grandeur de la tache de Mariotte

Pour trouver la position de l'entrée du nerf optique, je place deux bougies à une distance de 10″ [l'une de l'autre], je recule de 16′ et je dirige mon œil vers un point situé à 4′ à droite ou à gauche du milieu de l'intervalle ; les flammes disparaissent alors dans une tache de lumière diffuse, mais le moindre déplacement de l'œil amène l'une ou l'autre dans le champ visuel. BERNOULLI[2] devait donner à son regard une déviation plus grande et la tache aveugle paraissait plus large. Il résulte de cette expérience que la distance du centre du nerf optique à l'axe visuel est 4,06^{mm} (0″,16) (Prop. V), et que le diamètre de la partie la plus insensible de la rétine est de 0,85^{mm} ($^{1}/_{30}$″).

La fovea est située en dehors du point opposé à la pupille

Pour déterminer la distance du nerf optique au point situé en face de la pupille, j'ai pris un œil humain, que j'ai coupé en

[1] Dioptrik. Leipzig 1877, p. 154.

[2] Comm. Petrop. I, p. 314.

segments, allant du sommet de la cornée jusqu'au nerf optique. Après avoir étalé les segments sur un plan, je mesurai la distance la plus grande et la plus petite de la cornée jusqu'au trou du nerf optique ; la différence se trouva être exactement de 5,07^{mm} (0″,2). A ce chiffre il faut ajouter 0,51^{mm} (0″,02), à cause de l'excentricité de la pupille par rapport à l'iris, qui dans l'œil que je mesurais n'était pas bien grande. La distance du centre du nerf jusqu'au point opposé à la pupille était donc

$$\frac{5{,}07^{mm} + 0{,}51^{mm}}{2} = 2{,}79^{mm}\,[0'',11].$$

Il s'ensuit que l'axe visuel est 1,27^{mm} [0″,05] plus loin du nerf optique que le point opposé à la pupille. — Il est possible que cette distance diffère dans les différents yeux. Dans mon œil l'obliquité du cristallin et l'excentricité de la pupille par rapport à lui tendent à faire parvenir un rayon direct sur le point opposée à la pupille[1] sans une grande inclinaison [déviation en dehors] de l'œil. Et il n'est pas invraisemblable que l'œil se tourne un peu en dehors pour regarder un objet situé droit devant lui, quoique la déviation soit trop faible pour être soumise à une mensuration.

Détermination expérimentale du centre optique de l'œil

Il est à remarquer qu'il est bien difficile de mesurer les proportions de l'œil assez exactement pour déterminer avec certitude la grandeur de l'image rétinienne. La situation, les courbures et la structure du cristallin ont une telle influence, qu'on doit admettre la possibilité d'une erreur d'environ un dixième de la grandeur totale. Dans le but d'obtenir une vérification expérimentale, je plaçai deux bougies à peu de distance l'une de l'autre, et après avoir tourné mon œil en dedans, j'appliquai l'anneau d'une clef de manière à produire un phosphène, dont le bord coïncidât avec la bougie interne ; en fixant ensuite la bougie externe, je trouvai que le phosphène avançait de plus de deux septièmes de l'intervalle. Donc, la même partie de la rétine qui correspondait à un angle de sept, vue du centre de rotation de l'œil, correspondait

[1] „Throw a direct ray upon it.“

à un angle de cinq, vue du point d'intersection hypothétique des rayons principaux (Fig. 50) et la distance de ce point à la rétine

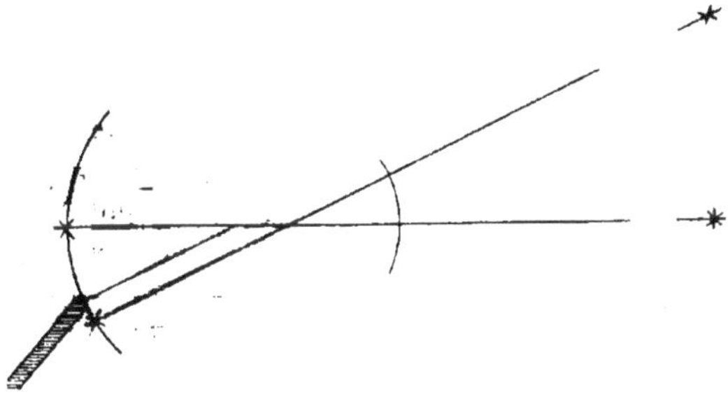

Fig. 50
Une méthode pour mesurer la grandeur de l'image rétinienne.

serait 16,18^{mm} [0″,637]. Ce chiffre correspond très exactement avec le résultat de mon calcul, et la distance du nerf optique au point de la vision parfaite ne peut dans aucun cas être bien plus petite que nous ne l'avons trouvée ici. Dans les yeux des quadrupèdes la partie la plus colorée de la choroïde se trouve plus loin du nerf que l'axe réel de l'œil.

v. Helmholtz fait, avec raison, la remarque que l'idée d'employer deux bougies pour déterminer la largeur de la tache aveugle n'était pas très heureuse. La distance angulaire du bord interne de la tache jusqu'au point de fixation serait, d'après Young, 12° 56, et le diamètre de la tache 3° 5′.

Le premièr chiffre concorde assez bien avec ceux des autres auteurs, mais le diamètre de la tache de Mariotte est de 6—7° [1]. Voici les résultats de différents auteurs :

	Young	Listing	Helmholtz
Bord interne	12° 56′	12° 37,5′	12° 25′
Diamètre	3° 5′	5° 55,9′	6° 56′
Milieu	13° 88′	15° 35,5′	15° 53′

En admettant que le milieu se trouve à 15° 30′, la distance linéaire devient 4,49^{mm}, en admettant 16,18^{mm} pour la distance du centre optique de l'œil jusqu'à la rétine (voir ci dessus). E. H. Weber a mesuré cette même distance zur un œil mort et trouvé 4,66^{mm}.

[1] Helmholtz. Optique physiologique, II, p. 287.

Il résulte des expressions de YOUNG qu'il considérait comme le vrai axe de l'œil une droite, passant par le milieu de la pupille et divisant une section horizontale du globe en deux parties égales. Cet axe serait situé entre la ligne visuelle, dirigée plus en dedans, et l'axe du cristallin, dirigé plus en dehors (ce qu'on peut vérifier sur la figure 30 représentant une section horizontale de son œil). Il admettait en outre que cet axe ne passait pas par le sommet de la cornée, mais un peu en dedans de celui-ci. — Avec la correction que j'ai cru devoir appliquer quant à l'obliquité du cristallin (p. 129), cet axe coïnciderait à peu près avec l'axe du cristallin et formerait par conséquent le véritable axe optique de l'œil.

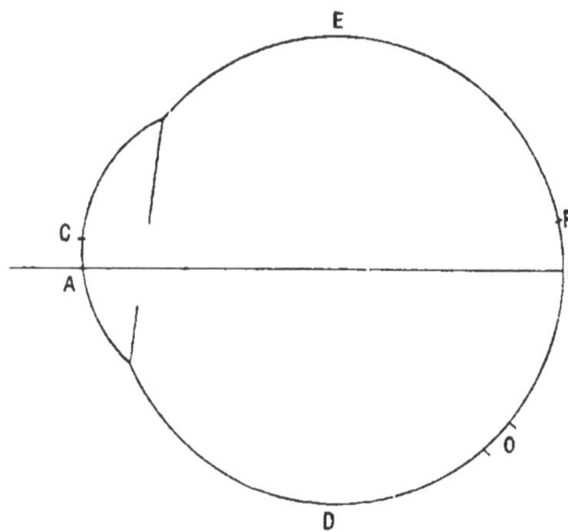

Fig. 51. T.
Section horizontale de l'œil droit, vu d'en haut. Schématique.
L'obliquité est exagérée.
AB. Axe de YOUNG.
F. Fovéa.
O. Centre de la papille.
C. Milieu de la cornée.

Voici comment il déterminait sa direction.

Soit Fig. 51 une section horizontale de l'œil droit, vu d'en haut, et soit AB l'axe de YOUNG, passant par le milieu de la pupille ; soit C le sommet de la cornée, O le centre de l'entrée du nerf optique, et F la fovea. En divisant la cornée avec la sclérotique en segments, il trouvait :

$$CEO - CDO = 5{,}07^{\text{mm}}$$

et il admettait (à cause de l'excentricité de la pupille)

$$AEO - ADO = 5{,}58^{\text{mm}}$$

mais

$$AEO = AEB + OB$$
$$ADO = ADB - OB$$

et

$$AEB = ADB$$

par conséquent

$$OB = \frac{5{,}58^{\text{mm}}}{2} = 2{,}79^{\text{mm}}.$$

En déterminant la position de la tache de MARIOTTE, il avait trouvé $OF = 4{,}06^{mm}$. La distance BF serait donc $4{,}06^{mm} - 2{,}79^{mm} = 1{,}27^{mm}$.

Et en admettant (voir ci-dessus) $OF = 4{,}49^{mm}$, on aurait $BF = 4{,}49^{mm} - 2{,}79^{mm} = 1{,}70^{mm}$. Cette dernière mesure correspond à un angle de 6°, tandis que la mesure de YOUNG correspond à 4,5°.

YOUNG fait maintenant remarquer qu'en calculant la distance linéaire de la fovea jusqu'au centre de la papille, on a supposé connue la distance du centre optique de l'œil à la rétine. Ce centre est situé entre les points nodaux et par conséquent à environ 7^{mm} en arrière de la cornée ou à $16{,}18^{mm}$ en avant de la rétine (voir le tableau page 134). Mais nous ne connaissons la situation de ce point qu'indirectement, par suite d'un calcul, que notre connaissance incomplète de la forme et de la structure du cristallin rend plus ou moins incertain. Il serait donc utile de pouvoir déterminer expérimentalement la position de ce point.

Soient a et b (Fig. 52) les deux bougies, qui doivent se trouver suffisamment éloignées, pour qu'on puisse considérer leur distance comme infinie relativement aux petites grandeurs dont il s'agit ici. Soient p le centre optique, c le centre de rotation et m la macula. Dans sa première position I, l'œil fixe la bougie interne a (ce que YOUNG ne dit pas, mais ce qui doit avoir été le cas), et la clef k coïncide avec la macula. Dans la deuxième position II, l'œil fixe la bougie b, et l'image de a se forme en dehors de k, en a'. Comme les points c et k n'ont pas bougé, la ligne ck est toujours parallèle à la direction $a'p$. Le triangle pma' nous donne donc la relation suivante :

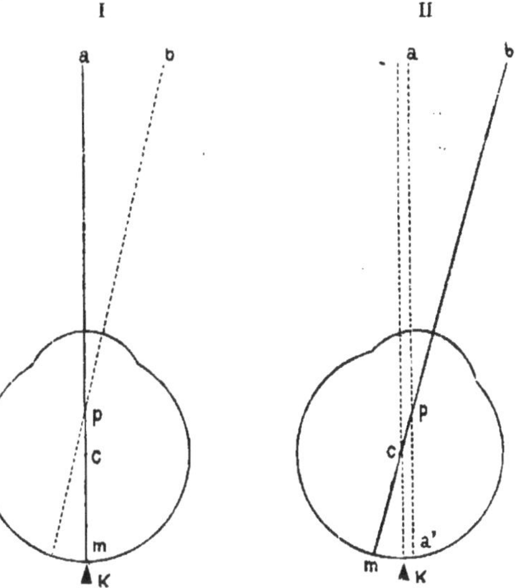

Fig. 52. T.
Détermination expérimentale du point nodal.
a, b. Bougies.
p. Point nodal.
c. Centre de rotation.
m. Macula.
k. Clef produisant le phosphène.

$$\frac{mk}{ma'} = \frac{mc}{mp}$$

$$\text{ou} \quad mp = mc \cdot \frac{ma'}{mk}.$$

L'expérience donnait

$$\frac{ma'}{mk} = \frac{7}{5}.$$

Quant au point c, Young l'a supposé situé au milieu de l'axe de l'œil; cm était donc $\frac{23{,}11^{\text{mm}}}{2} = 11{,}56^{\text{mm}}$ et $mp = 16{,}18^{\text{mm}}$.

J'ai essayé de représenter en quatre figures la forme des différentes parties de mon œil aussi exactement qu'il m'a été possible de les déterminer. La première (Fig. 29, p. 121) représente une section verticale, la deuxième (Fig. 30, p. 121) une section horizontale. La troisième et la quatrième (Fig. 32 et 33, p. 124) montrent deux différents états de contraction de la pupille, l'œil étant vu de face.

Aberration de sphéricité

En considérant le peu d'inconvénient qui résulte d'une inégalité de réfraction aussi considérable que celle que j'ai décrite pour le cristallin, il n'y aurait pas de raison pour s'attendre à une correction bien exacte des rayons latéraux. Mais, autant qu'on peut en juger au moyen de l'optomètre, l'aberration est complètement corrigée, car les quatre images de la ligne [de l'optomètre, vue à travers les quatre fentes] semblent se rencontrer exactement au même point, ce qu'elles ne pourraient pas faire si les rayons latéraux étaient plus réfractés que les rayons voisins de l'axe. Les surfaces ont quelquefois et peut-être toujours une forme plus ou moins hyperbolique ou elliptique; [ce qui diminue l'aberration de sphéricité. D'un autre côté] l'angle que forment vers les bords les couches internes du cristallin, est un peu arrondi, mais la force réfringente plus faible des parties périphériques doit contribuer considérablement à la correction de l'aberration, provenant de la courbure trop grande vers les bords du disque. Si le pouvoir réfringent avait été uniforme, le cristallin aurait pu réunir les rayons d'un faisceau direct presqu'aussi bien [?], mais il aurait été moins bien adapté pour des faisceaux obliques ; et l'œil aurait été encombré d'une substance d'une densité bien plus grande que celle qui est exigée dans l'état actuel, même pour les parties centrales.

Et si tout le cristallin avait été plus petit [et par conséquent plus réfringent], il aurait reçu trop peu de lumière. Il se peut aussi que l'observation de M. Ramsden [1] sur l'avantage, qu'il y a à ne pas avoir de surfaces réfléchissantes dans l'intérieur de l'œil, soit bien fondée. On n'a pas encore démontré que la perte de lumière est moindre, lorsqu'un rayon traverse un milieu, dont la densité varie, que lorsqu'il entre subitement d'un milieu homogène dans un autre, mais on doit tirer une telle conclusion de la seule hypothèse qui offre une explication de tous les cas de réflexion partielle.

La question de l'aberration de sphéricité de l'œil a été très négligée. Depuis Young je ne vois guère que Volkmann [2] et H. Meyer [3] qui s'en soient occupés. L'expérience que Young cite ici n'a pas besoin de commentaires. Outre cette expérience les figures 63 et 65, obtenues en regardant un point lumineux éloigné à travers la grille de l'optomètre, montrent aussi que son œil était complètement, ou au moins presque complètement dépourvu d'aberration ; car s'il en avait eu, les ombres qu'il a dessinées parfaitement droites, auraient été courbes, concaves en dehors. Néanmoins les figures 43—46 pourraient indiquer un léger degré d'aberration, la lumière étant concentrée vers le milieu du cercle de diffusion, comme cela a lieu lorsqu'on place l'écran en dehors du foyer d'une lentille, dont l'aberration n'est pas corrigée. — On trouvera l'explication de ces différents faits p. 183—189.

L'œil humain devrait, pour cause de la forte courbure de ses surfaces, et de l'ouverture relativement grande de la pupille, avoir une forte aberration de sphéricité (environ 4 Dioptries), s'il n'y avait pas de précautions spéciales prises pour la corriger. Comme Young l'indique, elles sont de deux sortes : l'aplatissement des surfaces et la diminution de la force réfringente du cristallin vers la périphérie.

La remarque de Ramsden, sur l'avantage qu'il y a à ne pas avoir de surfaces réfléchissantes dans l'intérieur, mérite qu'on s'y arrête.

[1] Phil. transact. 1795, p. 2.

[2] Wagner. Handwoerterbuch der Physiologie Art. Sehen, p. 292.

[3] H. Meyer. Ueber die sphärischen Abweichungen des menschlichen Auges. Poggendorfs Annalen, LXXXIX, p. 540.

Dans un petit mémoire, publié dans la Revue générale des Sciences, 13 Dec. 1892, j'ai montré qu'il existe dans l'œil, outre les images de Purkinje, des images de réflexion de deuxième ordre, produites par des rayons qui, après avoir subi une première réflexion sur l'une des cristalloïdes, en subissent une deuxième à la surface antérieure de la cornée et sont ainsi renvoyés vers la rétine. Or, si l'indice du cristallin avait été uniforme, il aurait dû être bien plus fort surtout près de la surface, et la conséquence aurait été une réflexion d'une partie plus considérable de la lumière. Les images de réflexion de deuxième ordre auraient donc été bien plus brillantes, et l'œil se serait trouvé rempli de lumière „nuisible", aussi tôt qu'il aurait regardé un objet lumineux. — Il est vrai, qu'on aurait pu obtenir une distance focale aussi petite avec un indice uniforme faible, en augmentant la courbure des surfaces (ou, comme Young s'exprime, en diminuant le cristallin), mais en ce cas on augmenterait l'aberration de sphéricité dans une proportion bien plus forte ; pour diminuer son influence il aurait alors été nécessaire de rendre la pupille très étroite, ce qui aurait diminué trop la quantité de lumière entrant dans l'œil.

Aberration chromatique

Ni la structure du cristallin, ni aucune autre disposition n'a pour effet de rendre l'œil complètement achromatique. Le docteur Jurin[1] l'a déjà remarqué il y a longtemps, en observant des bords colorés entourant des objets, vus indistinctement. Le docteur Wollaston m'a fait remarquer qu'en observant les lignes croisées dans l'optomètre, les deux angles internes [aigus] paraissent colorés, l'un en rouge et l'autre en bleu, et en même temps il m'a cité une expérience très élégante, qui montre le pouvoir dispersif de l'œil. Il regarde à travers un prisme un petit point lumineux, qui dans ces circonstances donne un spectre linéaire. L'œil ne peut pas s'accommoder à voir tout le spectre apparaître comme une ligne, car si la distance focale [de l'œil] est adaptée de façon à réunir les rayons rouges en un point, les rayons bleus sont trop réfractés et la partie correspondants du spectre s'élargit en une surface. L'inverse a lieu lorsque l'œil est accommodé pour les rayons bleus ; dans les deux cas la ligne apparaît comme un triangle [„queue d'hirondelle"]. On peut confirmer cette observation en plaçant un petit miroir concave dans les différentes parties d'un spectre pris-

[1] Smith e. 96.

matique, et en déterminant la plus grande distance de vision parfaite pour les différentes couleurs. Je trouve ainsi que les rayons rouges, provenant d'un point situé à 12″ [3,3 Dioptries], sont aussi réfractés que des rayons jaunes ou blancs divergeant d'un point situé à 11″ [3,6 D.]. La différence équivaut à une lentille de 132″ [0,3 D.]. Une lentille de crown-glass d'une force réfringente moyenne égale à celle de l'œil, aurait pour les rayons rouges une aberration correspondant à l'effet d'une lentille de 44″ [0,9 D.]. Si l'on peut se fier à ce calcul, la dispersion totale de l'œil serait donc un tiers de celle du crown-glass, l'angle de réfraction étant le même. Pour les rayons violets je ne peux pas constater beaucoup d'aberration [différence de réfrangibilité, par rapport aux rayons jaunes ou blancs]. Cela tient peut-être en partie à leur peu d'intensité, mais je pense pourtant que leur aberration doit être plus faible que celle des rayons rouges.

Je crois que M. Ramsden était d'avis qu'un corps, dont la densité varie graduellement comme celle du cristallin, ne produisait aucune séparation des rayons colorés, cette séparation n'ayant lieu que dans le cas d'un changement subit de densité. Si cette hypothèse se montre bien fondée, il faut attribuer toute la dispersion à l'humeur aqueuse, et le pouvoir dispersif de ce liquide serait la moitié de celui du crown-glass, la déviation étant la même. Mais nous avons dans l'atmosphère un exemple d'une densité d'une variation très lente et M. Gilpin m'informe [pourtant] que les étoiles paraissent fortement colorées près de l'horizon. Le Dr. Herschel vient de nous donner les dimensions du spectre ainsi formé. A une époque plus favorable de l'année il ne serait pas difficile de déterminer la dispersion de l'œil et de ses différentes parties au moyen de l'optomètre, et cela plus exactement que par l'expérience que je viens de citer. Si la dispersion de l'œil avait été égale à celle du flint-glass, la réfraction moyenne restant la même, la distance de vision parfaite aurait varié pour mon œil entre 12″ et 7″ [3,3 D. et 5,6 D.] pour les différents rayons.

L'explication du peu d'„aberration" que Young trouvait pour les rayons violets tient probablement, comme il le dit du reste lui-même, à ce qu'il travaillait avec un spectre d'une intensité trop faible. Dans un autre mémoire il a corrigé ces mesures. Voici en effet comment il s'exprime dans „*An account of some cases of the production of colours*. Phil. transact. 1802, vers la fin.

[Dernièrement j'ai eu l'occasion de confirmer mes observations antérieures sur le pouvoir dispersif de l'œil. Je trouve que la réfraction est la même pour des rayons du rouge extrême provenant d'un point situé à 15″ [2,6 Dioptries] et pour des rayons du violet extrême provenant d'un point à 10″ de distance [3,9 D.]. La différence s'exprime par une distance focale de 30″ [1,3 D.]. L'intervalle séparant le rouge du jaune étant à peu près un quart du spectre total, la dispersion du rouge et du jaune dans l'œil s'exprimerait par une distance focale de 120″, chiffre qui ne diffère pas beaucoup de celui de 132″, qui résultait de mes observations antérieures. Mes dernières expériences n'étaient, à ce que je sache, pas plus exactes que les premières, mais je les ai répétées plusieurs fois et dans différentes circonstances, et je n'ai aucun doute que la dispersion de l'œil humain soit à peu près celle que j'ai indiquée. Pour le moment je ne peux pas entreprendre d'expliquer comment il se fait qu'elle ne soit pas plus grande.]

Les successeurs de Young ont en partie trouvé des chiffres plus forts. Frauenhofer trouvait une dispersion de 1,5—3 D. en comparant la lumière correspondant à la ligne *C* (Rouge orangée) à celle correspondant à la ligne *G* (Indigo). L'œil de v. Helmholtz a une dispersion de 1,8 D. pour les rayons ordinairement visibles et beaucoup plus grande, si l'on tient compte des rayons ultra-violets. — La valeur de la dispersion totale doit du reste varier considérablement, puisque les limites du spectre visible diffèrent beaucoup pour les différents yeux. M. Mascart a ainsi relaté l'observation d'un physicien, qui, certaines précautions prises, pouvait distinguer les raies ultra-violettes du cadmium, aussi loin que la photographie est capable de les reproduire, c'est-à-dire jusqu'à une longueur d'onde de 0,21 μ ; la limite pour les rayons ultra-rouges visibles étant de 0,81 μ, l'étendue totale du spectre visible correspondrait donc pour une telle vue à environ deux octaves.

L'œil de Young reste probablement toujours le mieux examiné de tous. J'ai donc pensé que le tableau suivant, qui donne un aperçu de toutes ses mesures — parmi lesquelles quelques-unes prises dans les chapitres suivants — pourrait avoir quelque intérêt.

Tableau V

Mesures de l'œil de Young

Diamètre transversal extérieur du globe	24,89^{mm}
Axe de l'œil (compté à partir de la surface antérieure de la cornée jusqu'à la surface ant. de la rétine	23,11^{mm}
Diamètre vertical de la cornée	11,43^{mm}
Diamètre horizontal de la cornée	12,44^{mm}
Hauteur de la cornée (Sinus verse)	2,79^{mm}
Rayon de la cornée	7,87^{mm}
Distance du limbe jusqu'au „bord de la sclérotique" (en projection, voir p. 124) :	
Côté nasal	6,86^{mm}
Côté temporal	5,59^{mm}
Excentricité de la cornée	0,64^{mm}
Ouverture pupillaire apparente :	
Dilatation maxima	6,86^{mm}
Contraction maxima	3,30^{mm}
Ouverture pupillaire réelle :	
Dilatation maxima	6,35^{mm}
Contraction maxima	3,05^{mm}
Distance du remotum :	
Méridien vertical	254^{mm}
Méridien horizontal	178^{mm}
Réfraction :	
Méridien vertical	M 3,94 D.
Méridien horizontal	M 5,62 D.
Astigmatisme, (inverse)	1,68 D.
Profondeur de la chambre antérieure	3,05^{mm}
Epaisseur du cristallin	4,57^{mm}
Rayon de la cristalloïde antérieure	7,62^{mm}
Rayon de la cristalloïde postérieure	5,64^{mm}
Distance focale du cristallin	43,93^{mm}
Indice (total) du cristallin	1,436
Indice du noyau du cristallin (mesuré)	1,400
Indice du noyau du cristallin (admis)	1,412
Indice de l'humeur aqueuse et du corps vitré	1,333

Limites du champ visuel :

En haut	50°
En dedans	60°
En bas	70°
En dehors	90°
Limites du champ de regard dans toutes les directions	55°
Distance du centre de la papille jusqu'à la fovea	4,06mm
Diamètre de la papille	0,85mm
Distance du point nodal à la rétine	16,18mm
Aberration chromatique	1,3 D.
Aberration de sphéricité, en repos	0
Aberration de sphéricité, pendant l'accommodation	–5,6 D.
Amplitude d'accommodation :	
Centrale	9,8 D.
Périphérique	4,2 D.
Rayon central de la cristalloïde antérieure, pendant l'accommodation	5,33mm
Normale périphérique de la cristalloïde antérieure, pendant l'accommodation	6,35mm
Rayon central de la cristalloïde postérieure, pendant l'accommodation	3,81mm
Normale périphérique de la cristalloïde postérieure, pendant l'accommodation	4,57mm

VII. Étendue des changements de l'œil que l'accommodation exige

Amplitude de l'accommodation

La faculté de pouvoir accommoder l'œil à différentes distances semble exister à un degré très différent chez les diverses personnes. La distance la plus petite à laquelle je peux voir distinctement est de 2″,6 pour des rayons horizontaux et de 2″,9 pour des rayons verticaux, ce qui correspond à l'addition d'une lentille de 4″ de distance focale. Le Dr. Wollaston peut voir à une distance de 7″ et avec des rayons convergents. La différence correspond à une lentille de 6″. M. Abernethy a la vision distincte de 3″ à 30″, ce qui donne une lentille de 3 1/3″. Une jeune fille de ma connaissance peut voir à 2″ et à 4″ ; la différence équivant à une lentille de 4″. Une autre dame d'âge moyen peut voir de 3″ à 4″ ; le pouvoir accommodatif ne correspond donc qu'à une lentille de 12″. En général, j'ai des raisons pour croire que l'amplitude diminue jusqu'à un certain point, à mesure qu'on avance en âge, mais il y a pourtant des personnes d'âge moyen qui semblent ne posséder cette faculté qu'à un degré très faible.

Cette petite série comprend peut-être les premières personnes dont la réfraction et l'amplitude d'accommodation aient été déterminées exactement. En termes modernes elle se présenterait ainsi :

	Réfraction	Accommodation	Astigmatisme
Young. Méridien horizontal	M 5,6 D.	9,8 D.	1,7 D.
Méridien vertical	M 3,9 D.	—	
Wollaston	H 1,0 D.	6,6 D.	
Abernethy	M 1,3 D.	11,8 D.	
Jeune fille	M 9,8 D.	9,8 D.	
Dame d'âge moyen	M 9,8 D.	3,3 D.	

Je vais maintenant examiner quel changement l'accommodation exige, en prenant pour base l'amplitude de mon œil, qui est probablement à peu près la moyenne, et en faisant une à une les suppositions suivantes : 1° que le rayon de la cornée diminue, 2° que la distance du cristallin jusqu'à la rétine augmente, 3° que ces deux causes agissent ensemble et 4° que le cristallin change de forme. Changement, qu'elle exigerait

1° Nous avons calculé qu'en état de repos de l'œil la cornée réunit des rayons provenant d'un point situé à 10″ [254mm] de distance, en un point situé derrière elle à 34,7mm [13²/₃″]. Pour réunir au même point des rayons provenant d'un point situé à 74mm [2″,9], son rayon devrait diminuer de 7,87mm à 6,35mm [0″,31—0″,25], c'est-à-dire à peu près dans la proportion de cinq à quatre (Prop. IV, Coroll. 5). de la courbure de la cornée

2° Si le même changement du point de la vision distincte de 254mm à 74mm avait pour cause une augmentation de la distance du cristallin à la rétine, il exigerait (même corollaire) un allongement de 3,4mm (0,135″) ou de plus d'un septième de l'axe de l'œil. L'œil de M. Abernethy demanderait même un allongement de 4,3mm ou de plus d'un sixième de l'axe. ou de l'axe de l'œil ou des deux

3° En supposant que le rayon de la cornée diminuât d'un seizième, c'est-à-dire à 7,36^{mm} (0″,29), l'œil devrait en même temps s'allonger de 2,46^{mm} (0″,097) ou d'environ un neuvième de son axe.

ou de la forme du cristallin

4° Supposons maintenant que le cristallin change de forme. S'il prenait celle d'une sphère le diamètre serait de 7,11^{mm} (0″,28), et en supposant que la surface antérieure gardât sa place, l'œil aurait la vision nette à une distance de 38^{mm} (1″,5) (Coroll. 5 et 8, Prop. IV). C'est là plus que le double du changement réel. — Mais il est impossible de déterminer combien le cristallin doit changer de forme sans connaître la nature des courbures que prennent les surfaces. Si le cristallin gardait la forme d'un sphéroïde plus ou moins aplati, la distance focale de chaque surface serait inversement proportionnelle au carré de l'axe [l'épaisseur], mais si les surfaces, au lieu de rester sphériques, prennent des formes hyperboliques, coniques ou elliptiques, ou si elles prennent des formes plus pointues au lieu de formes plus obtuses, la distance focale diminuerait plus vite. — En faisant abstraction de l'allongement de l'axe [l'augmentation de l'épaisseur du cristallin], et en supposant que la courbure des deux surfaces changeât dans la même proportion, le rayon de la surface antérieure deviendrait 5,33^{mm} [0″,21] et celui de la surface postérieure 3,81^{mm} [0″,15].

VIII. Examen de l'état de la cornée

J'examinerai maintenant lequel de ces changements a lieu en réalité, et je commencerai par décrire quelques expériences ayant pour but de déterminer la courbure de la cornée dans toutes les circonstances possibles.

Critique des expériences de Home

La méthode décrite par M. Home dans la Croonian lecture de 1795[1] semble bien préférable à son appareil de l'année précédente, car un changement de l'intervalle entre deux images cornéennes est bien plus considérable et plus facile à observer qu'un changement de la proéminence de la cornée, et bien moins exposé

[1] Phil. transact. 1796.

à être faussé par l'influence de causes accidentelles. Il est presque ou peut-être absolument impossible de changer le foyer de l'œil sans déplacer l'axe. La sympathie entre les deux yeux est très-grande, et il est presque impossible de changer le foyer sans en même temps changer la direction relative des axes optiques. La sympathie entre mes yeux produit même une petite imperfection de la vision, car en dirigeant les deux yeux vers un objet, situé plus loin que le foyer le plus éloigné [remotum], je ne peux pas m'empêcher de rapprocher un peu le foyer [faire un petit effort d'accommodation]; et il n'est pas facile de tenir un des axes immobile pendant que l'autre se meut. Il n'est même pas impossible que pour certains yeux un petit changement de la direction de l'axe soit rendu absolument nécessaire par le changement de leurs proportions.

Le sens de la dernière phrase est, qu'il peut se faire que, pendant l'accommodation, la ligne visuelle change sa direction *par rapport à l'œil même*. — Dans les *Archives de physiologie, Janvier 1892*, j'ai décrit des mouvements singuliers des images catoptriques du cristallin pendant l'accommodation, qui ne semblent pas pouvoir s'expliquer autrement, qu'en admettant que le cristallin subit un déplacement en bas vers la fin de cet acte. — Il est évident que cela ne peut pas avoir lieu sans que la ligne visuelle subisse un déplacement par rapport à l'œil même, déplacement qui doit pourtant être très faible.

Ces considérations expliquent en partie le léger déplacement de la cornée qui fut observé en 1794. Quant aux expériences de 1795, il paraît qu'elles ont été executées avec une grande exactitude et sans doute avec des instruments excellents ; ne pouvant constater aucun changement dans la forme de la cornée par ces expériences, MM. Home et Ramsden abandonnèrent en grande partie l'hypothèse qui les inspirait, en n'attribuant à la cornée qu'un tiers de l'effet total. Le Dr. Olbers [1] de Brème, qui en 1780 a publié un mémoire des plus étudiés sur les changements internes

[1] De oculi mutationibus internis. Gotting. 1780. 4°.

de l'œil, mémoire qu'il a dernièrement présenté à la SOCIÉTÉ ROYALE, n'avait pas réussi non plus à mesurer le changement de la cornée, quoique son opinion fût en faveur de son existence.

Mensuration à double vue de l'image cornéenne

Il y avait donc lieu de répéter ces expériences et je commençai avec un appareil qui ressemblait beaucoup à celui décrit par M. HOME. J'avais un excellent microscope achromatique, exécuté par M. RAMSDEN pour mon ami, M. JOHN ELLIS. La distance focale était d'environ 5″ et le grossissement d'environ 20. Je plaçai un micromètre au foyer de l'œil qui ne regardait pas dans le microscope ; c'était un carton assez large, divisé en quarantièmes de pouce par des lignes horizontales et verticales. En comparant l'image vue dans le microscope avec cette échelle [à double vue], j'avais soin de placer la tête [de l'observé] de manière à ce que les déplacements des images par rapport au micromètre, dus aux mouvements de l'axe optique, se fissent toujours dans la direction des lignes horizontales. Ainsi ces mouvements ne pouvaient introduire aucune erreur dans l'estimation des dimensions verticales de l'image. Je plaçai ensuite deux bougies de manière à former leurs images sur une même verticale dans l'œil de M. KOENIG, qui avait l'obligeance de m'aider. Après avoir amené les images dans le champ du microscope, où elles occupaient 35 des petites divisions, je priai M. KOENIG de fixer des objets se trouvant à différentes distances dans la même direction, mais je ne pus pas découvrir la moindre variation de la distance séparant les images.

Premier emploi du principe de l'ophtalmomètre

Comme je rencontrais des difficultés considérables pour mettre le microscope au point et comme, d'un autre côté, je peux mesurer des distances à l'œil nu sans commettre une erreur de un cinq-centième de pouce [environ un vingtième de millimètre], je me décidai à faire une expérience analogue sans grossissement. Au moyen de deux morceaux d'une lentille je me construisis un oculaire [loupe] divisé, si petit qu'il pouvait passer entre les deux images réfléchies par mon œil, et regardant dans une glace j'amenai les places apparentes des images à coïncider. Je faisais ensuite un effort d'accommodation, mais les images continuaient néanmoins à coïncider. Je ne pouvais pas non plus remarquer le moindre changement des images de l'autre œil, qui étaient plus faciles à distinguer, puisqu'elles n'étaient pas gênées par la présence de la loupe. A cette époque je n'avais pas encore remarqué la sympathie parfaite des deux yeux et je pensais donc, qu'il était plus sûr de limiter mes recherches à l'œil avec lequel j'observais. — Je dois ajouter que par un peu d'habitude je suis devenu maître de l'accommodation de mon œil, de façon à pouvoir m'empêcher d'accommoder pour un objet, tout en le regardant attentivement.

Tous ceux qui ont essayé d'examiner l'œil vivant avec un microscope ont rencontré la difficulté dont se plaint Young pour le mettre au point. L'observé ne peut pas tenir son œil assez immobile. Si l'on désire observer l'œil avec un instrument grossissant, il faut choisir ou une lunette ou une loupe. Les instruments, qui agissent comme des microscopes, l'ophtalmomicroscope de Donders par exemple, sont tous peu pratiques.

L'expérience avec la loupe divisée est assez mal décrite. Si j'ai bien saisi l'idée de Young, c'est le principe de l'ophtalmomètre qu'il a employé. — On sait qu'on peut obtenir un dédoublement, analogue à celui des ophtalmomètres modernes, en enlevant une bande du milieu d'une lentille convexe et en collant ensemble les deux morceaux restants. En 1887 j'ai présenté à la *Société française d'ophtalmologie* un ophtalmomètre, basé sur ce principe. Il est probable que Young a employé une telle lentille comme loupe, et qu'elle était assez petite, pour n'occuper que la partie centrale de la cornée. Il y avait donc assez de place pour que les deux bougies pussent former leurs images cornéennes sans que les rayons eussent à traverser la loupe. En regardant l'image de son œil dans la glace à travers la loupe, il le voyait dédoublé, et il doit avoir placé ses bougies de manière à ce que la distance, séparant les images, correspondât au dédoublement ; il pouvait ainsi faire coïncider les deux images, comme lorsque nous obtenons le contact des images des mires de l'ophtalmomètre ; et cette coïncidence persistait malgré l'accommodation. Pour comprendre la réussite de l'expérience il faut encore se rappeler que l'accommodation ne joue qu'un rôle très-faible pour la netteté de la vision lorsque l'œil est muni d'une loupe ; on peut alors faire jouer l'accommodation sans que l'image en souffre beaucoup.

Autres méthodes pour mesurer l'image cornéenne

Je tendais ensuite deux fils à travers un anneau en les inclinant un peu l'un vers l'autre. Les fils étaient divisés en parties égales par des taches d'encre. Je fixai ensuite solidement l'anneau et j'appliquai mon œil contre, après avoir placé deux chandelles devant moi, dans une position convenable. Une troisième chandelle placée latéralement éclairait les fils. Je plaçai ensuite un petit miroir, d'abord à quatre pouces et ensuite à deux, pour y regarder les images et observer avec quelle partie des fils elles coïncidaient exactement chaquefois. Le résultat fut le même que par l'expérience précédente.

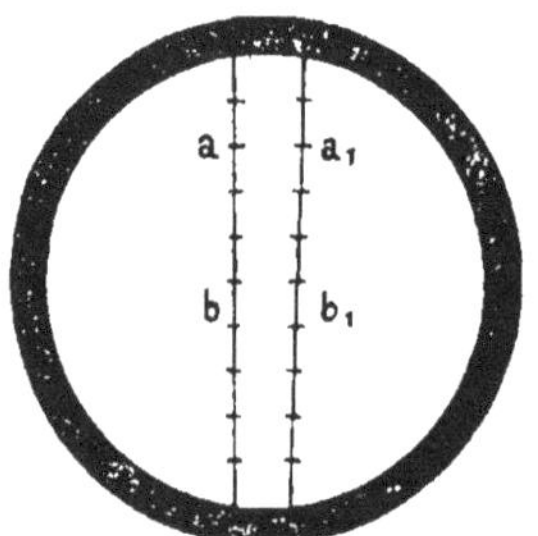

Fig. 53. T.
Appareil de Young pour mesurer la distance entre deux images cornéennes.

Supposons qu'en état de repos les images cornéennes coïncident avec a et a_1 (Fig. 53) ; si le rayon cornéen diminuait pendant l'accommodation, les images se rapprocheraient entre elles et Young aurait été obligé de déplacer son œil un peu de manière à les amener en b et b_1, pour obtenir la coïncidence avec les fils.

Ensuite, après avoir placé un micromètre fortement éclairé à une distance convenable, je le regardais à travers un trou d'épingle, ce qui le rendait nettement visible à n'importe quel état de l'accommodation ; et en regardant avec l'autre œil dans un miroir, je comparais les images [cornéennes de cet œil] avec le micromètre de la manière que j'ai déjà indiquée [à double vue]. Je changeai ensuite la distance focale de mon œil : les deux points lumineux [images] trop éloignés pour être vus distinctement se changeaient alors en deux surfaces; je marquais sur l'échelle la distance séparant leurs centres; elle restait invariable.

Enfin je traçai, avec un diamant, une échelle diagonale sur un miroir (Fig. 54) et j'amenai les images en contact avec les lignes de l'échelle. L'image de l'œil occupe sur la surface de la glace la moitié de ses dimensions réelles. La vraie grandeur est donc toujours le double de la mesure trouvée à quelque distance que l'œil se trouve. Je perçai un trou d'épingle dans une bande très étroite de carton noir; en tenant cette bande devant mon œil entre les images et en éclairant l'échelle, fortement, j'arrivai à comparer les images [cornéennes, vues dans la glace] avec l'échelle, quoique leur distance apparente fût le double de la distance de l'œil au miroir.

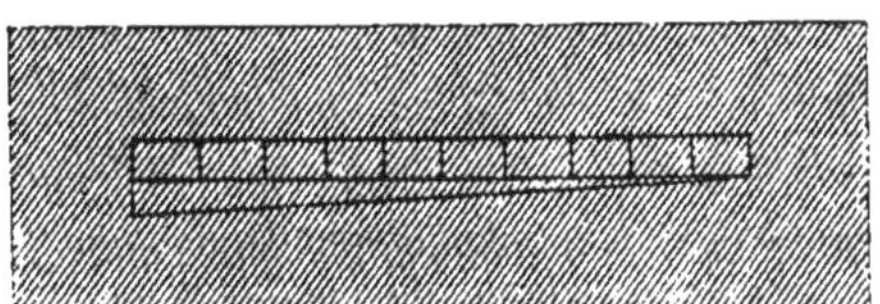

Fig. 54
Échelle diagonale tracée sur un miroir.

On peut se faire une idée de l'exactitude de ces méthodes de la manière suivante : En exécutant une pression sur le bord de la paupière supérieure avec un petit cylindre, un crayon par exemple, l'optomètre montre que le foyer des rayons horizontaux s'éloigne un peu tandis que celui des rayons verticaux s'approche. Cet effet ne peut être produit que par un changement de la courbure de la cornée. En ce cas on peut observer des changements considérables dans les images cornéennes, et cela non seulement avec les appareils décrits ci-dessus, mais même à l'œil nu ; le changement est pourtant beaucoup moins considérable que celui que l'accommodation exigerait. **Astigmatisme, produit par une pression sur l'œil**

J'ai ainsi observé un malade, chez lequel un kyste, situé près du globe, produisait un astigmatisme cornéen d'environ trois dioptries, qui réduisait l'acuité visuelle à environ un tiers de l'acuité normale. Ayant enlevé le kyste, l'astigmatisme disparut, pour réapparaître, après la reformation du kyste.

En somme, je n'hésite pas à conclure que j'aurais reconnu immédiatement une diminution d'un vingtième du rayon cornéen par quelques-unes des expériences citées ci-dessus, tandis que le changement total de l'œil exige une diminution d'un cinquième.

Mais il reste une expérience bien plus exacte et décisive. D'un petit microscope destiné à des recherches botaniques, j'enlevai **Résultats, obtenus en plongeant l'œil dans l'eau** une lentille biconvexe d'environ 20mm (0″,8) de distance focale (et de rayon) ; je la fixai dans un petit tube de 5mm (0″,2) de long après avoir enduit les bords du tube d'un peu de cire et après l'avoir rempli aux trois quarts d'eau presque froide, je l'appliquai vers mon œil, de manière à ce que la cornée entrât moitié dans le tube et fût partout en contact avec l'eau (Fig. 55). L'œil devint immédiatement presbyte : la force réfringente de la lentille ne suffisait pas à remplacer la cornée, dont l'eau avait neutralisé la force réfringente. En ajoutant une autre lentille d'environ 140mm (5″,5) de distance focale, mon œil revenait à l'état naturel et la dépassait même un peu. En regardant dans l'optomètre je retrouvais alors la même inégalité dans la réfraction horizontale et verticale que sans l'eau, et j'avais dans les deux directions un pouvoir accommodatif qui équivalait à une lentille de 4″ (9,8 D.), comme avant. Au premièr coup d'œil l'accommodation paraissait un peu moindre : je ne pouvais amener le foyer de l'œil de l'infini que jusqu'à 5″, ce qui me fit croire, au commencement, que la cornée devait contribuer un peu à l'accommodation à l'état naturel. Mais en considérant que la cornée artificielle se trouvait à environ 2,5mm (0″,1) en avant de la cornée naturelle, je calculai l'effet de cette différence, qui se trouva suffir exactement pour expliquer la diminution de l'amplitude de l'accommodation. Je ne pouvais certainement pas déterminer la distance de la lentille à la cornée avec une exactitude d'un quart de millimètre (0″,01), mais l'erreur ne peut pas avoir été bien plus grande et elle devait aller dans les deux sens [dans les différentes expériences].

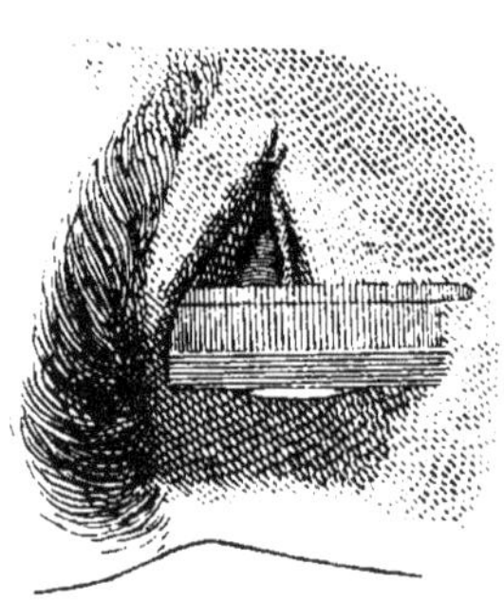

Fig. 55
Methode de plonger l'œil dans l'eau en remplaçant la cornée par une lentille.

Après ceci il devient presque nécessaire de m'excuser d'avoir communiqué les autres expériences. Mais lorsqu'il s'agit d'une question aussi délicate, on ne peut pas avoir trop de preuves.

IX. Examen de la longueur de l'axe

L'accommodation n'est pas due à un allongement de l'axe de l'œil

M'étant ainsi persuadé que la cornée ne joue aucun rôle pour l'accommodation de l'œil, l'objet suivant de mes recherches était de savoir s'il était possible de découvrir un changement de la longueur de l'axe de l'œil, ce qui paraissait la seule alternative possible. Puisque ce changement devrait atteindre un septième du diamètre de l'œil, je me flattais de l'espoir de pouvoir le soumettre à une mesure. Or, si l'axe s'allonge d'un septième, le diamètre transversal doit diminuer d'un quatorzième. Le demi-diamètre devrait donc diminuer de $0{,}8^{mm}$ ($^{1}/_{30}''$).

Young admet que pendant l'accommodation la forme du globe passe de la sphère à l'ellipsoïde de rotation, dont le grand axe, correspondant à la ligne visuelle, dépasse le diamètre de la sphère d'un septième. En désignant par r le rayon de la sphère, par a le grand axe et par b le petit axe de l'ellipsoïde, il admet donc

$$2a = 2r + \frac{2r}{7} \quad \text{d'où}$$
$$a = \frac{8}{7}r.$$

Le volume de la sphère s'exprime par $^{4}/_{3}\, r^3 \pi$, celui de l'ellipsoïde par $^{4}/_{3}\, ab^2\pi$; comme le volume doit rester le même, on a

$$^{4}/_{3}\, ab^2\pi = \frac{4}{3} r^3\pi \quad \text{d'où}$$
$$ab^2 = r^3$$
$$b^2 = \frac{r^3}{a}$$
$$= \frac{7}{8} r^2$$
$$b = r\sqrt{\frac{7}{8}}$$
$$= \frac{13}{14} r.$$

Le diamètre transversal diminue donc d'un quatorzième.

Je plaçai un miroir près du nez et tournai l'œil fortement en dedans, de façon à ce qu'il pût voir son image dans le miroir; les deux bougies étaient placées de manière à ce que l'une formât son image au milieu de la cornée, tandis que la lumière de l'autre, réfléchie par la sclérotique, formait un ligne lumineuse distincte près de son bord extérieur. J'appliquai ensuite la loupe fendue ainsi que l'échelle tracée sur le miroir de la manière déjà décrite. Aucune de ces méthodes n'indiquait la moindre diminution de distance entre les deux images pendant l'accommodation.

Voici encore une autre preuve, bien plus délicate. Après avoir tourné l'œil en dedans autant que possible, j'appliquai un fort anneau en fer vers l'angle interne. A l'angle externe j'appliquai l'anneau d'une clef, que j'enfonçai avec une pression modérée entre l'œil et l'os autant que la sensibilité des téguments voulait le permettre. Le phosphène produit par cette pression s'étendait dans le champ de la vision distincte et se trouvait très-nettement défini ; il n'empêchait pas, comme je me l'étais figuré, la perception des objets extérieurs, vus dans cette direction, et une droite, qui traversait le champ du phosphène oval (Fig. 56) semblait subir une inflexion vers le centre du phosphène, distorsion facile à comprendre, si on se rend compte de l'effet de la pression sur la forme de la rétine. — Admettons maintenant que la distance entre l'anneau et la clef fût invariable, ce qu'elle était en réalité; un allongement du globe aurait été rendu absolument impossible ou au moins presque impossible ; et en cas d'allongement la tache ovale, produite par la pression, aurait dû s'étendre sur un espace dix fois plus large. Mais rien de pareil n'arrivait : l'amplitude de l'accommodation resta toujours la même, et il fût impossible de découvrir un

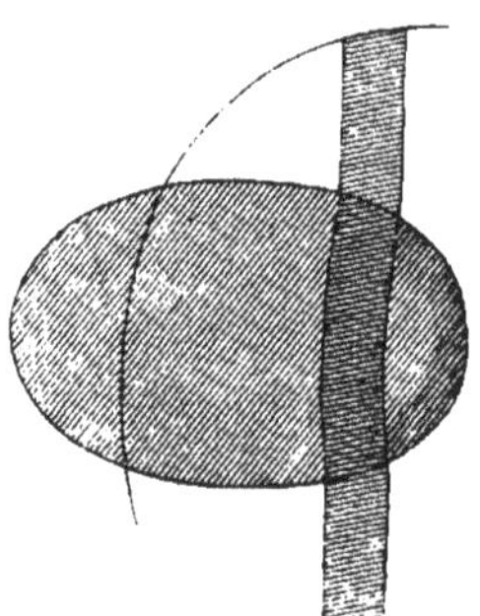

Fig. 56
L'aspect d'un phosphène, produit par pression ; inflexion des lignes droites qui traversent le phosphène

changement de la tache ovale, ni quant à sa grandeur, ni quant à sa forme.

Cette expérience va aussi à l'encontre de toute théorie d'accommodation, qui voudrait invoquer une augmentation de la pression intra-oculaire.

On peut considérer l'image rétinienne comme formée par les rayons qui passent par le milieu de la pupille ou plutôt par le sommet antérieur du cristallin. Et comme la divergence mutuelle de ces rayons n'est que très peu influencée par le cristallin, on peut encore les considérer comme divergeant du centre de la pupille après la réfraction cristallinienne. L'image rétinienne d'un objet donnè devrait donc grandir très considérablement, si la distance de la rétine à la pupille et au cristallin augmentait. (Cor. Prop. V).

Pour cette démonstration nous aurions employé les points nodaux, qui n'étaient pas encore découverts au temps de Young.

Il n'est pas aussi facile qu'on pourrait croire au premier coup d'œil de déterminer exactement la grandeur réelle de l'image, mais il existe pourtant, outre la dernière expérience qui peut être employée dans ce but, deux autres méthodes pour juger de son étendue. La première est trop dangereuse pour pouvoir être beaucoup employée, mais on peut pourtant l'essayer en prenant les précautions nécessaires. Après avoir fixé pendant un peu de temps un cercle en cuivre, placé au soleil, je regardais le micromètre ; et je faisais ensuite un effort d'accommodation, tout en laissant le micromètre à sa place et en essayant d'apercevoir un changement de la grandeur de l'image secondaire, comparée avec l'échelle ; je n'en pus pas distinguer. Je n'ai pas insisté sur cette expérience, surtout parce que je n'arrivais pas à rendre l'image secondaire suffisamment distincte sans inconvénient ; il n'y a pas de lumière assez forte pour produire une impression durable sur une partie de la rétine distante de la ligne visuelle. — J'ai donc eu récours à une autre expérience. Je plaçai deux bougies de manière à correspondre exactement à l'étendue de la terminaison du nerf optique et en observant exactement le point vers lequel mon œil était dirigé, je fis le plus grand effort d'accommodation possible ; je m'attendais à ce qu'un allongement de l'axe aurait fait apparaître la bougie externe dans l'espace visible (Fig. 57). Mais cela ne se produisit pas,

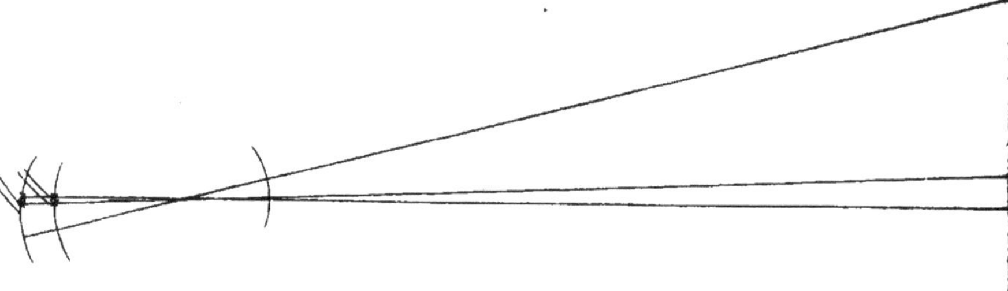

Fig. 57
Cette figure montre l'agrandissement de l'image rétinienne, qui serait la conséquence d'un allongement de l'œil : avant l'allongement les images des bougies se forment sur l'insertion du nerf, — après l'allongement elles se forment en dehors d'elle.

la place apparente de la tache aveugle restait exactement la même qu'avant. Je ne voudrais pas prétendre que j'aurais pu observer une différence très faible dans l'un ou dans l'autre sens, mais je suis persuadé que j'aurais pu découvrir un changement de moins d'un dixième de la grandeur totale.

On pourrait se demander si les autres hypothèses n'exigeraient pas un changement dans la grandeur de l'image pendant l'accommodation. Or, on peut démontrer que le changement de courbure [du cristallin] *peut* se faire de manière à ce que la grandeur de l'image diffuse reste absolument la même. Mais avec les dimensions que nous avons admises, on devrait s'attendre à une diminution d'un quarantième pour l'augmentation maxima de convexité du cristallin. Tout dépend de la position des surfaces réfringentes et de l'augmentation respective de leurs courbures, qu'on ne peut guère déterminer avec une exactitude suffisante. Si la pupille avait été placée en avant de la cornée, la grandeur de l'image aurait été très variable ; cet inconvenient est écarté par la situation de la pupille. Nous avons donc ici encore un exemple de la perfection de cet admirable organe.

Grâce aux découvertes de CRAMER et de v. HELMHOLTZ nous savons maintenant que l'accommodation ne se fait pas exactement comme YOUNG le supposait, la surface antérieure du cristallin se bombant relativement beaucoup plus que la surface postérieure, différence qui n'est pas seulement apparente. Dans ces circonstances les points nodaux avancent un peu pendant l'accommodation, et tant que la grandeur de l'image ne dépend que de la distance du point nodal (postérieur) à la rétine, ce changement doit avoir pour effet d'augmenter la grandeur de l'image rétinienne. Dans l'œil schématique de v. HELMHOLTZ l'avancement du point nodal postérieur est d'environ 0,4^{mm} et la distance du point nodal postérieur à la rétine est de 15,5^{mm}. L'augmentation de la grandeur linéaire de l'image serait donc environ $^1/_{40}$. Et BAHR[1], qui a refait l'expérience de YOUNG (la mensuration de la projection de l'image secondaire), a en effet trouvé un agrandissement de l'image d'environ $^1/_{40}$.

Le raisonnement n'est valable que tant qu'on suppose l'image nette. — Il faut encore remarquer la dernière phrase de YOUNG sur l'avantage de la position de la pupille. — On sait que lorsque l'œil n'est pas accommodé pour l'objet, chaque point de ce dernièr forme sur la rétine un petit cercle de diffusion de la forme de la pupille et dont le centre correspond au centre de cette dernière. Si la pupille n'est pas trop grande, on peut, en ce cas, considérer le point où le rayon passant par le milieu de la pupille frappe la rétine, comme l'endroit où se forme l'image. Soit AB (Fig. 58) un objet, p le milieu de la pupille et n le point nodal (réuni) ; tant que l'œil est accommodé pour l'objet, le rayon An et le rayon Ap viennent se réunir en A_1 sur la rétine. Mais lorsque l'œil fait un effort d'accommodation, le foyer conjugué de A s'avance jusqu'à A_2, qui est le point de réunion des rayons, et le rayon Ap vient frapper la rétine en A_3 ; l'image diffuse A_3B_3 est donc plus petite que l'image nette A_1B_1. On voit que cet effet est de nature à contre-balancer l'avancement du point nodal, dont nous venons de parler. L'effet serait nul si la pupille se trouvait dans le plan nodal, il serait au contraire trés-considérable si la pupille se trouvait en avant de la cornée. Ce dernier fait peut être démontré expérimentalement. Qu'on regarde une carte de visite, placée à environ 1 M. de distance, à travers un gros trou d'épingle, placé à une petite distance de l'œil. La carte paraît diminuer lorsqu'on fait un effort d'accommodation.

[1] De oculi accommodatione experimenta nova. Berlin 1857. Voir HELMHOLTZ. Physiol. Optik. IIe éd., p. 138.

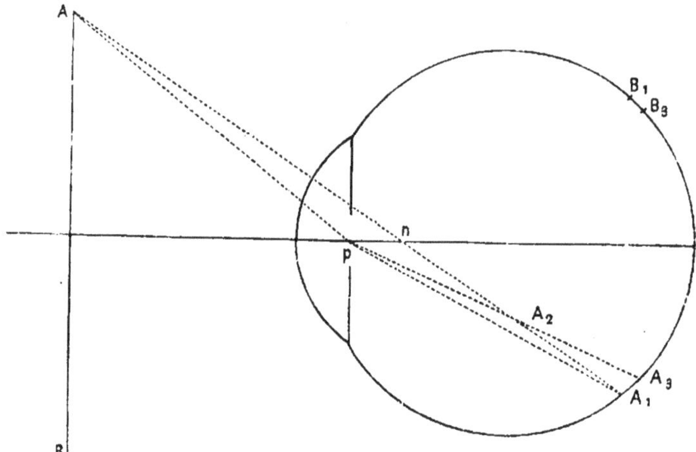

Fig. 58. T.
Diminution de l'image rétinienne pendant l'accommodation ; due à la situation de la pupille.

La position de la pupille offre encore un autre avantage, dont Young ne fait pas mention. Qu'on demande à un fabricant d'objectifs photographiques où il faut placer le diaphragme dans un système optique. Il répondra que sa place est au plan nodal, car autrement l'objectif ne serait pas rectiligne, c'est-à-dire que l'image d'une ligne droite, située périphériquement dans le champ, ne serait pas une ligne droite, mais une courbe. — Si maintenant on se demande s'il y a des phénomènes analogues dans l'optique de l'œil, on se rappelle une série d'illusions, découvertes par v. Helmholtz, et qui font qu'une droite vue indirectement paraît courbe, tournant sa concavité en dedans. Helmholtz, en partisan déclaré des théories empiriques, a essayé d'expliquer ces phénomènes en les attribuant à une fausse interprétation, mais je crois qu'il a eu tort, car les images rétiniennes semblent montrer la même déformation. Pendant quelque temps j'ai cru devoir attribuer ces illusions à la position de la pupille en avant du plan nodal, qui doit produire un effet de ce genre. Mais les phénomènes sont trop prononcées pour pouvoir être attribués à cette cause seule, puisque la distance de la pupille au point nodal n'est que de quelques millimètres ; si elle avait été située en avant de la cornée, l'effet aurait été plus grand ; l'illusion est en effet bien plus prononcée, lorsqu'on regarde à travers un gros trou d'épingle. — Je reviendrai ailleurs sur ces illusions, qu'il faut sans doute attribuer pour une forte part à la courbure de la rétine.

D'après les expériences décrites ci-dessus, un changement tant soit peu important de la longueur d'axe semble très peu probable. D'autre part, il est presque impossible de se figurer par quelle force un tel changement pourrait être effectué. Les muscles droits, combinés avec la substance adipeuse qu'ils entourent, tendraient certainement à aplatir l'œil : car puisque leur contraction doit nécessairement diminuer la circonférence ou la surface de la masse qu'ils contiennent et arrondir toutes ses proéminences, elle doit rapprocher les deux points d'insertion : l'entourage [de l'entrée] du nerf optique et la partie antérieure de l'œil (Fig. 59 et 60). Le docteur

Les muscles externes ne peuvent pas allonger le globe

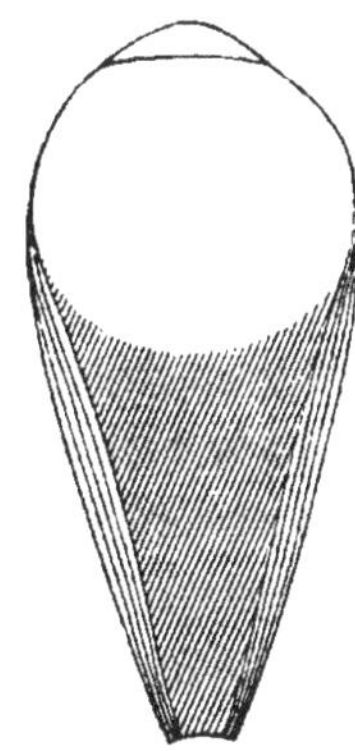

Fig. 59

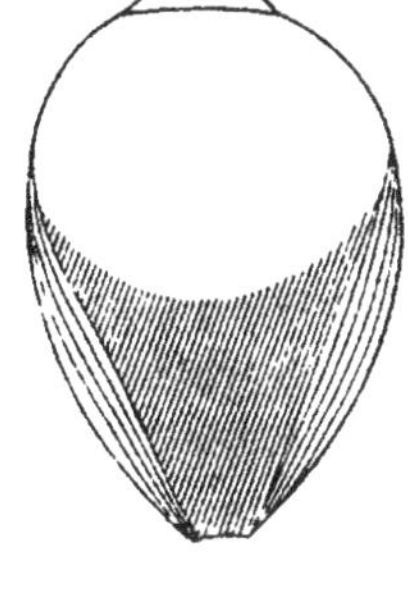

Fig. 60

Fig. 59. Contours de l'œil et de ses muscles droits en état de repos.

Fig. 60. Le changement de forme qui serait la conséquence de l'action des muscles droits sur l'œil et sur le tissu graisseux derrière lui.

Olbers compare les muscles et l'œil à un cône dont les côtés, convexes au repos, se changent en droites pendant la contraction. Mais cela exigerait une force qui maintiendrait la cornée à sa place, comme à un point fixe, à une distance donnée de l'origine des muscles, force qui n'existe certainement pas.

Il est vrai qu'en forçant l'œil en arrière dans l'orbite [par une forte rétraction], on pourrait l'allonger un peu à cause de la forme conique de l'orbite. mais d'une manière irrégulière, et seulement tant que l'axe visuel garde sa direction naturelle [droit en avant].

Si le regard est dirigé à droite ou à gauche, la même action contribuerait plutôt à raccourcir l'axe. Il faut aussi remarquer qu'il n'y a rien dans l'entourage de l'œil humain, qui puisse occuper la place laissée vide par lui.

Chez les quadrupèdes, les muscles obliques sont plus larges que chez l'homme et ils doivent contribuer à cet effet [d'allonger l'œil ?] pour beaucoup de directions de l'axe visuel. Une portion du muscle orbiculaire du globe [M. retractor bulbi] est en effet attachée si près du nerf, qu'elle doit coopérer à l'action : et je n'ai aucune raison de douter de l'exactitude de ce que dit le docteur Olbers, qui assure avoir obtenu un allongement considérable en attachant des fils aux muscles d'yeux de cochons et de veaux. Encore ne dit-il pas dans quelle direction l'axe était fixé et l'hypotonie de l'œil mort doit aussi contribuer à faciliter des changements, qui seraient impossibles chez le vivant. Le docteur Olbers cite une observation du professeur Wrisberg, concernant l'œil d'un homme qu'il croyait dépourvu de pouvoir accommodatif pendant son vivant et chez qui l'autopsie démontra l'absence d'un ou de plusieurs muscles oculaires, mais le défaut d'accommodation était loin d'être prouvé. — J'ai mesuré la distance de l'insertion du petit oblique jusqu'à l'insertion du nerf sur un œil humain ; elle était de 5,1^{mm} (0″,2) tandis que sa distance jusqu'à la macula mesurait moins de 2,5^{mm} (0″,1). Quoique les muscles obliques, pour certaines directions de l'axe visuel, forment presque un arc de grand cercle autour de l'œil, leur action serait plus apte à l'aplatir qu'à l'allonger. Nous admettrons donc, avec Winslow, qu'ils sont destinés à appuyer l'œil du côté, où les os sont plus faibles ; ils semblent aussi être disposés convenablement pour empêcher l'œil d'être trop retracté par l'action des muscles droits.

Même si l'on ne rencontrait pas de difficultés en essayant d'expliquer comment les muscles peuvent allonger l'œil, quelle que soit sa position, on devrait pourtant s'attendre à observer au moins de petites différences dans l'amplitude de l'accommodation pour les différentes directions du regard, directions qui peuvent différer de plus d'un angle droit ; mais l'optomètre montre qu'il n'y en a pas.

Le Dr. HOSACK[1] prétend qu'il pouvait au moyen d'une pression accommoder son œil à des objets rapprochés ; il ne semble pas avoir employé des méthodes bien exactes pour constater ce fait. Si l'observation est juste, la raison doit être cherchée dans une inflexion de la cornée.

Il n'y a pas de raisons pour insister sur l'hypothèse qui admet une action combinée d'un changement de courbure de la cornée et de la longueur d'axe, en même temps. Cette hypothèse jouit d'une grande popularité à cause de la manière ingénieuse et élégante, dont M. OLBERS l'a présentée et aussi parce qu'elle fut le dernier résultat des recherches de MM. HOME et RAMSDEN. Mais l'une ou l'autre des deux séries d'expériences que je viens de décrire, semble suffire pour la réfuter.

Je n'ai pas besoin de faire remarquer combien les idées de YOUNG sur l'action des muscles sont loin d'être justes. On sait que la graisse de l'orbite forme comme un coussin incompressible et que l'homme ne peut par conséquent pas rétracter le globe comme certains animaux. Les idées de YOUNG sur l'action des obliques ne sont pas très justes non plus, mais les raisons qu'il donne contre l'hypothèse qui attribue l'accommodation aux muscles externes sont néanmoins valables.

X. EXAMEN DES CHANGEMENTS DU CRISTALLIN

Observations faites sur des yeux aphaques

Il nous reste maintenant à examiner l'hypothèse qui attribue au cristallin le pouvoir de changer le foyer de l'œil. La grande objection contre cette hypothèse se base sur l'observation de personnes qui semblent avoir gardé le pouvoir accommodatif, quoique le cristallin ait été enlevé.

Bien que persuadé de l'exactitude des expériences décrites dans la CROONIAN LECTURE de 1795, mon ami M. WARE ne pouvait pourtant pas s'empêcher de croire que l'extraction du cris-

[1] *Phil. trans.* 1794, p. 212.

tallin devait diminuer le pouvoir accommodatif, en voyant l'avantage évident que ses opérés de cataracte trouvaient à employer deux différentes paires de lunettes. C'est cette observation et les indications que le docteur PORTERFIELD avait très bien données pour trancher la question, qui m'ont donné l'envie de répéter ces expériences avec différentes personnes, au moyen de l'instrument que j'ai décrit ci-dessus comme une modification de l'optomètre du Dr. PORTERFIELD : et je dois ici exprimer ma reconnaissance envers M. WARE de la libéralité avec laquelle il a mis à ma disposition ceux de ses nombreux malades qu'il pensait les plus aptes à ces expériences. Il n'est pas nécessaire de donner la liste de toutes ces expériences. Mais le résultat fut le contraire de ce à quoi je m'attendais en commençant mes recherches : *la distance focale d'un œil privé du cristallin est absolument invariable.*

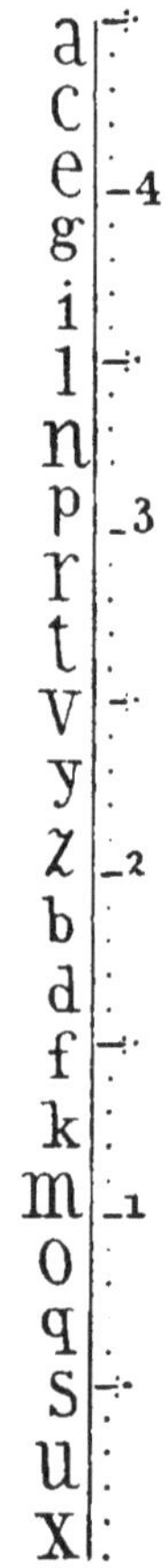

a c e g i l n p r t v y z b d f k m o q s u x

–4 –3 –2 –1

Fig. 61
L'échelle du petit optomètre.

Les observations suivantes, que j'ai choisies parmi les plus probantes, le montrent avec évidence.

1° M. R..... peut lire à une distance variant de quatre à six pouces avec le même verre. Il voyait l'entre-croisement de la ligne double à une distance de trois pouces et toujours au même point. Mais sa cornée était un peu irrégulière et la vision n'était pas très distincte. Je n'avais pas non plus un appareil très convenable à ma disposition à l'époque où je l'ai observé. Plus tard je me servis d'un petit optomètre (Fig. 61), muni d'une lentille de moins de deux pouces de distance focale. Le long de la ligne j'avais ajouté une série de lettres, qui ne suivaient pas l'ordre alphabétique ; elles étaient dessinées [en anamorphose] de manière à être aussi visibles que possible sous une faible inclinaison. La forte lentille a l'avantage de rendre les lignes plus divergentes et l'entre-croisement plus distinct ; les lettres servaient à faciliter l'indication de la distance de l'entre-croisement ; elles permettaient en même temps de juger l'étendue en deçà et au delà de l'endroit de la vision distincte, où les malades pouvaient encore distinguer les objets.

2) L'œil de M. J.... n'était pas très favorable à l'expérience [avec la ligne], mais il semblait pouvoir distinguer des lettres à une distance de deux pouces et demi et aussi à moins d'un pouce. Je pensai donc d'abord qu'il possédait encore un reste d'accommodation. Mais plus tard je me souvins qu'il avait reculé son œil considérablement pour voir les lettres rapprochées. Il clignait aussi des paupières et la pupille se contractait sans doute en même temps, car, même dans un œil normal, une telle contraction accompagne toujours le changement du foyer. — Je n'employai pas le curseur de l'optomètre.

3) Miss H...., une jeune fille d'environ vingt ans, avait une très petite pupille ; je n'eus pas l'occasion de l'examiner avec le petit optomètre ; mais quand elle avait vu un objet double à travers les fentes, il ne lui était pas possible, malgré tous ses efforts, de le voir simple, tant qu'il se trouvait à la même distance. Pour voir des objets éloignés, elle se servait d'une lentille de quatre pouces et demi, avec laquelle elle pouvait lire à une distance variant entre douze et cinq pouces. Pour voir des objets plus rapprochés, elle ajoutait une autre lentille de la même force. Avec cette combinaison elle pouvait lire à une distance variant entre sept pouces et deux pouces et demi.

4) Hanson, charpentier, âgé de 64 ans. On avait fait l'extraction de la cataracte à l'un de ses yeux, il y avait quelques années. La pupille était grande et noire, et il voyait bien pour son travail avec une lentille de deux pouces et trois huitièmes ; il pouvait lire à huit et à quinze pouces, mais le meilleur endroit était à une distance de onze pouces. — Avec le même verre, les lignes de l'optomètre semblaient toujours se rencontrer à onze pouces ; mais il ne pouvait pas remarquer qu'elles s'entre-croisaient, la ligne étant trop forte, et l'intersection trop éloignée. Plus tard je répétai

12

l'expérience avec le petit optomètre : il lisait les lettres qui se trouvaient entre deux pouces et trois pouces, mais l'entre-croisement des lignes se trouvait toujours à deux pouces et demi.

Il comprenait maintenant parfaitement, de quoi il s'agissait et voyait l'entre-croisement avec une netteté parfaite. Une seule fois il indiqua l'entre-croisement des lignes à un dixième de pouce plus près, mais je remarquai qu'il avait reculé son œil du verre, de deux ou trois dixièmes de pouce, ce qui suffit pour expliquer la petite différence.

5) Malgré l'âge de Hanson, je le considère comme un sujet se prêtant très bien à ces expériences. Mais l'œil de Mrs. Maberly était encore plus irréprochable. Elle a environ 30 ans et a été opérée par extraction, il y a quelques années ; l'œil droit est le meilleur. Elle sort sans verres et lit et travaille facilement avec un verre d'environ quatre pouces. Dans le petit optomètre elle pouvait distinguer les lettres qui se trouvaient entre un pouce et deux pouces et demi, mais l'entre-croisement se trouvait toujours au même point, à environ un pouce et neuf dixièmes.

Une partie de la capsule traversait la pupille et lui faisait voir les objets éloignés dédoublés, lorsqu'elle les regardait sans lunettes. Aucun effort ne pouvait alors rapprocher les deux images, mais elle pouvait les rendre plus distinctes, sans doute par la contraction de la pupille. Les expériences avec l'optomètre furent faites en présence de M. Ware et exécutées avec beaucoup de patience et de persévérance ; elle n'était pas prévenue de ce qu'elle devait voir, pour ne pas influencer sa réponse.

En considérant combien il est difficile de trouver un œil qui se prête bien à ces expériences, on doit trouver ces preuves assez satisfaisantes. Mais puisqu'un argument positif compte plus que beaucoup de négatifs, pourvu qu'il soit bien vérifié, il est nécessaire d'examiner les preuves d'après lesquelles on a cru devoir attribuer du pouvoir accommodatif à l'œil de Benjamin Clerk, dans la *Croonian lecture* de 1794 ; et il me semble que la distinction entre la vision distincte et la vision parfaite, établie depuis

Critique d'observations antérieures

longtemps par le docteur JURIN, suffit pour réduire toutes ces preuves à rien. Il est évident qu'on n'a pas besoin de changer le foyer de l'œil pour rendre la vision distincte à une distance quelconque, si l'on regarde à travers une ouverture suffisamment petite, pourvu qu'elle laisse passer une quantité suffisante de lumière. Or, il est à remarquer que, comparée à l'autre œil, l'ouverture [pupillaire] de l'œil opéré était considérablement réduite. Avec une ouverture [pupillaire] de 1,9mm [3/40″] BENJAMIN CLERK pouvait lire à 1 7/8″ et à 7″ avec le même verre. Moi, je peux lire à un pouce et demi et à trente pouces avec la même ouverture, et en maintenant mon œil en état de repos complet, je peux lire à une distance de deux pouces et un quart, ce qui correspond à une différence aussi grande que celle qui fut observée pour l'œil de BENJAMIN CLERK. — Il n'est pas non plus sans importance de noter que SIR HENRY ENGLEFIELD, ainsi que les autres observateurs, étaient très étonnés de l'exactitude avec laquelle l'œil se montrait toujours adapté pour la même distance dans les différentes expériences auxquelles il fut soumis. Cette circonstance rend déjà très probable que la vision n'était parfaite qu'entre des limites très étroites.

Preuves directes de l'accommodation cristallinienne

Jusqu'à présent j'ai essayé de montrer les inconvénients des autres hypothèses et d'écarter les objections contre l'idée d'un changement de forme du cristallin. Maintenant je décrirai deux expériences qui, d'une part ne sont pas loin de valoir des preuves mathématiques de l'existence d'un tel changement, et qui, d'autre part, expliquent en grande partie son origine et la manière dont il s'effectue.

J'ai déjà décrit les formes sous lesquelles on voit un petit point lumineux observé successivement à différentes distances de l'œil non accommodé. Ici je rappelle seulement que lorsque le point se trouve en dehors du foyer le plus éloigné [remotum], il prend la forme qu'on désigne en général comme celle d'une étoile, la partie centrale étant bien plus lumineuse que le reste (Fig. 43—46). Lorsque l'œil diminue sa distance focale, l'image imparfaite s'agrandit ; mais, outre cette conséquence nécessaire, on remarque,

que la manière dont la lumière est distribuée change considérablement : le bord est bien plus éclairé que le milieu, de manière à ce que le tout ressemble à un anneau ovale (Fig. 62). Si je regarde [le point lumineux éloigné] à travers les fentes de l'optomètre, les ombres me paraissent parfaitement droites, tant que l'œil reste en état de repos; elles divisent l'ovale lumineux en bandes parallèles, dans n'importe quelle direction (Fig. 63, 65). Mais aussitôt que j'accommode, elles deviennent courbes, et cela d'autant plus qu'elles sont plus éloignées du centre (Fig. 64, 66). — Si au contraire le point lumineux se trouve bien en dedans du foyer, l'accommodation augmente l'éclat du centre et diminue celui du bord. On observe les mêmes phénomènes après avoir neutralisé l'action de la cornée en plongeant l'œil dans l'eau, et la seule manière imaginable de se rendre compte du changement est d'admettre que les parties centrales du cristallin deviennent plus convexes que les parties périphériques. Il est

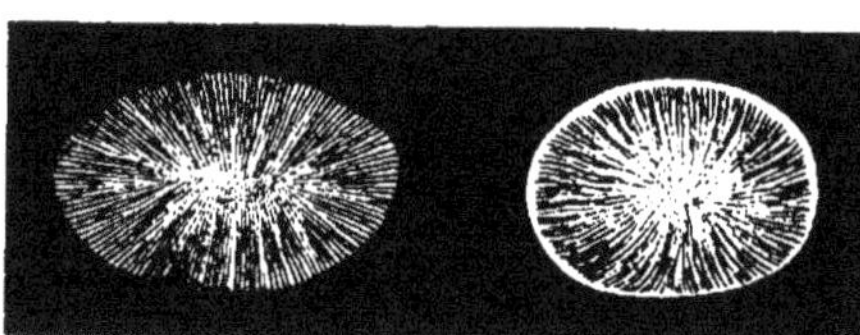

Fig. 45 Fig. 62

Fig. 45. Image d'un point très éloigné vu par mon œil droit.

Fig. 62. Aspect d'un point lumineux éloigné, l'œil étant accommodé pour un point très-voisin.

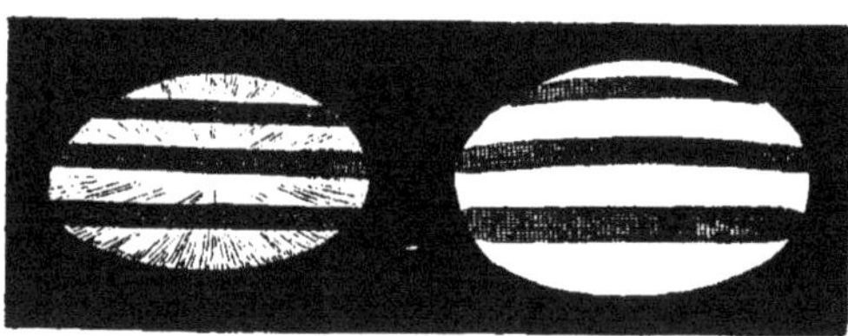

Fig. 63 Fig. 64

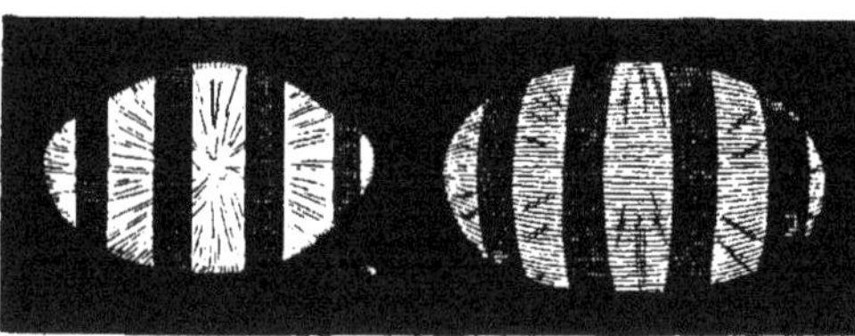

Fig. 65 Fig. 66

Fig. 63, 65. Ombres que forment des fils parallèles dans l'image d'un point éloigné, l'œil étant en état de repos.

Fig. 64, 66. Les mêmes ombres rendues courbes par un changement de la forme du cristallin.

absolument impossible qu'un changement de la distance de la rétine sans changement de la réfraction du cristallin puisse produire la courbure de ces ombres, qui en état de repos sont parfaitement droites ; l'application de l'eau montre que ni la forme ni la situation relative de la cornée ne jouent là aucun rôle.

L'optomètre confirme pleinement cette explication. En regardant à travers les quatre fentes, sans accommodation, je vois toujours les lignes se rencontrer en un point, mais lorsque je rapproche l'intersection par un effort d'accommodation, les deux lignes extérieures se rencontrent à une distance bien plus grande que les lignes internes, et les deux lignes du même côté s'entre-croisent à une distance encore plus grande (Fig. 67).

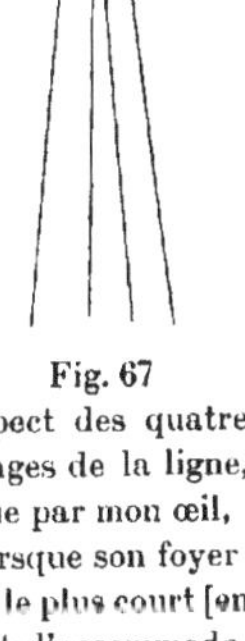
Fig. 67
Aspect des quatre images de la ligne, vue par mon œil, lorsque son foyer est le plus court [en état d'accommodation maxima].

Cette expérience ne réussira pas pour tous les yeux : on ne peut pas s'attendre à ce qu'un tel défaut soit général ; mais un seul cas suffit pour établir l'argument, même si l'on n'en trouve pas un deuxième. Je ne doute pas, du reste, qu'on observerait très souvent l'aberration chez des personnes qui ont de grandes pupilles. L'œil du docteur Wollaston ne montrait pas ces phénomènes, mais M. Koenig décrivit sans être prévenu les intersections exactement comme je les vois. Il est plus facile de déterminer la réfraction latérale en couvrant les parties centrales de la pupille avec un bande pointue de carton et en déterminant le point d'entre-croisement le plus rapproché des lignes, vues par les parties périphériques seulement. Lorsque l'intersection la plus éloignée était à 38, je pouvais la rapprocher à 22 avec deux fentes étroites ; tandis qu'avec la bande de carton je ne pouvais la porter que jusqu'à 29. Ces faits nous permettent de déterminer assez exactement la forme que prend le cristallin, en admettant que les deux surfaces subissent des changements de courbure proportionnels, et en prenant pour bases les dimensions que nous avons déjà admises : car avec les aberrations latérales ainsi données, la Prop. III nous permet de trouver les sous tangentes à environ [1/10″] 2,5mm de l'axe, et nous avons déjà trouvé que les rayons de courbure des sommets doivent être d'environ 5,33mm et 3,81mm [0″,21 et 0″,15] (page 160). Il s'ensuit que la surface antérieure doit être une partie d'un hyperboloïde dont le grand axe est d'environ 127mm [50″] ; la surface postérieure aurait une forme presque parabolique. Ainsi le changement peut s'effectuer sans aucune diminution du diamètre transversal, et l'allongement de l'axe du cristallin ne dépasse pas 0,5mm [0″,02]. Avec notre supposition, ce serait surtout la surface postérieure qui se bomberait, de manière à ce que la forme du cristallin accommodé fût à peu près celle de la fig. 69, l'état de repos étant représenté par la fig. 68. Pourtant, si l'on trouvait pré-

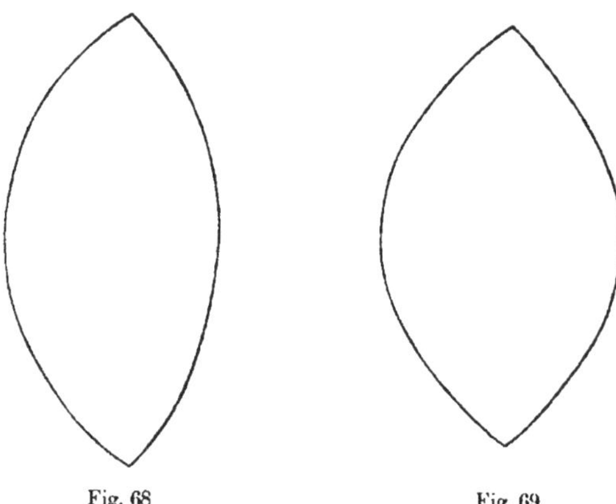

Fig. 68 Fig. 69

Fig. 68. *Contours du cristallin en état de repos.*

D'après des observations faites avec mon propre œil, comparées avec les mesures de M. Petit, et en admettant que l'état du cristallin mort corresponde à l'état de repos.

Fig. 69. *Contours du cristallin ayant subi un changement qui suffit pour produire la distance focale minima de l'œil* [c'est-à-dire en état d'accommodation maxima].

férable d'admettre un changement plus grand de la surface antérieure, à cause de la rigidité des parties internes ou pour d'autres raisons, il n'est pas impossible que ce changement ne puisse avoir lieu sans que la surface vienne toucher à l'iris ; il est possible aussi qu'elle pousse cette membrane un peu en avant sans aucun changement visible de l'aspect extérieur de l'œil.

On sait que Hueck a plus tard réussi à observer la protrusion de l'iris pendant l'accommodation, en faisant diriger le regard de l'observé vers une surface lumineuse, le ciel par exemple, et en lui faisant faire un puissant effort d'accommodation. D'après Volkmann, le phénomène était très prononcé dans l'œil de Hueck lui-même.

Il est facile de comprendre pourquoi et dans quels cas ce défaut de la réfraction latérale doit exister, si l'on considère la manière dont le cristallin est attaché à sa capsule vers le bord. Car, si la courbure près de l'axe augmente considérablement, cette augmentation de courbure ne peut pas se continuer très loin vers le bord, sans que le diamètre du cristallin diminue et sans que les ramifications que le corps ciliaire envoie dans le cristallin (voir page 203) se déchirent. Il ne semble pas non plus que la contraction pupillaire frappante, qui accompagne tout effort de voir de près, soit explicable autrement que par la nécessité d'exclure les rayons latéraux et de prévenir ainsi la confusion de l'image, qui résulterait de leur réfraction insuffisante.

Cette note, que Young a ajoutée à la deuxième édition, perd son importance du moment que les ramifications en question n'existent pas.

Ces dernières expériences de Young ne semblent jamais avoir été bien comprises ; en tout cas elles n'ont attiré que très peu d'attention. v. Helmholtz est, à ce que je sache, le seul qui les ait répétées, et cela sans succès. Comme j'ai l'intention de traiter ces questions dans un travail spécial[1], je me bornerai ici à faire les remarques nécessaires pour faire comprendre les expériences de Young, et à mentionner quelques observations personnelles qui confirment les siennes.

On sait que les surfaces sphériques ainsi que nos lentilles ordinaires sont plus réfringentes vers le bord, ce qui constitue *l'aberration de sphéricité*. Dans la figure 70 j'ai représenté la réfraction que subissent des rayons parallèles qui rencontrent une surface sphérique séparant deux milieux dont les indices sont dans le rapport 3 : 2 (verre et l'air). On voit que les rayons périphériques rencontrent l'axe plus près de la surface que ne font les rayons centraux.

Faisons maintenant l'expérience suivante. Plaçons une flamme à quelques mètres de distance, et après avoir formé l'image de la flamme

[1] Etude sur le mécanisme de l'accommodation. Arch. de physiologie. Janv. 1894.

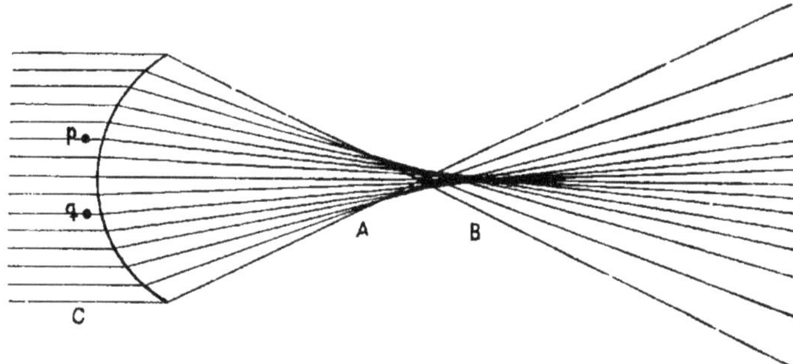

Fig. 70. T.
Réfraction d'un faisceau de rayons parallèles par une surface sphérique. Aberration de sphéricité. En *A* les rayons sont entassés vers le bord, en *B* vers l'axe du faisceau.
p. q. Deux aiguilles.

sur l'écran au moyen d'une lentille de 15 ou 20 dioptries, éloignons un peu la lentille. L'image de la flamme se change alors en un cercle de diffusion, et on remarquera que la lumière n'est pas régulièrement distribuée sur toute la surface, le centre étant bien plus brillant que la périphérie. — Si, au contraire, on rapproche la lentille de l'écran, c'est le bord de la tache lumineuse qui est brillant, le milieu étant bien plus sombre. — La figure 70 nous en donne l'explication : on voit en effet qu'à *A* les rayons sont entassés vers le bord, à *B* vers le milieu.

Répétons ensuite l'expérience en plaçant devant la lentille une aiguille à tricoter ; on remarquera que l'ombre que forme l'aiguille dans le cercle de diffusion n'est droite que tant que la position de l'aiguille correspond à un diamètre de la lentille ; autrement l'ombre est courbe, tournant sa concavité vers le milieu, lorsque l'écran se trouve en dedans du foyer, tandis que le contraire a lieu lorsque l'écran est au delà du foyer. Sa déformation est plus prononcée dans le dernier cas. — On appelle la première déformation, *déformation en barillet,* et la deuxième, *déformation en croissant,* expressions, dont on comprend la justesse, surtout si, au lieu d'une seule aiguille on se sert de plusieurs, placées parallèlement.

C'est encore l'aberration de sphéricité qui est la cause de ces phénomènes. Figurons-nous en effet la surface de la lentille divisée en zones concentriques de largeur égale. Une section quelconque du faisceau réfracté montrerait alors des zones analogues, mais elles ne seraient pas de largeur égale. Dans une section faite en *B* (Fig. 70), au delà du foyer, les zones augmenteraient de largeur vers la périphérie, tandis que dans une section faite en *A* c'est le contraire qui aurait lieu. — Dans la fig. 71, I montre une section du faisceau avant la réfraction, divisée en zones concentriques de largeur égale. Les deux droites représentent deux aiguilles. II représente une section du faisceau entre la surface et le foyer. On voit que les cercles périphéri-

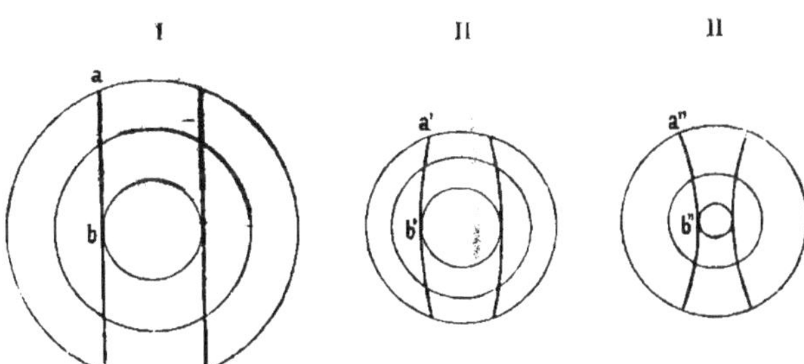

Fig. 71. T.
Déformation des ombres, II *en barillet,* III *en croissant.*
Sections successives du faisceau de la fig. 70.
La section I est supposée faite en *C* (Fig. 70);
la section II en *A*, et la section III en *B*, les deux dernières grossies.
ab Une aiguille. *a'b'* et *a''b''* ses ombres.

ques sont plus rétrécis que les cercles centraux, et l'on conçoit que le point *a'* soit relativement plus rapproché au centre que le point *b'*, ce qui donne à la ligne sa forme courbe. Enfin III représente une section au delà du foyer.

On comprend maintenant, sans autre explication, que si l'aberration était corrigée de manière à ce que tous les rayons vinssent se rencontrer en un foyer complet, les cercles de diffusion seraient uniformément éclairés, les zones resteraient de largeur égale et les ombres garderaient leur direction droite. Si l'on surcorrige l'aberration, on aura tous les phénomènes décrits ci-dessus, mais en ordre inverse.

Je n'ai pas besoin d'insister sur l'analogie entre les observations de Young et ces expériences. En observant un point éloigné à travers ses fentes en laissant l'œil en repos, Young voyait les ombres parfaitement droites, d'où il tirait la conclusion que son œil était exempt d'aberration. Les figures 43—46 pourraient pourtant sembler indiquer qu'il en avait un léger degré. — J'ai répété cette expérience avec un certain nombre de personnes en me servant d'une petite grille, analogue aux fentes de Young ; rendu légèrement myope, le sujet regardait une flamme éloignée. J'ai ainsi été à même de constater des différences assez grandes. Environ la moitié de mes observés, parmi lesquels les Drs. Parent et Chibret, voyaient les ombres droites, et n'avaient par conséquent pas d'aberration sensible, au moins tant que la pupille n'était pas dilatée. La plupart des autres voyaient la déformation *en croissant* plus ou moins prononcée. Les figures 72 I et 73 I en montrent des exemples. M. Trépied, le savant directeur de l'observatoire d'Alger, voyait les ombres droites, la grille étant placée

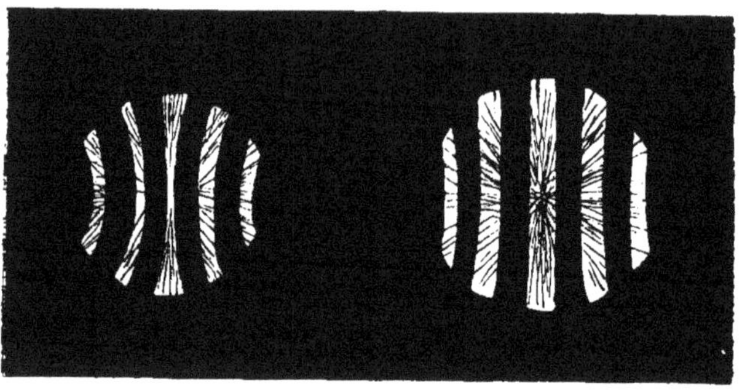

I Fig. 72. T. II

Fig. 72. I. *Déformation des ombres en croissant dans un œil à forte aberration de sphéricité.* — Repos

II. Même œil accommodé. L'aberration est presque corrigée pendant l'accommodation.

(Œil droit du docteur Antonelli, emmétrope. Avec + 4,5. Flamme à l'infini.)

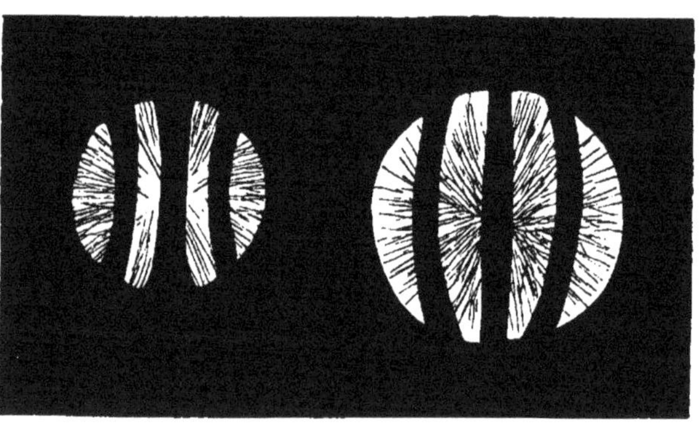

I Fig. 73. T. II

Fig. 73. *Déformation en croissant (I), changeant en déformation en barillet (II) pendant l'accommodation.*

(Œil droit de Mme T..... Myopie de 6 dioptries. Sans verre. Flamme à l'infini.)

verticalement, mais en la plaçant horizontalement, il remarquait une déformation *en croissant* assez prononcée. L'aberration était donc corrigée dans le méridien horizontal, mais pas dans le méridien vertical.

Les cas de ce genre sont remarquables. Si l'on suppose l'espace pupillaire divisé en zones concentriques, il en résulte un astigmatisme différent dans les différentes zones, ce qui dans certains cas peut faire croire à un spasme astigmatique (Voir TSCHERNING, *L'influence de l'aberration de sphéricité sur la réfraction de l'œil*. Arch. d'ophthalm. 1890). — Quelques-uns, parmi lesquels mon maître M. JAVAL observaient au contraire une légère déformation *en barillet* (Fig. 74), ce qui indique une surcorrection de l'aberration — et j'ai même observé quelques cas très curieux où les ombres centrales

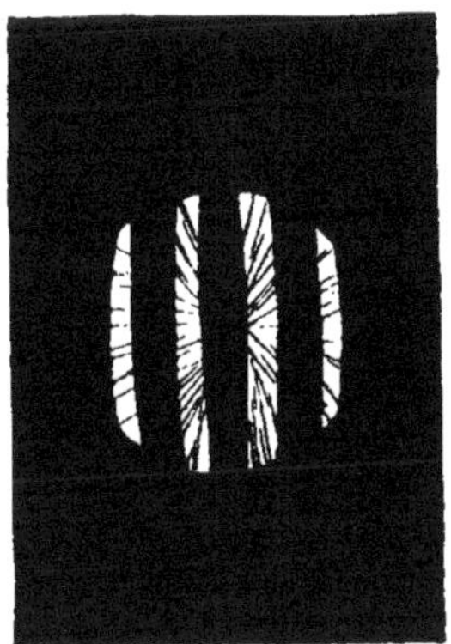

Fig. 74. T. 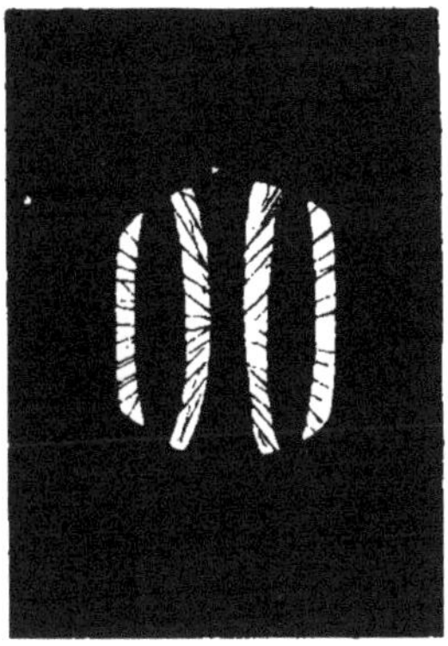 Fig. 75. T.

Fig. 74. *Déformation des ombres en barillet dans un œil à aberration surcorrigée.*
(Œil droit de M. G..... Myopie de 8 dioptries ; avec + 3,5. Flamme à l'infini.)

Fig. 75. *Déformation mixte*, en croissant au milieu, en barillet vers la périphérie, indiquant une surcorrection des parties périphériques.
(Œil droit de Mme S....., emmétrope, avec + 3,5. Flamme à l'infini.)

étaient déformées *en croissant*, les ombres périphériques *en barillet* (Fig. 75). Ceci est probablement dû à une forme spéciale de la cornée, où la partie centrale est presque sphérique, et où l'aplatissement vers la périphérie survient brusquement.

L'examen de la distribution de la lumière dans les cercles de diffusion confirmait en général le résultat de l'examen à la grille (Fig. 76).

L'optomètre de YOUNG fournit une troisième méthode pour constater l'existence de l'aberration. La figure 77, I montre la forme que prend la ligne, vue à travers les quatre fentes, lorsque l'œil a une aberration prononcée. En comparant cette figure à la fig. 67 de YOUNG, on voit que ce dernier a réussi cette expérience beaucoup mieux que j'ai pu le faire. Dans sa figure, les quatre lignes restent distinctes partout, tandis que dans la mienne elles se confondent vers

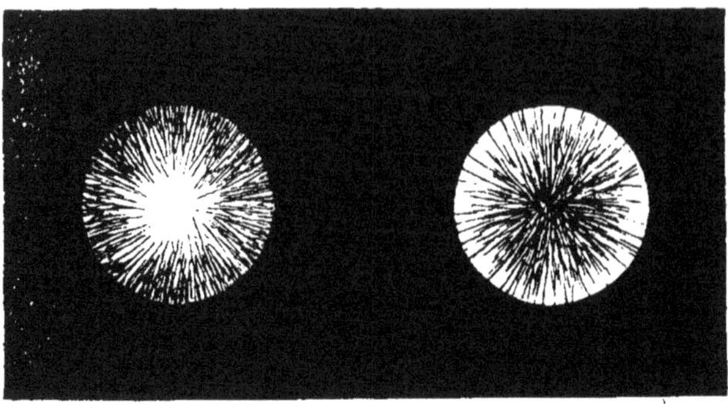

I Fig. 76. T. II

Fig. 76. Distribution de la lumière du cercle de diffusion dans un œil à forte aberration (Antonelli). I avec + 4,5. II avec — 7,00.

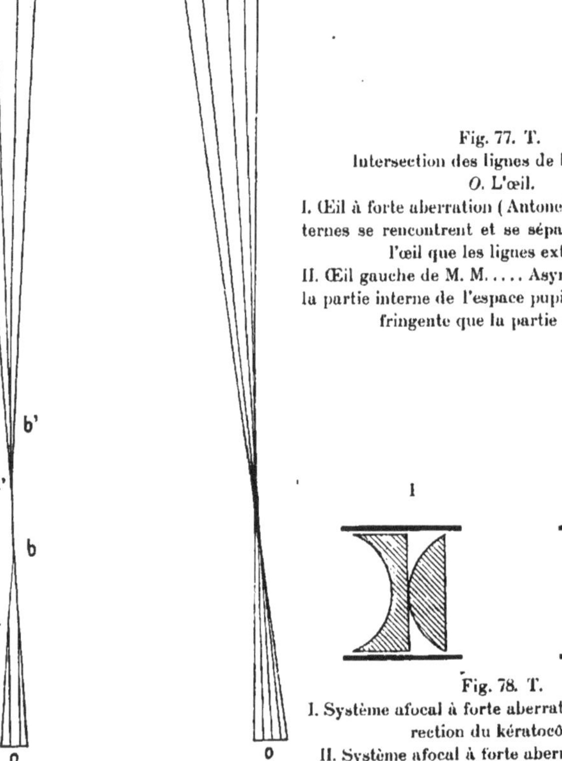

Fig. 77. T.

Fig. 77. T.
Intersection des lignes de l'optomètre.
O. L'œil.
I. Œil à forte aberration (Antonelli). Les lignes internes se rencontrent et se séparent plus loin de l'œil que les lignes externes.
II. Œil gauche de M. M..... Asymètrie prononcée; la partie interne de l'espace pupillaire est plus réfringente que la partie externe.

Fig. 78. T.
I. Système afocal à forte aberration (pour la correction du kératocône).
II. Système afocal à forte aberration négative.

le foyer. C'est probablement la faute de mon instrument : la ligne doit avoir été trop épaisse et les fentes trop larges [1]. Mais on voit très bien sur ma figure que l'intersection des deux lignes centrales *bb'* est située plus loin que celle des deux lignes périphériques, *aa'*. Les parties périphériques de l'espace pupillaire étaient donc plus myopes que les parties centrales. Pour avoir une idée de la manière dont un œil à aberration surcorrigée verrait la ligne, on n'a qu'à retourner la figure. — La Fig. 77 II représente un autre cas plus irrégulier, où la cornée était probablement le siège d'une asymétrie prononcée.

Il est évident qu'on peut mesurer le degré d'aberration par cette méthode ; il s'exprime simplement par la différence entre la réfraction centrale et la réfraction périphérique. Pour avoir une bonne mesure il faudrait, pourtant, que l'expérience réussît mieux qu'il ne m'est arrivé jusqu'à présent. — On pourrait aussi en mesurer le degré au moyen de la déformation des ombres, si l'on avait une série de lentilles à aberration différente ; le degré de l'aberration s'exprimerait alors par la lentille correctrice, comme cela se fait pour les autres anomalies de réfraction. A cet effet on peut employer ou des ménisques, ou une combinaison de deux lentilles, l'une plan-convexe et l'autre plan-concave (Fig. 78). C'est aussi à ces moyens qu'il faudrait avoir recours, si l'on voulait essayer de corriger l'aberration, et c'est à mon avis le seul moyen rationnel pour corriger le kératocône, exemple le plus prononcé que nous ayons d'aberration surcorrigée. Dans beaucoup de cas de kératocône, la courbure de la cornée n'est malheureusement pas assez régulière pour qu'on puisse s'attendre à une grande amélioration. Je possède des lentilles de cette sorte, mais je n'ai pas encore eu l'occasion de les essayer. — J'ajoute que l'existence de l'aberration de sphéricité peut encore être démontrée par la skiascopie. Le phénomène que M. Bitzos a décrit dans son traité de skiascopie sous le nom d'ombre paracentrale est un effet dû à l'aberration.

J'arrive maintenant à l'observation qui me semble la plus remarquable de toutes, celle qui concerne le changement de l'aberration pendant l'accommodation. Young en cite trois preuves : 1° la déformation des ombres *en barillet* (Fig. 63—66) ; 2° le changement de la distribution de la lumière dans le cercle de diffusion qui prend la forme d'anneau (Fig. 62) et 3° les mesures optométriques (Fig. 67) auxquelles je reviendrai tout à l'heure.

Il faut remarquer maintenant que l'expérience ne réussissait ni à Wollaston ni à v. Helmholtz et qu'elle ne me réussit qu'imparfaitement à moi-même. Or, à juger d'après son amplitude d'accommodation

[1] Je l'avais construit moi-même. L'instrument avec lequel Young fit tant de merveilleuses découvertes semble maintenant complètement oublié. Un des premiers opticiens de Londres a répondu à ma demande qu'il ne l'avait pas et qu'il n'en avait jamais entendu parler !

(6 Dioptries, v. page 159), WOLLASTON était déjà un peu âgé quand il a entrepris l'expérience, et je ne suis pas non plus de la première jeunesse (38 ans) ; je ne crois donc pas me tromper en admettant, que si v. HELMHOLTZ ne l'a pas réussie, c'était à cause de son âge déjà un peu avancé, car j'ai vu ***réussir l'expérience avec tous les jeunes gens avec lesquels je l'ai essayée.*** Le phénomène semble même très frappant et le changement va toujours dans le même sens. Ceux qui, en état de repos, voient les ombres fortement déformées *en croissant*, indiquent que la courbure s'efface à peu près ou complètement (Fig. 72) ;

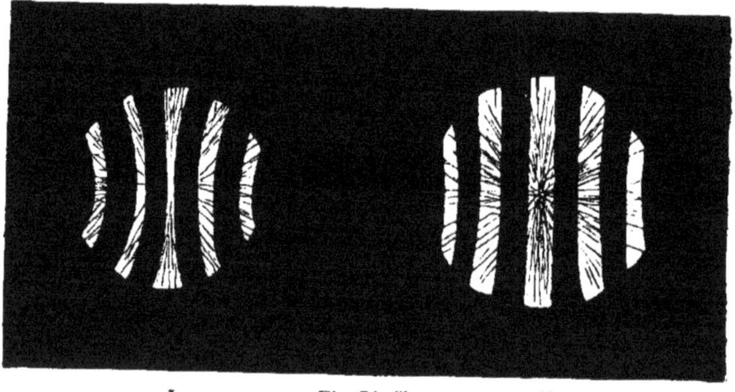

I Fig. 72. T. II

Fig. 72. I. *Déformation des ombres en croissant dans un œil à forte aberration de sphéricité.* — Repos.

II. Même œil accommodé. L'aberration est presque corrigée pendant l'accommodation (Œil droit du docteur ANTONELLI, emmétrope. Avec + 4,5. Flamme à l'infini.)

ceux qui n'ont qu'une légère déformation *en croissant* voient les courbes changer subitement de sens (Fig. 73), et ceux qui voient les ombres

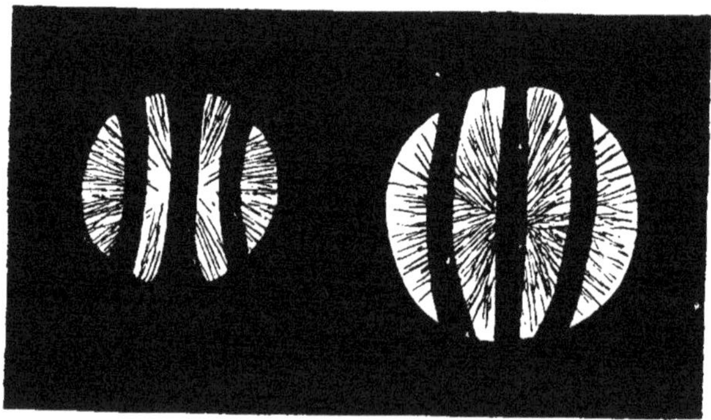

I Fig. 73. T. II

Fig. 73. *Déformation en croissant (I), se changeant en déformation en barillet (II) pendant l'accommodation.*

(Œil droit de Mme T..... Myopie de 6 dioptries. Sans verre. Flamme à l'infini.)

droites ou légèrement déformées *en barillet* pendant le repos, observent une forte déformation *en barillet* (Fig. 63 à 66, YOUNG). *Le changement indique donc dans tous les cas une forte tendance à corriger ou à surcorriger l'aberration.* — L'entre-croisement des lignes de l'optomètre montre un changement analogue (Fig. 67, 79).

J'ai déjà dit que je n'ai pas encore pu faire des mensurations de l'aberration, faute d'instruments, et je n'ai par conséquent pas pu contrôler les mesures de YOUNG. D'un côté son résultat est si surprenant, qu'on pourrait être tenté de croire à une exagération, mais de l'autre si l'on pense à l'exactitude vraiment merveilleuse de ses autres mensurations, il y a tout lieu de croire qu'il ne s'est pas trompé.

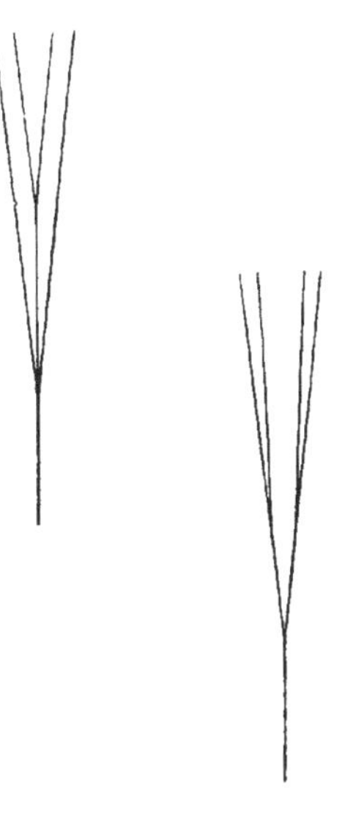

0 0

Fig. 79. T.
Intersection des lignes de l'optomètre ; Partie la plus éloignée Demi-schématique.
(Œil droit de Mme T....)
O. Place de l'œil.
I. Repos. Aberration prononcée.
II. Accommodation. Aberration surcorrigée.

Les expressions de YOUNG sont à cet endroit encore plus obscures qu'ailleurs, et j'ai même dû résoudre des équations à plusieurs inconnues, pour arriver à me faire une idée de la manière dont il a exécuté ses mesures. Il semble que l'instrument dont il s'est servi ait été autrement divisé que celui décrit page 112. Il est probable que YOUNG regardait à travers une lentille de 4″ et que l'instrument était divisé en treizièmes de pouce, ou, si l'on admet que les mesures ne concordaient pas tout à fait avec celles citées avant, en douzièmes (lignes). Mais ce qui n'est pas douteux, c'est le rapport qu'il a trouvé entre l'accommodation centrale et l'accommodation périphérique.

Soient p ses divisions, quelles qu'elles soient; d'après ses mesures, l'accommodation centrale pouvait alors s'exprimer par $\frac{1}{22p} - \frac{1}{38p}$ et l'accommodation périphérique par $\frac{1}{29p} - \frac{1}{38p}$; le rapport entre elles serait donc

$$\frac{\frac{1}{29} - \frac{1}{38}}{\frac{1}{22} - \frac{1}{38}} = 0{,}43.$$

L'accommodation centrale étant de 9,8 D, l'accommodation périphérique équivaut à 4,2 D, et le „proximum périphérique" se trouverait être à 122,4mm.

Young *est donc arrivé à la conclusion surprenante que l'accommodation centrale dépassait l'accommodation périphérique de 5,6 D ou de plus de la moitié !*

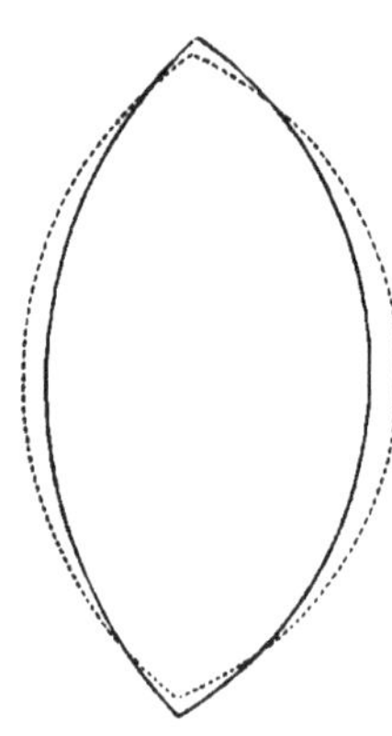

Fig. 80. T.
Les figures 68 et 69 superposées.

Pour expliquer le phénomène, Young admettait que les surfaces s'aplatissaient vers la périphérie pendant l'accommodation, en se rapprochant de la forme des surfaces du second degré. Les figures 68 et 69 montrent comment Young se figurait les deux formes du cristallin. Pour faciliter la comparaison, je les ai dessinées l'une sur l'autre dans la fig. 80.

Examinons un peu cette hypothèse et voyons d'abord comment se fait la réfraction en un point donné d'une surface du second degré, en admettant que le point lumineux se trouve sur l'axe.

Soit *BDE* une section de la surface que nous admettons de rotation. Soit *AF* l'axe, *A* un point lumineux et *AB* un rayon qui vient rencontrer la surface en *B* ; il se réfracte en se rapprochant de la normale *BG* d'après la loi de Descartes, et vient couper l'axe en *F*, foyer conjugué de *A*. — Il est évident qu'on obtiendrait exactement le même résultat en remplaçant la courbe par un cercle tracé autour du point *G* comme

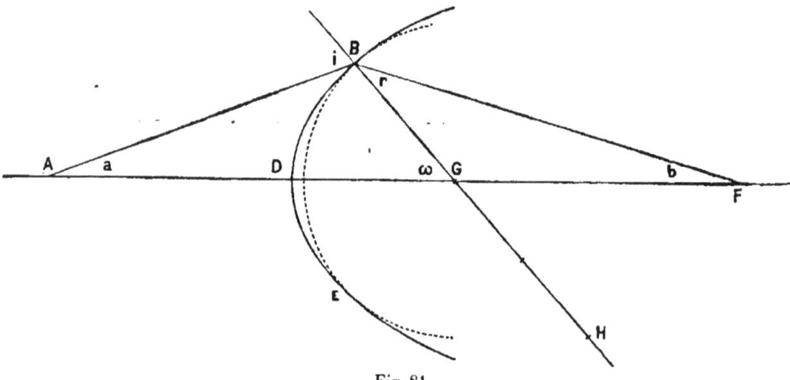

Fig. 81
Réfraction à travers une surface parabolique.
A. Point lumineux. *F*. Son image. *BG*. Normale. *BH*. Rayon de courbure.

centre avec la normale *BG* comme rayon. Pour notre raisonnement c'est donc la normale *BG* qui nous intéresse, et non le rayon de courbure *BH*, comme on pourrait le croire.

Pour déterminer la normale à l'hyperbole à laquelle Young compare la section de la cristalloïde antérieure, nous avons 1° le rayon de courbure au sommet, $\varrho_0 = 21$ centièmes, 2° le grand axe $2a = 50$ centièmes, et 3° l'ordonnée du point B, $y = 10$ centièmes, ce qui donne pour la normale la valeur

$$N = \sqrt{\varrho_0^2 + y^2 + \frac{\varrho}{a} y^2} = 25 \text{ centièmes ;}$$

pour la parabole on a $\varrho_0 = 15$ centièmes, $y = 10$ centièmes et

$$N = \sqrt{\varrho_0^2 + y^2} = 18 \text{ centièmes.}$$

Le petit tableau suivant donne les valeurs en millimètres

		Surface antérieure	Surface postérieure
Repos	Rayon	$7{,}62^{mm}$	$5{,}59^{mm}$
Accommodation	Rayon central	$5{,}33^{mm}$	$3{,}81^{mm}$
	Normale à $2{,}54^{mm}$ de l'axe	$6{,}35^{mm}$	$4{,}57^{mm}$

On remarque que le rapport entre les chiffres de la surface antérieure et ceux de la surface postérieure est partout le même (environ 1,4), comme Young l'avait admis.

Young était arrivé à ce résultat en partie au moyen de sa proposition III, en partie probablement en tâtonnant. Nous allons maintenant nous rendre compte jusqu'à quel point son hypothèse peut expliquer les faits. Nous allons le faire, en suivant la marche d'un rayon périphérique, ce qui est souvent plus facile que de se servir des formules d'aberration, qui, de plus, donnent aussi un résultat moins exact.

Il est évident qu'en prenant les données de Young comme base pour notre calcul et en admettant que le point lumineux se trouve au „proximum périphérique", nous devons trouver que l'image se forme sur la rétine, si l'hypothèse de Young était juste.

Désignons par
ω le demi-angle d'ouverture (Fig. 81),
i l'angle d'incidence,
r l'angle de réfraction,
a l'angle que forme le rayon incident avec l'axe,
b l'angle que forme le rayon réfracté avec l'axe.

L'indice $_1$ ajouté à un de ces chiffres indique qu'il se rapporte à la cornée, tandis que les indices $_2$ et $_3$ désignent les cristalloïdes. En admettant une demi-ouverture de $2{,}54^{mm}$ pour chacune des trois surfaces, on a

$$sin\,\omega_1 = \frac{2{,}54^{mm}}{7{,}872^{mm}},\ sin\,\omega_2 = \frac{2{,}54^{mm}}{6{,}35^{mm}},\ sin\,\omega_3 = \frac{2{,}54^{mm}}{4{,}57^{mm}}$$
$$\omega_1 = 18^0\,49' \qquad \omega_2 = 23^0\,35' \qquad \omega_3 = 33^0\,46'.$$

Si le point lumineux se trouve au „proximum périphérique“, à $122{,}4^{mm}$, on a

$$sin\,a_1 = \frac{2{,}54^{mm}}{122{,}4^{mm}}$$
$$a_1 = 1^0\,12'.$$

Mais la figure montre que

$$a_1 + \omega_1 = i_1$$
$$\text{donc} \qquad i_1 = 20^0\,1'$$
$$\text{ce qui donne} \quad r_1 = 14^0\,53'$$
$$\text{et} \quad b_1 = \omega_1 - r_1 = 3^0\,56'.$$

En remarquant que $b_1 = a_2$

on refait le calcul pour la deuxième surface et on trouve

$$b_2 = 5^0\,23' = a_3$$

et ensuite pour la troisième surface, ce qui donne

$$b_3 = 9^0\,6'.$$

En désignant par x la distance de la cristalloïde postérieure à la rétine, on a

$$\frac{2{,}54^{mm}}{x} = tg b_3$$

ce qui donne $x = 15{,}86$. Mais la distance de la surface postérieure du cristallin à la cornée était de $7{,}62^{mm}$ (page 134) ; le foyer serait donc situé à $23{,}48^{mm}$ derrière la cornée, tandis que la rétine était située à $23{,}11^{mm}$. La concordance est évidente. La valeur que nous avons trouvée est un peu trop grande, mais il faut se rappeler que les indications de Young ne sont qu'approximatives, et nous avons en outre commis une petite erreur en admettant que l'ouverture linéaire soit la même pour les trois surfaces. Elle ne peut pas l'être en réalité, à cause de la convergence des rayons ; elle doit être un peu plus petite pour la deuxième et surtout pour la troisième surface.

Rien n'empêche donc que l'explication de Young puisse être juste ; examinons maintenant si une autre explication est possible.

Admettons que les parties des cristalloïdes correspondant à l'espace pupillaire restent sphériques pendant l'accommodation et supposons d'abord que l'indice du cristallin soit uniforme. Dans ces conditions on devrait, pendant l'accommodation, observer une augmentation considérable de l'aberration, puisqu'elle croît dans une proportion très forte avec la courbure des surfaces, tandis que nous observons une diminution ou même une surcorrection. — Supposons ensuite les surfaces du cristallin sphériques pendant le repos, et l'indice diminuant vers la périphérie de manière à rendre les surfaces aplanétiques pour des rayons incidents parallèles. La proposition VI a évidemment été établie pour discuter ce problème, mais YOUNG semble l'avoir oublié, car comme on aura remarqué, il n'en a pas fait usage jusqu'à présent, et le mémoire finit en réalité ici. Le reste ne contient que des remarques anatomiques de moindre importance. Or, nous avons vu (p. 97) qu'en désignant par n_2 l'indice du cristallin près de l'axe, par n_1 l'indice de l'humeur aqueuse et par n'_2 l'indice cristallinien à une distance donnée de l'axe, la condition d'aplanétisme pour des rayons incidents parallèles est

$$n'_2 = \sqrt{n_2{}^2 - 2\,n_1\,(n_2 - n_1)\,(1 - \cos i)}$$
$$= \sqrt{n_2{}^2 + 2\,n_1\,(n_2 - n_1)\cos i - 2\,n_1\,(n_2 - n_1)}.$$

Une augmentation de courbure a pour effet d'augmenter l'angle d'incidence, i ; elle diminue donc $\cos i$ et par conséquent n'_2. Si cette dernière valeur reste la même, l'aberration n'est plus corrigée et nous aurons le même résultat que tout à l'heure : une augmentation de l'aberration pendant l'accommodation. — Lorsque les rayons incidents ne sont pas parallèles, la question se complique un peu, mais le résultat reste le même.

Il ne reste maintenant que deux solutions possibles : ou de supposer que l'indice diminue vers la périphérie pendant l'accommodation, ou d'admettre avec YOUNG un aplatissement des surfaces vers la périphérie. La dernière hypothèse est infiniment plus probable que la première ; elle exige pourtant, bien entendu, une correction, puisque nous savons que le changement de la surface antérieure est bien plus grand que celui de la surface postérieure.

Je dois encore ajouter que j'ai essayé d'obtenir une vérification de l'hypothèse de YOUNG en observant les images catoptriques. Pour ce but j'ajoutais à mon ophtalmophakomètre (Fig. 82) un troisième curseur pareil à B, et portant comme ce dernier deux lampes à incandescence, placées à la même hauteur que les lampes de B. La lampe A était éteinte et les deux curseurs étaient placés de manière à ce que les images cristalliniennes (antérieures) de l'un des curseurs se trouvassent près du bord pupillaire, tandis que les images de l'autre fussent situées au milieu de la pupille. J'espérais ainsi pouvoir observer que le rapprochement entre les deux images centrales serait plus grand que celui des images périphériques. Jusqu'à présent cette expérience ne m'a pas réussi. On travaille dans des conditions très difficiles ; l'espace pupillaire déjà petit, à cause de la forte lumière incidente, diminue

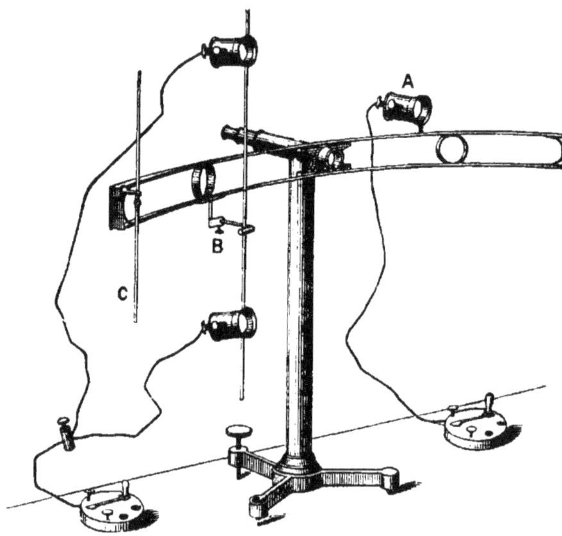

Fig. 82
L'ophtalmophakomètre (Tscherning).
A. Lampe à incandescence.
B. Curseur portant deux lampes à incandescence.

encore pendant l'accommodation, et l'on a dans ce petit espace douze images catoptriques, qu'il faut tenir séparées les unes des autres. — Il serait peut-être plus facile d'obtenir un résultat en plaçant trois lampes suivant une droite et en observant la déformation de l'image de cette droite pendant l'accommodation[1]. — Je n'ai pas non plus réussi l'expérience avec les images de la surface postérieure.

Si à ces observations on ajoute les phénomènes que j'ai décrits dans les *Archives de physiologie, Janv. 1892* et que j'ai cru devoir attribuer à un déplacement du cristallin, il me semble qu'on peut dire que le vieux problème de l'accommodation n'a pas encore reçu sa solution définitive.

Manière probable dont s'effectue le changement du cristallin

D'après ces recherches sur le changement de forme du cristallin, il paraît que l'action attribuée autrefois par moi à ses couches externes ne peut pas expliquer le phénomène. Une telle action produirait une forme, qui s'approcherait d'un sphéroïde aplati, et sans parler des inconvenients qui accompagneraient l'hypothèse d'une diminution du diamètre du cristallin, la réfrac-

[1] J'ai plus tard réussi cette expérience. T.

tion latérale augmenterait beaucoup plus que la réfraction centrale, car l'augmentation de courbure à une distance donnée de l'axe serait telle qu'un faible changement de densité au même endroit ne suffirait pas à la compenser. Il faut donc admettre un autre mode d'action pour la force qui produit ce changement. Or, qu'on appelle le cristallin un muscle ou non, il semble impossible qu'une force extérieure puisse produire un tel changement. Mais on peut au moins se faire une idée de ce qui se passe par une comparaison avec l'action habituelle des fibres musculaires. Un muscle ne se contracte jamais sans se gonfler latéralement en même temps, et il importe peu lequel des deux effets nous considérons comme primaire. Une opacité accidentelle m'a, dans le temps, amené à désigner les radiations qui partent du centre du cristallin comme des tendons membraneux[1], mais un examen plus exact ne montre rien d'analogue à des tendons. Et d'un autre côté, si l'on supposait que les parties près de l'axe fussent entièrement de nature tendineuse et par conséquent de longueur invariable, l'action se ferait surtout par les parties latérales. Par la contraction, les couches deviendraient donc plus épaisses vers la périphérie, tandis que le changement total exigerait qu'elles s'amincissent, et l'action des différentes parties aurait un effet opposé. — Mais si l'on compare la partie centrale de chaque surface au ventre d'un muscle, il n'y a pas de difficulté à se figurer que l'axe s'allongerait immédiatement par l'augmentation de leur épaisseur, ce qui produirait une augmentation de la courbure centrale ; tandis que les parties latérales coopéreraient plus ou moins suivant leur distance du centre et à un degré un peu différent selon les différents sujets.

En admettant cette supposition, il n'y aurait pas non plus de difficulté à attribuer la possibilité d'un changement au cristallin des poissons. Dans un grand nombre d'observations, M. Petit trouva constamment le cristallin des poissons plus ou moins aplati ; mais même s'il ne l'était pas, une faible extension de la partie latérale des fibres superficielles permettrait à ces couches molles

[1] Voir pag. 65.

de s'épaissir aux sommets, de manière à transformer la forme du cristallin en celle d'un sphéroïde oblong. Puisque le cristallin est le seul facteur réfringent chez ces animaux, un changement plus faible suffirait.

La contraction d'un muscle augmente-t-elle sa densité?

Il vaudrait aussi la peine d'examiner si l'état de contraction n'augmenfe pas directement le pouvoir réfringent [l'indice]. Suivant une vieille expérience, par laquelle le docteur *Goddard* essaya de montrer que les muscles deviennent plus denses en état de contraction, on pourrait tout naturellement s'attendre à un tel effet. Cette expérience est pourtant très peu décisive, mais on est peut-être allé trop vite en désapprouvant l'idée, comme on le fait en général. Celui qui prouverait l'existence ou la non-existence d'une telle condensation rendrait un service important à la physiologie générale.

Un très ingénieux physiologiste, qui probablement a employé une méthode plus décisive, a promis au public quelques recherches intéressantes sur ce sujet. SWAMMERDAM dit avoir constaté cette condensation pendant la contraction d'un muscle, mais il est évident qu'il a attribué au cœur des phénomènes qui en réalité étaient dus à l'air qu'il contenait ; une de ses expériences n'était pourtant pas exposée à cette source d'erreurs ; elle semble avoir été exécutée avec beaucoup d'exactitude : il renfermait un muscle dans une bouteille remplie d'eau et communiquant avec un tube étroit et ouvert[1]. Mais cette expérience ne semble pas avoir donné un résultat satisfaisant.

Ces remarques ont perdu leur importance depuis que BRUECKE a découvert le *muscle ciliaire*. En effet, il n'est pas douteux que c'est la contraction de ce muscle qui produit l'accommodation, quoique le mécanisme ne soit peut-être pas encore tiré tout à fait au clair. L'hypothèse de v. HELMHOLTZ est généralement acceptée aujourd'hui quoique je ne pense pas qu'elle contienne le dernier mot sur cette question. — On verra avec quelle patience YOUNG a cherché des muscles intérieurs de l'œil qui pourraient produire l'accommodation par leur contraction. Il va sans dire que le problème était insoluble, quant à l'œil humain, à

[1] Book of Nature. II. 126, 127.

une époque où on ne connaissait pas encore les muscles à fibres lisses. Mais les yeux des oiseaux auraient pu le mettre sur la voie.

YOUNG admet, comme on voit-la possibilité d'une augmentation de l'indice du cristallin pendant l'accommodation. Il ne se produit pas d'augmentation, dans le sens que YOUNG admettait, car en ce cas la clarté des images de PURKINJE devait augmenter pendant l'accommodation, ce qui n'est pas le cas. Mais il peut se faire que l'indice total change pendant l'accommodation. Nos connaissances de la structure du cristallin et de son changement pendant l'accommodation ne suffisent pas, je pense, pour trancher cette question.

Défenseurs de la théorie de la nature musculaire du cristallin

En 1719 le docteur PEMBERTON[1] a le premier soumis la question de la nature musculaire du cristallin à une discussion systématique. Il s'en rapporte aux observations microscopiques de LEEUWENHOEK, mais il a tellement rempli son sujet de calculs compliqués, que peu de personnes ont essayé de le développer, et il a tout basé sur une expérience qu'il empruntait à BARROW, mais que je n'ai pas pu réussir. Je suis tout à fait d'accord avec le docteur OLBERS, qui dit qu'il est plus facile de le réfuter que de le comprendre. En plaidant pour un changement partiel de la forme du cristallin, son idée était peut-être plus juste que les raisons qu'il émettait pour la soutenir. — LOBÉ ou plutôt ALBINUS[2] est un partisan décidé d'une théorie analogue. Il insiste sur l'analogie du cristallin avec les parties musculaires des animaux pellucides, dans lesquelles on ne peut pas découvrir de fibres, même avec les meilleurs microscopes. CAMPER[3] mentionne aussi cette hypothèse en l'approuvant beaucoup. Le professeur REIL a publié une dissertation sur la structure du cristallin en 1793, et dans un mémoire postérieur, joint à la traduction de mon premier essai dans le journal du professeur GREN[4], il a discuté la question de sa nature musculaire. Je regrette de ne pas avoir l'occasion de consulter cette publication pour le moment, mais je crois bien me rappeller que les objections du

[1] De facultate oculi qua ad diversas Rerum distantias se accommodat. L. B. 1719. Ap. Hall. Disp. Anat. IV, p. 301.

[2] De quibusdam oculi partibus L. B. 1746. Ap. Hall. Disp. Anat. IV, p. 301.

[3] De oculo humano L. B. 1742. Ap. Hall. Disp. Anat. VII. 2, p. 108, 109.

[4] 1794. p. 352, 354.

professeur Reil ne diffèrent pas de celles que je viens de mentionner.

Essai d'obtenir une contraction du cristallin

En considération de la sympathie qui existe entre le cristallin et l'iris et à cause de la nature délicate du changement de forme du premier, il n'y a pas de raison de s'attendre à ce qu'une irritation artificielle réussisse mieux à produire une contraction du cristallin, qu'on n'a réussi jusqu'à présent avec l'iris ; une telle contraction serait encore moins visible sans artifice. Peu de temps après la mort de M. Hunter, j'ai poursuivi une expérience, qu'il avait imaginée, pour s'assurer s'il était possible d'observer une telle contraction. Mon appareil (Fig. 83) fut exécuté par M. Jones.

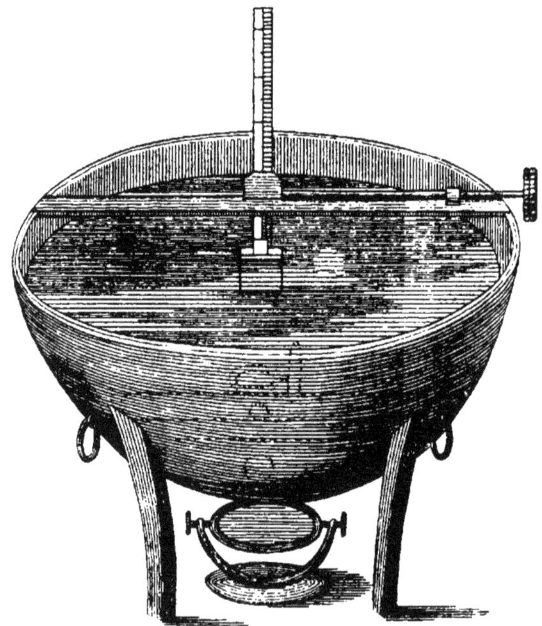

Fig. 83
Appareil pour déterminer la distance focale du cristallin dans l'eau.

Il consistait en un vase en bois, noirci intérieurement, qu'on remplissait d'abord avec de l'eau froide et ensuite avec de l'eau chaude. Un miroir plan se trouvait au-dessous d'une ouverture dans le fond, fermée d'une lame de verre. Dans l'intérieur se trouvaient des anneaux, destinés à recevoir le cristallin ou l'œil entier, ainsi que des fils pour conduire l'électricité. Au-dessus il y avait une lame de verre poli, enduite d'une couche de peinture[1], destinée à recevoir l'image, et supportée par un tasseau, qui se mouvait au moyen d'un pivot et portait une échelle, divisée en cinquantièmes de pouce. Au moyen de cet appareil, j'ai fait quelques expériences, aidé par M. Wilkinson, qui habitait près d'un abattoir, mais nous n'avons pas pu observer un changement certain à l'aide de cette méthode. Nous ne fûmes du reste pas fort désappointés. Je sais aussi qu'un autre membre de cette société n'a pas eu plus de succès en essayant de produire un changement visible dans la forme du cristallin au moyen de l'électricité.

XI. Remarques anatomiques sur les yeux de différents animaux

Chez les quadrupèdes ordinaires, la structure du cristallin est à peu près la même que chez l'homme. Le nombre de radiations a peu d'importance; dans le cristallin humain j'en trouve dix de chaque côté (Fig. 84), et non trois comme j'avais conclu d'une observation précipitée. Pour trouver des difficultés à observer les fibres, il faut avoir une vue bien peu apte aux recherches microscopiques. J'ai travaillé avec la persévérance la plus obstinée pour trouver des nerfs dans le cristallin, et il m'a quelquefois semblé avoir réussi, mais il m'est impossible de m'avancer

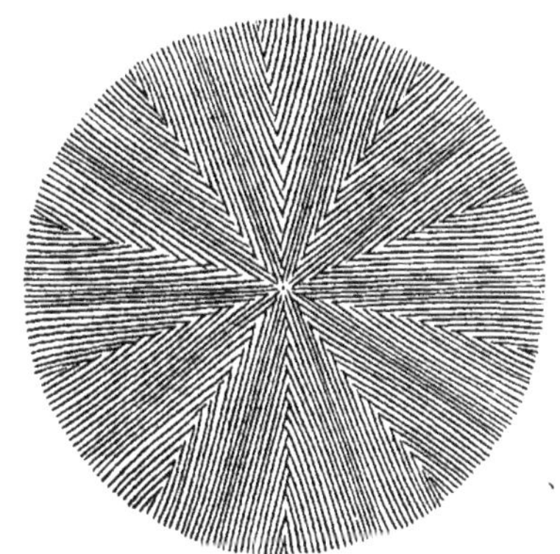

Fig. 84
Disposition des fibres du cristallin humain.

Le cristallin possède-t-il des nerfs ?

[1] Un verre dépoli est presque transparent dans l'eau.

plus loin que de déclarer être convaincu qu'ils doivent exister, et que ceux qui ont absolument nié leur existence se sont trop hâtés. Les longs nerfs [ciliaires] qui se trouvent entre la choroïde et la sclérotique se divisent en deux, trois ou plusieurs branches à l'endroit où commence la zone ciliaire et semblent fournir quelques petites fibres à la choroïde à cet endroit. Souvent les fibres se réunissent en formant une petite protubérance, qui ne mérite guère le nom de ganglion ; elles sont à cet endroit attachées à la dure membrane brun-blanchâtre, qui couvre la substance compacte spongieuse, dans laquelle les vaisseaux des processus ciliaires se subdivisent et s'anastomosent (Fig. 85). La quantité de nerfs qui continuent leur chemin vers l'iris semble beaucoup moins considérable que celle qui arrive à l'endroit de la division ; il y a donc peu de doute que la division est calculée de manière à fournir quelques petites branches au cristallin ; d'après l'aspect des parties, il n'est pas impossible que quelques fibres passent dans la cornée, quoiqu'il soit plus probable que la *tunica conjonctiva* se fournit en dehors. Les fibres, qui passent probablement dans le cristallin, entrent immédiatement dans un mélange de substance ligamenteuse et d'une membrane dure et brunâtre, et jusqu'à présent je n'ai pas réussi à les isoler. On trouvera peut-être des animaux chez lesquels cette substance est d'une autre nature ; je n'ai pas perdu tout espoir de trouver les nerfs chez les quadrupèdes, en injectant les vaisseaux pour pouvoir les distinguer plus facilement et en blanchissant les nerfs au moyen d'un acide. Notre insuccès ne peut pas servir de preuve contre l'existence de ces nerfs ; ils sont naturellemeni très délicats et transparents, et nous avons dans la cornée un exemple d'une

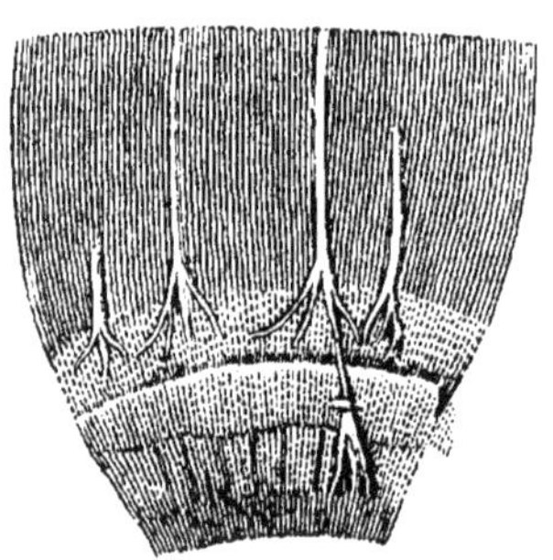

Fig. 85.
Division des nerfs dans la zone ciliaire ; la sclérotique est enlevée. On voit un des nerfs s'avancer jusqu'à l'iris, où il se divise. — Veau.

membrane d'une sensibilité extrême dans laquelle on n'a pas encore trouvé des nerfs. La capsule est attachée au corps ciliaire, et le cristallin est adhérent à la capsule dans deux ou trois points ; mais j'avoue que je n'ai pas été en état d'observer que ces points fussent situés exactement en face des troncs des nerfs. Les adhérences sont donc probablement dues aux vaisseaux qu'on voit quelquefois traverser la capsule dans des yeux injectés. On peut du reste suivre des ramifications qui, à partir de quelques-uns de ces points, pénètrent dans la substance du cristallin (Fig. 86), en suivant, en général, à peu près la même direction que les fibres; quelquefois le point de départ est au point opposé de l'un des rayons de la même surface. Mais les vaisseaux principaux du cristallin semblent dériver de l'artère centrale par deux ou trois branches près du sommet postérieur. Je pense que c'est là la cause qui fait qu'une partie de la cataracte adhère souvent à la capsule à cet endroit. Les vaisseaux suivent souvent à peu près la direction des radiations et ensuite celle des fibres ; il y a souvent une subdivision superficielle d'une des radiations à l'endroit où ils entrent. Les vaisseaux provenant de la choroïde semblent surtout approvisionner une substance qui, jusqu'à présent, a échappé à l'observation. Cette substance remplit la partie marginale de la capsule du cristallin, sous la forme d'une zone mince, qui produit une

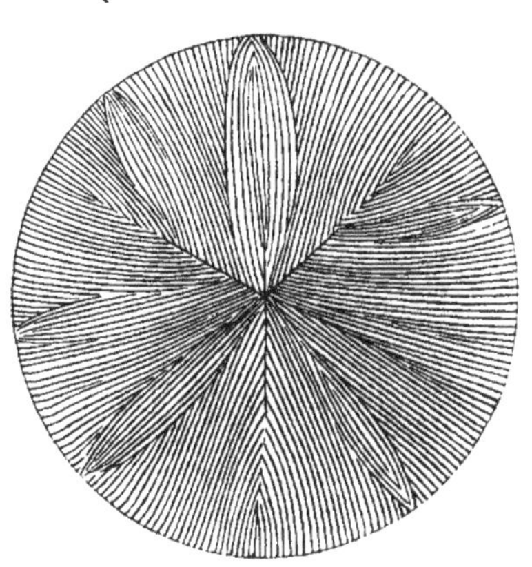

Fig. 86
Ramifications partant du bord du cristallin.

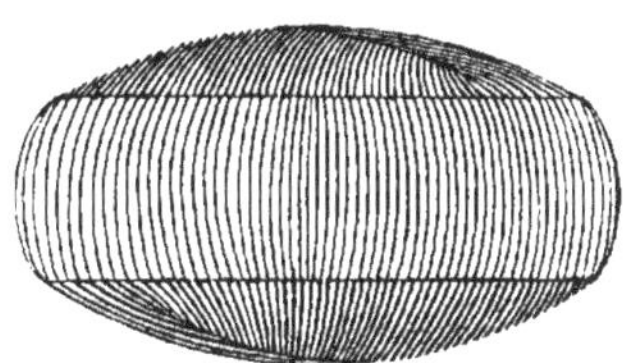

Fig. 87
La zone du cristallin, aperçu à travers la capsule.

faible élévation visible à travers la capsule (Fig. 87). Elle est composée de fibres plus grosses que celles du cristallin, mais qui ont à peu près la même direction que celles-ci ; souvent elles sont mêlées avec des petits globules. — Chez certains animaux le bord de cette zone est crénelé, surtout en arrière, où elle est plus courte, ce qu'on peut observer chez la perdrix. Chez cet oiseau on voit toute la surface du cristallin couverte de points ou plutôt de globules, disposés suivant des lignes régulières (Fig. 88), rappelant celles d'un rayon de miel ; au sommet la disposition est pourtant moins uniforme. Cette régularité prouve bien que le phénomène n'est pas dû à une illusion d'optique, mais il faut un bon microscope pour voir nettement le dessin. On peut facilement enlever la zone dans l'eau et la durcir dans l'alcool. Sa destination n'est pas connue ; peut-être sécrète-t-elle le liquide cristallinien et mérite-t-elle le nom de glande aussi bien que la plupart des substances qu'on désigne habituellement ainsi. En l'enlevant, j'ai très-distinctement

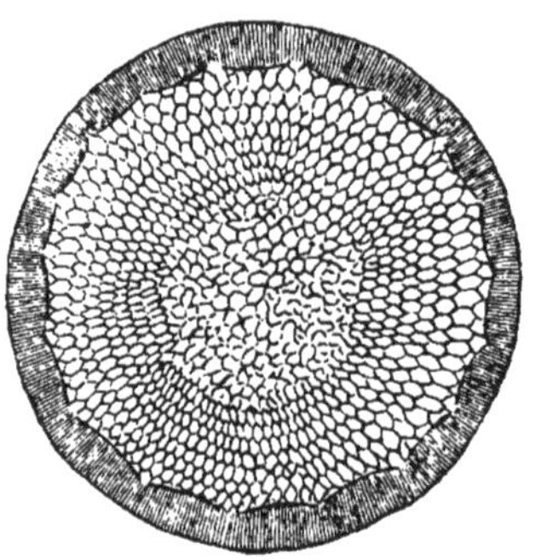

Fig. 88
La zone crénelée et les globules régulièrement arrangés du cristallin de la perdrix.

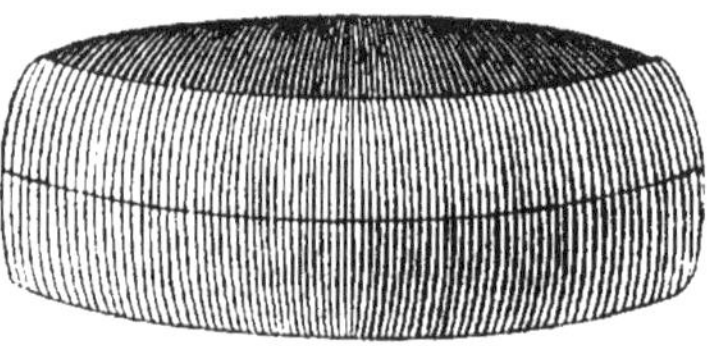

Fig. 89
La zone détachée du cristallin.

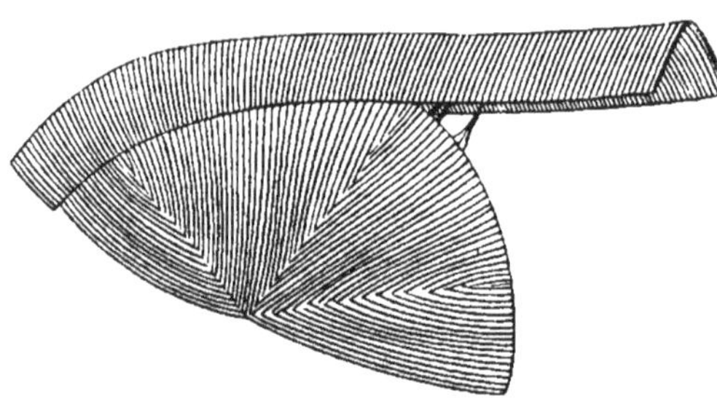

Fig. 90
La zone en partie enlevée, montrant des ramifications qui la traversent pour passer dans le cristallin.

vu des ramifications, qui passent à travers elle dans le cristallin (Fig. 90) ; il n'est en effet pas difficile de découvrir des vaisseaux qui attachent les bords du cristallin à la capsule ; il est surprenant que M. PETIT ait douté de leur existence. Je n'ai pas encore pu distinguer nettement cette glande cristallinienne dans l'œil humain, mais je conclus à l'existence de quelque chose d'analogue aux globules, par l'aspect moucheté de l'image d'un point lumineux, que j'ai déjà mentionnée [page 141]. Je ne peux pas expliquer cet aspect autrement qu'en l'attribuant à un dérangement de ces particules, produit par la force extérieure, et à l'impression inégale exercée par elles à la surface cristallinienne.

Les remarques anatomiques de YOUNG sont loin d'avoir la valeur de ses observations concernant la physiologie de la vision. On sait par exemple que le cristallin ne possède ni vaisseaux ni nerfs ; les globules que YOUNG a découverts dans l'œil de la perdrix sont probablement identiques à l'épithélium de la cristalloïde antérieure, mais l'aspect moucheté de l'image fig. 37 n'a rien à faire avec ces globules ; il provient d'irrégularités de la surface antérieure de la cornée. Ce que YOUNG désigne comme glande cristallinienne n'est pas une glande ; cette partie correspond à la zone formée par les fibres les plus périphériques du cristallin, qui surtout chez les oiseaux et les reptiles ont une direction radiaire.

Structure du cristallin

Chez les oiseaux et les poissons, les fibres du cristallin sont également radiaires ; elles s'amincissent à mesure qu'elles se rapprochent du sommet, où elles se perdent en une substance uniforme de même consistance que le reste, et qui semble perforée au centre par un vaisseau sanguin (Fig. 91). Contrairement à l'opinion de LEEUWENHOEK les fibres ne se continuent certainement pas, chez les quadrupèdes, à travers la ligne de séparation, où elles se rencontrent en formant un angle ; il paraît qu'il n'existe pas de substance interposée entre elles ;

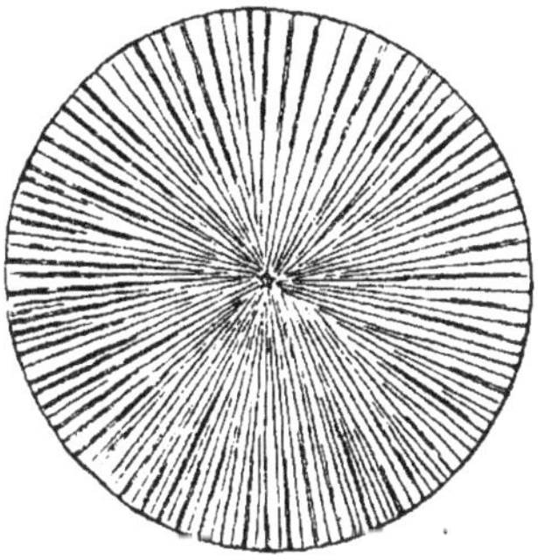

Fig. 91
Disposition des fibres chez les oiseaux et les poissons.

la ligne de séparation est souvent marquée par des vaisseaux très fins. Mais comme probablement toute la masse du cristallin, tant qu'elle est mobile, est douée de la faculté de pouvoir changer de forme, il n'y a pas besoin d'une union solide ou d'un attachement des fibres, puisque le mouvement ne rencontre que peu ou pas de résistance. Un muscle ordinaire reprend sa forme naturelle aussitôt que la contraction cesse, même sans l'assistance d'un antagoniste, et le cristallin même, sorti de l'œil dans sa capsule, possède assez d'élasticité pour reprendre sa forme propre lorsque la force qui le comprime, cesse d'agir. La capsule est très élastique, et comme elle est fixée latéralement au corps ciliaire, elle doit aider le cristallin à reprendre sa forme aplatie. Si on demande pourquoi le cristallin ne peut pas diminuer sa convexité aussi bien qu'il peut l'augmenter, on peut répondre que les parties latérales ne peuvent probablement se contracter que très peu et, le pourraient-elles davantage, il n'y aurait pas de place pour l'augmentation du diamètre du disque, qui serait la conséquence d'un raccourcissement de l'axe. Les parties situées près de l'axe n'ont pas de fibres disposées de manière à pouvoir raccourcir celui-ci par leur contraction.

Elasticité de sa capsule

Les processus ciliaires

Je me considère comme en partie indemnisé du travail que j'ai fait inutilement en cherchant les nerfs du cristallin, par les idées plus exactes que j'ai acquises sur la nature et la position du corps ciliaire. On a déjà remarqué que les processus ciliaires ne sont pas attachés à la capsule du cristallin chez le loup et le lièvre. Si par processus ciliaires on entend les filaments qu'on voit détachés après avoir enlevé la capsule et qui sont composés de vaisseaux ramifiés, l'observation est également vraie pour les quadrupèdes ordinaires et je dirais même pour l'œil humain[1]. La même remarque a en effet été faite par Leroi, Albinus et d'autres. Cette circonstance n'est pas généralement comprise. Il est si difficile d'arriver à une vue nette de ces corps sans les déranger, que je dois en partie à un hasard de ne pas m'être trompé à leur égard ; une fois l'observation faite, j'ai appris à la démontrer d'une manière

[1] Voir Haller. Physiol. V, p. 432, et Duverney, loc. citat.

incontestable. Après avoir enlevé l'hémisphère postérieur de la sclérotique et autant que possible du corps vitré, j'introduis la pointe d'une paire de ciseaux dans la capsule et j'enlève le cristallin et la plus grande partie de la capsule postérieure avec le corps vitré restant. Je sépare ensuite la sclérotique de la choroïde et de l'iris, et après avoir divisé la capsule antérieure en segments à partir du centre, je retourne ceux-ci vers le corps ciliaire. Les processus ciliaires apparaissent alors couverts de leur pigment, parfaitement séparés aussi bien de la capsule que de l'iris (Fig. 92) ; on voit la surface de la capsule brillante et sans aucun doute en état naturel tout près de la base de ces processus. Je ne dis pas que la séparation entre l'iris et les processus ne s'étend pas un peu plus en arrière que la séparation entre les processus et la capsule, mais la différence est faible et ne s'élève pas à plus de la moitié de la longueur de la partie libre. L'aspect des processus est absolument inconciliable avec la nature musculaire ; il est donc doublement inadmissible de les considérer comme muscles attachés à la capsule.

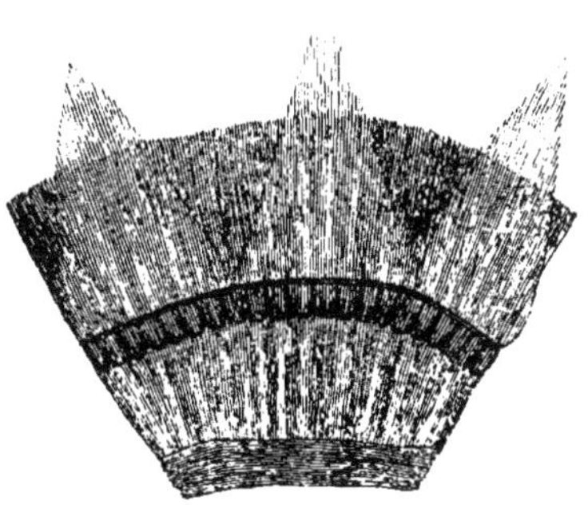

Fig. 92
La capsule du cristallin, coupée en segments et retournée pour montrer les processus ciliaires libres. — Veau.

L'attachement latéral des processus à la capsule commence à la base lisse de leur surface postérieure, et il se continue presque jusqu'au point où s'attache la base de l'iris. Cette portion de la base des processus serait donc beaucoup trop courte pour produire un effet sensible, de quelque manière qu'on voulut admettre qu'elle soit disposée à se contracter.

Il n'est pas facile de dire à quoi servent ces processus. S'il était nécessaire d'avoir des organes spéciaux pour la sécrétion, on pourrait les désigner comme des glandes servant à la filtration de l'humeur aqueuse, mais il n'y a aucune raison pour se les figurer destinés à ce but.

Marsupium nigrum

Le *marsupium nigrum* des oiseaux et la partie de la choroïde qui affecte la forme de fer à cheval chez les poissons, sont des substances qu'on a quelquefois à tort désignées comme musculaires. Comme Haller l'assure avec raison, toutes les fibres apparentes du marsupium nigrum sont simplement des plis d'une membrane, qu'on peut facilement développer sous le microscope au moyen d'un pinceau fin, après avoir coupé les bouts, ce qui ne laisse aucun doute sur sa nature non musculaire. L'expérience rapportée par M. Home[1] ne peut pas être considérée comme un argument suffisant pour nous engager à attribuer à cette substance une faculté que son aspect nous engage si peu à espérer d'elle. La substance rouge de la choroïde des poissons pourrait plutôt tromper l'observateur ; sa couleur lui permet certaines prétentions, et j'ai commencé à l'examiner avec quelque prévention en faveur de sa nature musculaire. Mais si on se rappelle la couleur ordinaire des muscles des poissons, la rougeur perd de son importance. Une fois la membrane, qui couvre librement sa surface interne, enlevée (Fig. 95), elle semble montrer des divisions transversales, rappelant vaguement celles des muscles, et se terminer d'une manière qui a quelque analogie avec les insertions des muscles. Sous le

„Glande choroïdienne"

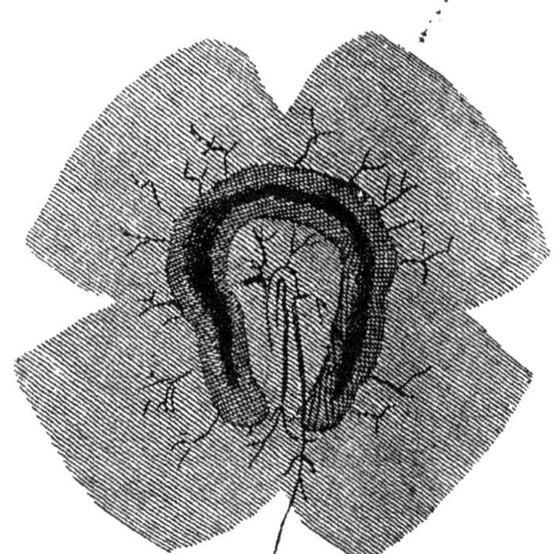

Fig. 93
Une partie de la choroïde de la morue, avec la substance rouge. L'artère centrale est suspendue librement à l'insertion du nerf.

[1] Phil. Transact. 1796, p. 18.

microscope les divisions transversales se présentent comme des fentes, et toute la masse a évidemment une structure uniforme sans trace de fibres. La différence est très frappante, lorsqu'on la compare avec une partie d'un muscle quelconque. Elle est en outre fixée à la lamelle postérieure de la choroïde dans toute son étendue, n'ayant aucune attache capable de diriger son effet, sans parler des difficultés qu'il y aurait à concevoir quel pourrait être cet effet. Son usage reste complètement dissimulé à notre curiosité, comme il arrive pour tant d'autres parties de l'organisme animal.

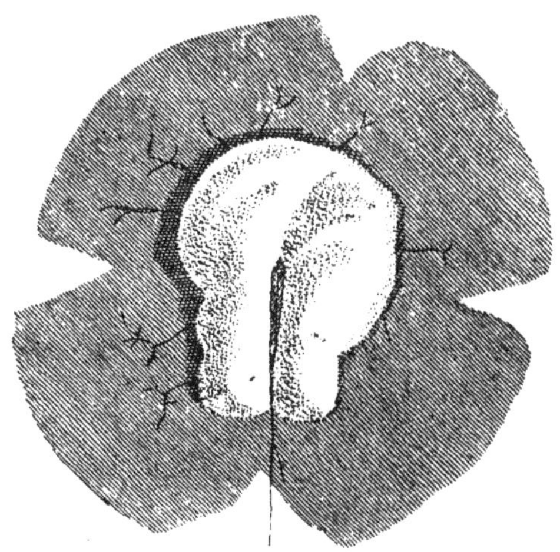

Fig. 94
La membrane qui couvre la surface interne de la substance rouge, boursouflée par le chalumeau.

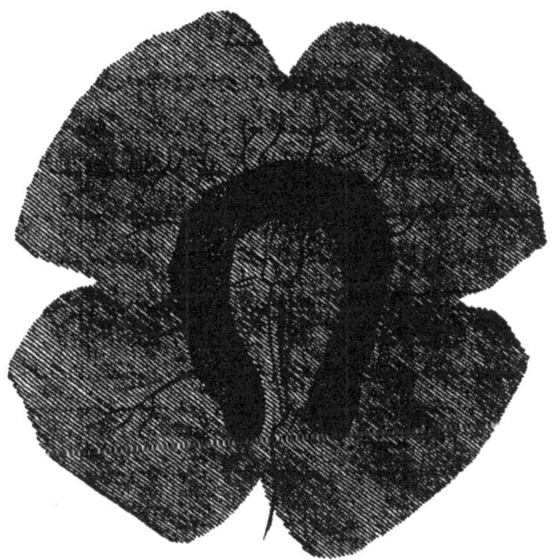

Fig. 95
L'apparence de la substance rouge, la membrane étant enlevée.

Le *marsupium nigrum* est l'organe, qu'on désigne généralement sous le nom de *Peigne;* c'est un pli de la choroïde qui fait saillie dans le corps vitré des oiseaux. Il sert à la nutrition du corps vitré. La substance rouge des yeux de poissons a souvent été décrite sous le nom de glande choroïdienne; elle est due à un développement énorme des vaisseaux de la choroïde. — Certains poissons possèdent, du reste, un organe musculaire connu sous le nom de la *Campanule* de HALLER ; il prend son insertion au bord inférieur du cristallin, en face du ligament par lequel cet organe est suspendu au corps ciliaire chez les poissons, et semble destiné à produire un aplatissement du cristallin.

L'anneau osseux des yeux d'oiseaux

Les coquilles osseuses des yeux des oiseaux ont été décrites il y a longtemps dans les „Philosophical transactions" par MM. MÉRY[1] et RANBY[2] et par M. WARREN[2], plus tard dans deux excellents mémoires sur l'œil du dindon et celui du hibou par M. PETIT[3] et dernièrement par M. PIERCE-SMITH[4] et M. HOME[5] ; elles ne peuvent d'aucune manière avoir grand intérêt pour l'accommodation de l'œil à différentes distances. Elles semblent plutôt nécessaires pour protéger l'organe, qui est gros et proéminent, et qui n'a aucun support de quelque force dans l'orbite pour le protéger contre les accidents de différentes natures, auxquels sont exposés ces animaux à cause de leur manière de vivre et de leur mouvement rapide. Elles sont beaucoup moins exposées à des fractures que ne le serait un anneau osseux entier. Le *marsupium nigrum* semble destiné à empêcher un changement de la position du cristallin par une force extérieure. Il est situé de manière à n'arrêter que très peu de lumière ; la partie interceptée aurait surtout frappé l'insertion du nerf optique ; il semble trop attaché au cristallin pour permettre un allongement quelque peu considérable de l'axe de l'œil, quoiqu'il ne puisse certainement pas empêcher une protrusion de la cornée.

Yeux des insectes

Quant aux yeux des insectes, il y a une observation de POUPART qui mérite d'être citée ici. Il fait remarquer que l'œil de la libellule

[1] Phil. Trans. Vol. XXXIII, p. 223. Abr. Vol. VII, p. 435.

[2] Phil. Trans. Vol. XXXIV, p. 113. Abr. Vol. VII, p. 437.

[3] Mémoires de l'Acad. 1735, p. 163, 1736, p. 166. Ed. Amst.

[4] Phil. Trans. 1795, p. 263.

[5] Phil. Trans. 1796, p. 14.

est creux et communique avec un vaisseau aérien, placé longitudinalement dans le corps, de façon que l'œil puisse être rempli d'air. Il suppose que l'insecte possède cet appareil pour pouvoir accommoder son œil à des objets situés à différentes distances[1]. Je n'ai pas encore eu l'occasion d'examiner l'œil de la libellule; mais rien n'empêche d'admettre que les moyens de produire un changement du pouvoir réfringent de l'œil puissent varier chez les différentes espèces d'animaux, aussi bien que leur aspect et la conformation générale de leurs organes. Un examen des yeux des libellules, des guêpes et des homards m'a amené non seulement à rejeter l'opinion de POUPART, mais même à me placer parmi les naturalistes qui se demandent si ces organes méritent en réalité le nom [d'yeux] qu'on leur donne en général. CUVIER a donné une très jolie exposition de la question dans son excellent traité d'anatomie comparée. Ses descriptions ainsi que celles de SWAMMERDAM concordent bien, en général, avec mes observations. La situation de ces organes ainsi que leur aspect général parlent en faveur de l'hypothèse qui les fait considérer comme des yeux, et le grand nombre de fibres nerveuses qu'ils reçoivent semble prouver tout au moins que ce sont des organes de sens. SWAMMERDAM prétend que leurs nerfs se croisent chez le crabe ermite ; ce n'est pas le cas chez l'écrevisse. La membrane extérieure est toujours transparente et ses divisions plus ou moins lenticulaires. Beaucoup d'insectes ne possèdent pas d'autres organes qui ressemblent à des yeux, et lorsque ces yeux sont couverts, les insectes semblent complètement ou en partie aveugles[2]. — Mais d'autre part beaucoup d'insectes ne possèdent pas ces yeux, et parmi ceux qui les possèdent, il y en a beaucoup qui ont d'autres organes incomparablement mieux adaptés à la vision. Les parties dures de la peau voisines de ces organes sont souvent aussi transparentes, lorsqu'on enlève la croûte qui les couvre. M. KIRBY m'informe que les antennes de *l'apis longicornis* montrent aussi cet aspect réticulé, quoique insuffisamment

[1] Phil. Trans. Vol. XXII, p. 673. Abr. II, p. 762.

[2] HOOKE. *Micrographia* 179.

prononcé, pour qu'on puisse en conclure leur usage. — La membrane réticulée est toujours couverte d'un mucus opaque, qui semble devoir empêcher complètement la transmission de la lumière. Il n'y a rien non plus dans leur structure qui ressemble à un liquide transparent, et la convexité des parties lenticulaires ne suffit aucunement pour faire converger les rayons lumineux vers un foyer rapproché ; chez le homard, la surface externe est même parfaitement lisse, et la surface interne est seulement divisée en carrés par un tissu qui y adhère. Il n'y a rien qui ressemble à une rétine, et une image analogue à celle qui se forme dans les yeux des autres animaux (même des vers) ne peut pas se former dans ces organes. L'opinion de Bidloo, qu'il y aurait dans le centre de chaque hexagone une perforation qui transmettrait la lumière, ne semble pas admissible non plus. Si ces organes sont réellement des yeux, leur manière de percevoir la lumière rappelle plutôt l'audition que la vision, et ils ne pourraient donner qu'une idée très imparfaite de la forme des objets. Il est aussi à remarquer que les coléoptères qui n'ont pas d'autres yeux volent surtout la nuit et ont la vue faible. — Les *stigmates*, en général au nombre de 3, 6, 8 ou 12, ont beaucoup plus l'aspect des yeux. Chez la guêpe, il y a extérieurement une lentille biconvexe, épaisse, solidement fixée dans la peau et parfaitement transparente ; la partie extérieure est dure, la partie intérieure plus molle. Derrière elle il se trouve une substance qui semble correspondre au corps vitré, et derrière celle-ci il y a probablement une rétine. Il faut considérer le cristallin comme réuni à la cornée, sans qu'il y ait aucune trace ni d'iris ni d'humeur aqueuse. Dans les yeux réticulés, il n'y a rien qui ressemble à un cristallin. — Les stigmates ne sont jamais mobiles, mais, pris ensemble, ils ont un champ visuel très large ; et il est possible que la partie postérieure de la lentille ait la faculté de changer sa convexité pour s'adapter à la perception d'objets situés à différentes distances.

Stigmates

XII. Resumé du mémoire

Pour finir je vais récapituler les résultats principaux de ces recherches, que j'ai pris la liberté de présenter à la Société avec tant de détails. Ce sont :

1° La détermination du pouvoir réfringent d'un milieu de densité variable, et son application à la structure du cristallin.

2° La construction d'un instrument qui permet de déterminer exactement la distance focale d'un œil quelconque, à simple vue, et d'en corriger les défauts.

3° La preuve que les différentes parties de l'œil sont exactement ajustées de manière à permettre une distinction nette de la plus grande étendue possible au même instant.

4° La mesure de la dispersion des rayons colorés dans l'œil.

5° La démonstration, établie par l'immersion de l'œil dans l'eau, que l'accommodation ne dépend pas d'un changement de courbure de la cornée.

6° La preuve que la longueur de l'axe de l'œil ne peut subir aucun changement de quelque importance, preuve établie en maintenant fixées les deux extrémités de l'axe.

7° L'examen des conclusions qu'on peut tirer des expériences faites, jusqu'à présent, sur des personnes privées du cristallin ; la poursuite de ces recherches suivant les principes suggérés par le docteur Porterfield et la confirmation de son opinion de l'impossibilité absolue pour ces personnes de changer la réfraction de l'organe.

8° La déduction d'un argument décisif en faveur du changement de forme du cristallin, tiré de l'aberration des rayons latéraux ; la détermination de la forme que prend le cristallin de mon œil, basée sur la grandeur de cette aberration, et la constatation de la manière dont ce changement doit se produire chez tout le monde[1].

[1] Il est curieux de remarquer que Young, parmi ses découvertes, ne cite pas celle qui a eu jusqu'ici la plus grande importance pour l'ophtalmologie pratique, à savoir la découverte de l'astigmatisme.

Et je me flatte de l'espoir qu'on ne me trouvera pas trop hardi, si je considère ces séries d'expériences comme suffisamment démonstratives.

On sait que cet espoir fut long à se réaliser. Le mémoire dont on vient de lire la traduction, n'a pas été étudié jusqu'ici avec le soin que méritait une œuvre aussi remarquable, la plus étonnante qui ait jamais paru sur ces matières. Le fait que l'accommodation se produit par une augmentation de la convexité du cristallin, — fait que Young avait définitivement démontré — fut contesté pendant longtemps encore, jusqu'à ce que les belles découvertes de Purkinje et Langenbeck, de Cramer et v. Helmholtz vinssent confirmer l'exactitude de la conclusion de notre auteur.

III. TRAVAUX CONCERNANT LA VISION DES COULEURS

I. THEORIE DE LA LUMIÈRE ET DES COULEURS

PHILOSOPHICAL TRANSACTIONS 1802. P. 12

BAKERIAN LECTURE

LU A LA SOCIÉTÉ ROYALE, LE 21 NOVEMBRE 1801

C'EST dans ce mémoire que YOUNG expose la théorie de l'ondulation. Comme s'il avait pressenti le danger qu'il y avait à attaquer la théorie de l'émission de NEWTON, il s'efforce de représenter celui-ci comme le vrai créateur de la théorie ondulatoire, en faisant suivre chacune de ses thèses par des remarques de NEWTON, dans le même sens. Voici comment il expose le plan de son mémoire.

Ceux qui s'attachent à toute théorie ayant obtenu l'approbation de NEWTON — en quoi ils ont grandement raison — seront probablement d'autant plus disposés à prêter attention aux considérations suivantes, qu'elles semblent concorder avec les opinions de NEWTON même. Après chaque proposition de ma théorie, exposée brièvement, j'ajouterai donc tels passages, empruntés aux différents écrits de NEWTON, qui lui semblent les plus favorables. Tout en citant quelques mémoires qu'on pourrait croire qu'il avait retirés en publiant son Optique, je n'y emprunterai rien qui soit contraire à son opinion, arrivé à un âge avancé.

Malgré cet effort YOUNG ne parvint pas à conjurer le danger. Peu de temps après, LORD BROUGHAM faisait paraître dans les *Edinburgh Reviews* une critique des travaux de YOUNG, très spirituelle, mais en même temps très violente et absolument dénuée de fond. On peut se faire une idée du ton de cette critique en lisant la phrase de la fin : „Nous quittons maintenant les faibles élucubrations de cet „auteur, dans lesquelles nous avons, sans succès, cherché quelques „traces d'érudition, de finesse et d'ingéniosité, qui pourraient fournir „une compensation de l'évident défaut de raisonnement solide", etc. — A un autre endroit, à l'occasion de différentes opinions que Young avait abandonnées, il parle, en faisant allusion à l'hypothèse des ondulations („vibrations") „de la nature changeante et vibratoire du milieu, qui remplit son esprit." Cette critique fut très nuisible à Young, comme on peut le voir dans la biographie d'Arago.

Les travaux d'optique de Newton se divisent en deux groupes, ceux de sa jeunesse, époque où il fit sa grande découverte de la composition de la lumière blanche — et son traité d'optique, qu'il ne publia que trente ans plus tard, en partie pour laisser à ses idées le temps de mûrir, en partie aussi pour éviter une polémique avec son grand adversaire Robert Hooke[1]. Dans la préface de l'Optique se trouve la phrase suivante, à laquelle Young fait allusion : „Si un autre „travail, traitant ce sujet, est sorti de mes mains, il est imparfait et „peut-être écrit avant que j'aie exécuté toutes les expériences qui „sont exposées dans le présent traité et avant que j'aie acquis une „conviction complète de la loi de la réfraction et de la composition „des couleurs. J'ai exposé ici tout ce que je pense propre à être publié, „et c'est mon désir qu'on ne traduise pas ce traité dans une autre „langue sans mon consentement."

A la fin de l'Optique Newton a ajouté une série de „questions", sur lesquelles il avait eu l'intention de travailler, mais qu'il déclare, faute de temps, devoir „laisser à des recherches ultérieures, à faire par d'autres". Il est à remarquer que c'est dans quelques-unes de ces questions qu'il expose la théorie de l'émission. Dans d'autres, en partie ajoutées à la deuxième édition, il plaide au contraire la cause de la théorie des ondulations, arrêté, il est vrai, par la difficulté que causait l'explication des ombres. — Il est évident qu'il a voulu mettre

[1] Hooke mourait en 1703 ; la première édition de l'Optique parut en 1704. — Newton semble avoir détesté la polémique. — Ceux qui s'intéressent à l'histoire de l'optique à cette époque, en trouveront un exposé très intéressant dans Goethe : *Farbenlehre II.* Tübingen 1810. On sait que Goethe était un adversaire de Newton, et il est curieux de voir la désinvolture avec laquelle le grand poète allemand traite le physicien le plus éminent qui ait jamais existé. On n'a qu'à jeter un coup d'œil sur la table des auteurs et voir les épithètes ajoutées à son nom. „Newton, sa *doctrine :* un amalgame d'erreurs et de vérités, logomachie (Wortkram), facile à apprendre, difficile à appliquer, etc. ; — sa *méthode* : pleine de réserves, de restrictions, de fourberies (Advocatenstreiche), de „sophisteries", — malhonnête, honteuse ; — ses *appareils,* insuffisants, etc." — La doctrine dont il est question est celle de la composition de la lumière blanche.

les deux théories en discussion. Ainsi on comprend mieux la phrase d'introduction de l'Optique : „Le but de ce livre n'est pas d'expliquer „les proprietés de la lumière au moyen d'hypothèses, mais de les ex- „poser et de les prouver au moyen de raisonnements et d'expériences“ — ainsi que la devise qui se trouve au dessous de son portrait : „*Hypotheses non fingo*“.

Pour mieux faire ressortir la différence entre les idées de NEWTON et celles de YOUNG, je traduis ici celles des „questions“ de NEWTON, qui ont trait à la physiologie de l'œil. Je n'ai pas voulu les séparer, quoique quelques-unes ne se rapportent pas à la question que nous traitons ici.

„*Question 12.* Est-ce que les rayons lumineux, en frappant le fond „de l'œil, ne produisent pas des vibrations qui se propagent le long „des fibres solides du nerf optique jusqu'au cerveau, où elles produisent „l'impression visuelle ? Car, puisque les corps denses conservent leur „chaleur[1] longtemps, [je dirai même] les corps les plus denses le plus „longtemps, les vibrations de leurs molécules sont de nature durable „*[lasting]* et peuvent par conséquent se propager à de grandes dis- „tances le long de fibres solides de densité uniforme ; de manière à „conduire au cerveau les impressions de tous les organes des sens. „Car un mouvement qui peut continuer longtemps dans la même partie „d'un corps peut aussi se propager très loin d'une partie à une autre, „si le corps est homogène, de façon que le mouvement ne soit pas ré- „fléchi, réfracté, interrompu ou dérangé par une irrégularité du corps.

„*Question 13.* Les différentes espèces de rayons ne produisent- „elles pas des vibrations de différentes grandeurs *[magnitudo, big- „gness]*, qui causent les sensations de différentes couleurs suivant „leur grandeur, comme les vibrations de l'air excitent les sensations „de différents sons suivant leur grandeur. Et, particulièrement, est-ce „que les rayons les plus réfrangibles ne produisent pas les vibrations „les plus courtes, qui excitent la sensation du violet foncé, tandis que „les rayons les moins réfrangibles produisent les vibrations les plus „longues qui causent la sensation du rouge extrême, et les différents „rayons intermédiaires produisent des vibrations de longueur inter- „médiaire, qui causent les sensations des différentes couleurs inter- „médiaires.

„*Question 14.* Est-ce que l'harmonie et la désharmonie des cou- „leurs ne provient pas de la proportion des vibrations qui se propagent „le long des fibres du nerf optique jusqu'au cerveau ; de la même „manière que l'harmonie ou la désharmonie des sons dépend de la „proportion des vibrations dans l'air ? Car certaines couleurs plaisent

[1] NEWTON emploie ici cette expression *[calor, heat]* dans un sens très large.

„aux yeux [vues ensemble] comme le jaune et l'indigo, d'autres beau„coup moins.

„*Question 15.* Est-ce que les images d'objets vus avec les deux „yeux ne s'unissent pas à l'endroit où les nerfs optiques se rencon„trent avant d'entrer dans le cerveau, [chiasma] ? Les fibres du côté „droit des deux nerfs ne s'unissent-elles pas à cet endroit pour former „le nerf, qui se trouve du côté droit de la tête [bandelette optique droite] „et pour penétrer dans le cerveau ainsi réunies ? Et les fibres du côté „gauche des deux nerfs optiques ne s'unissent-elles pas également à „cet endroit, pour former le nerf qui se trouve du côté gauche de la „tête [bandelette optique gauche] et pour pénétrer dans le cerveau ainsi „réunies ? Et ces deux nerfs [bandelettes] ne forment-ils pas, en se ren„contrant dans le cerveau, une seule image ou peinture ? Image dont „la moitié, située du côté droit du sensorium, provient du côté droit „des deux yeux, et est conduite par le côté droit des deux nerfs opti„ques à l'endroit où se rencontrent ces nerfs ; et ensuite à partir de „là, le long du nerf, qui se trouve du côté droit de la tête jusqu'au „cerveau, — et dont l'autre moitié, située du côté gauche du sen„sorium, provient d'une manière analogue du côté gauche des deux „yeux ? Car, si je suis bien informé, les nerfs optiques se rencontrent „avant d'entrer dans le cerveau chez les êtres, qui regardent dans la „même direction avec les deux yeux (l'homme, le chien, le mouton, le „bœuf), tandis qu'ils ne se rencontrent pas chez les animaux qui ne „regardent pas dans la même direction avec les deux yeux (les pois„sons, le caméléon).

„*Question 16.* Lorsque, dans l'obscurité, on comprime un des coins „de l'œil avec le doigt, en tournant l'œil de l'autre côté, on aperçoit „un cercle lumineux qui montre les couleurs de la queue du paon. Si „l'œil et le doigt restent immobiles, ces couleurs disparaissent rapide„ment, mais si l'on donne au doigt un mouvement tremblant, elles „réapparaissent de nouveau. Ces couleurs ne sont-elles pas excitées „par des mouvements que la pression des doigts cause dans le fond „de l'œil, comme à d'autres moments la lumière produit des mouve„ments qui servent à la vision. Et ces mouvements, une fois excités, „ne continuent-ils pas pendant un peu de temps avant de cesser ? „Lorsqu'à la suite d'un coup sur l'œil on voit un éclair, n'est-il pas dû „à de pareils mouvements, excités par le coup ? Lorsqu'on décrit „un cercle en promenant rapidement un charbon rouge, tout le chemin „parcouru apparaît comme un cercle lumineux. Est-ce que ce n'est „pas parce que les mouvements, excités dans le fond de l'œil, sont „de nature durable et continuent jusqu'à ce que le charbon revienne „de nouveau à la même place ? Et vu la nature durable des mouve„ments excités dans le fond de l'œil, ne sont-ils pas de nature vibra„toire ?

„NEWTON développe ensuite ses idées sur l'éther comme une sub„stance d'une rareté et d'une élasticité extrêmes, qui remplit l'espace „et les pores de tous les corps, séparant leurs molécules ; il continue „ensuite :

„*Question 23.* La vision ne se fait-elle pas principalement par „des vibrations de ce milieu [l'éther], qu'excitent les rayons lumineux „au fond de l'œil et qui se propagent jusqu'au sensorium à travers les „solides, pellucides et uniformes fibres du nerf optique ? Et l'audition „ne se fait-elle pas également par des vibrations, ou de ce même „milieu ou d'un autre, qu'excitent les vibrations de l'air dans les nerfs „auditifs, et qui se propagent jusqu'au sensorium à travers les fibres „solides, pellucides et uniformes de ces nerfs ? Et est-ce que la même „chose n'a pas lieu pour les autres sens ?

„*Question 24.* Le mouvement animal n'est-il pas causé par des „vibrations de ce même milieu, qu'excite l'influence de la volonté „dans le cerveau, et qui se propagent à travers les fibres solides, „pellucides et uniformes des nerfs jusque dans les muscles pour pro„duire leur contraction et dilatation ? Je suppose que les fibres des „nerfs soient solides et uniformes, de façon que les vibrations de „l'éther puissent se propager tout le long d'un bout à l'autre d'une „manière uniforme sans interruption ; car l'obstruction d'un nerf cause „de la paralysie. Et pour qu'elles soient suffisamment uniformes je les „suppose pellucides, vues séparément, quoique la réfraction sur leurs „surfaces cylindriques fasse paraître le nerf entier opaque et blanc. „L'aspect d'opacité provient de surfaces réfléchissantes, qui détruisent „et interrompent le mouvement dans le milieu.

Je reviens maintenant au mémoire de YOUNG, dont je ne traduis que la partie relative à la physiologie de l'œil.

HYPOTHÈSE II

Scolium. Je préfère le mot *d'ondulation* à celui de *vibration,* parce qu'en général on comprend par vibration un mouvement continu de va-et-vient produit par la combinaison du *momentum* du corps et d'une force accélérante, qui doit être nécessairement d'une nature plus ou moins permanente. Par ondulation on comprend au contraire un mouvement vibratoire qui se propage successivement à travers les différentes parties d'un milieu, sans que chaque particule ait une tendance à continuer son mouvement, excepté si un corps vibrant lui communique des ondulations successives ; comme lorsque les vibrations d'une corde produisent les ondulations de l'air qui constituent les sons.

Hypothèse III

La sensation de couleurs différentes dépend de la fréquence différente des vibrations que la lumière excite dans la rétine.

Passages empruntés à Newton.

„La partie fondamentale de l'hypothèse de mon adversaire „[Robert Hooke] n'est pas contraire à mes idées. La supposition „fondamentale est, que les particules des corps, agitées vivement, „produisent des vibrations dans l'éther qui, à partir de ces corps, „se propagent dans toutes les directions suivant des lignes droites, „et qui produisent la sensation de lumière en frappant le fond de „l'œil, à peu près comme les vibrations de l'air produisent la sensa- „tion des sons, en frappant les organes auditifs. Or, je pense que „l'application la plus naturelle de cette hypothèse à l'explication „des phénomènes est la suivante.

„Agitées, les particules des corps produisent dans l'éther des „vibrations de différentes longueurs *[biggness]*, suivant leur diffé- „rente grandeur, forme et mouvement. Les vibrations se propagent „entremêlées à travers ce milieu jusqu'à nos yeux, et nous causent „la sensation de la lumière blanche. Mais, si par un moyen quel- „conque, on sépare les vibrations de longueur différente, les plus „longues produisent la sensation de la couleur rouge, les plus „petites ou plus courtes la sensation de l'extrême violet, et celles „de longueur intermédiaire la sensation des couleurs intermédiaires ; „à peu près comme les corps, suivant leur différente grandeur, „forme et mouvement, excitent dans l'air des vibrations de longueur „différente, qui suivant leur longueur produisent des sons différents.

„Comme les vibrations les plus longues sont les plus aptes à „vaincre la résistance des surfaces réfringentes, elles subissent „une réfraction plus petite en les traversant. Les vibrations de „longueur différente, c'est-à-dire les rayons de couleur différente,

„qui sont entremêlés dans la lumière blanche, sont ainsi séparées „par la réfraction de manière à produire les phénomènes des „prismes et des autres substances réfringentes.

„Selon l'épaisseur d'une lame transparente mince ou d'une „bulle, la vibration doit être réfléchie à sa surface postérieure, ou „doit la traverser ; suivant le nombre de vibrations qui inter- „viennent entre les deux surfaces, elles peuvent ainsi être réfléchies „ou transmises à beaucoup d'épaisseurs successives [beaucoup d'en- „droits successifs à épaisseur différente]. Et comme les vibrations qui „produisent le bleu et le violet sont supposées plus courtes que „celles qui produisent le rouge et le jaune, elles doivent être „réfléchies à une épaisseur moindre. Ceci suffit pour expliquer „tous les phénomènes ordinaires de ces lames et bulles, et même „de tous les corps existant dans la nature, dont les particules for- „ment autant de lames minces.

„Telles sont, à mon avis, les conditions les plus simples, les „plus naturelles et les plus nécessaires de cette hypothèse ; elles „concordent si bien avec ma théorie, que si mon adversaire juge „à propos de les admettre, il n'a pas besoin de craindre d'être „obligé de s'en séparer à cause de cela, mais je ne sais comment „il pense éviter d'autres difficultés [l'explication des ombres] (Phil. „trans. Vol. VII, p. 5088. Abr. Vol. I, p. 145. Nov. 1672).

„Pour expliquer les couleurs je suppose que les rayons lumi- „neux produisent des vibrations de différentes longueurs dans „l'éther, en se heurtant contre des surfaces dures et réfringentes ; „de même que des corps de différente grandeur, densité et sensa- „tion [sic!] produisent par percussion ou par un autre moyen des „sons variés et par conséquent des vibrations de longueur diffé- „rente dans l'air; je suppose que les rayons les plus grands *[biggest]*, „les plus forts ou les plus puissants produisent les vibrations les „plus longues, et les autres rayons produisent des vibrations plus „courtes, suivant leur grandeur, force ou puissance. Comme les „terminaisons des fibres du nerf optique, qui pavent ou revêtissent „la rétine, possèdent de telles surfaces réfléchissantes, les rayons

„doivent produire des vibrations en se heurtant contre elles ; et „ces vibrations se propageront jusqu'au sensorium le long des „pores aqueux ou de la moelle cristallinienne des fibres du nerf opti- „que comme les vibrations des sons se propagent dans une trom- „pette. — Au sensorium les vibrations produisent les impressions „de différentes couleurs suivant leur grandeur et la manière dont „elles sont mélangées. Les plus grandes produisent les couleurs les „plus fortes, rouge et jaune, les moins grandes les couleurs les plus „faibles, bleu et violet ; les vibrations moyennes produisent la „couleur verte, et un mélange de toutes les vibrations produit „l'impression du blanc — à peu près comme la nature emploie „des vibrations de l'air de différentes longueurs pour produire les „sons différents. — Car les analogies de la nature sont dignes „d'attention. (Birch. Vol. III, p. 262. Déc. 1675.)

„La nature durable des mouvements qu'excitent la lumière „dans le fond de l'œil, n'indique-t-elle pas que ces mouvements „sont de nature vibratoire ? Est-ce que les rayons les plus ré- „frangibles n'excitent pas les vibrations les plus courtes, les rayons „les moins réfrangibles, les vibrations les plus longues ? Est-ce „que l'harmonie ou la désharmonie des couleurs ne provient pas „de la proportion des vibrations, qui se propagent le long des „fibres des nerfs optiques jusqu'au cerveau, comme l'harmonie et „la désharmonie des sons provient de la proportion des vibrations „dans l'air. (Optics. Qu. 16. 13. 14.) [Voir page 219—220.]

Scolie. Comme pour les raisons que Newton indique ici [la durée des impressions rétiniennes], il est probable, que les mouvements rétiniens sont plutôt de nature vibratoire que de nature ondulatoire, la fréquence des vibrations doit dépendre de la constitution de sa substance. Or, comme il est à peu près impossible de se figurer que chaque point sensitif de la rétine puisse contenir un nombre infini de particules, dont chacune serait en état de pouvoir vibrer en parfait accord avec une ondulation quelconque, il devient nécessaire de supposer leur nombre limité par exemple aux trois couleurs principales, le *rouge*, le *jaune* et le *bleu*, dont les ondulations sont à peu près dans le rapport de 8, 7 et 6, et d'admettre que chaque particule puisse être mise en mouvement plus ou moins fortement par des ondulations qui diffèrent plus ou moins de l'accord parfait. Ainsi les ondulations de la lumière verte, qui sont à peu près dans le rapport de $6^1/_2$, affecteraient à peu près autant les molécules qui sont en accord avec le jaune, que celles qui sont en accord avec le bleu, et produiraient le même effet qu'une lumière composée de ces deux espèces d'ondulations. Chaque fibre sensitive du nerf devrait alors être composée de trois portions, une pour chaque couleur principale. En admettant cette hypothèse, il semble qu'aucun essai de produire un effet musical avec les couleurs ne puisse réussir, ou au moins qu'on ne puisse, par leur aide, imiter qu'une mélodie très simple. Car la période qui constitue l'harmonie d'un accord est un multiple des périodes des ondulations simples ; elle se trouverait par conséquent en ce cas très loin en dehors des limites de sympathie de la rétine et perdrait son effet, comme l'harmonie d'une tierce ou d'une quarte cesse lorsqu'on la place dans les notes les plus basses de l'échelle perceptible. — Des vibrations permanentes ne semblent exister dans aucune partie de l'organe auditif.

II. QUELQUES CAS DE PRODUCTION DE COULEURS PAS ENCORE DÉCRITS

PHILOSOPHICAL TRANSACTIONS 1802. P. 387

LU A LA SOCIÉTÉ ROYALE, LE 1 JUILLET 1802

...... J'ai répété les expériences [du Dr. Wollaston[1]] avec un succès parfait et j'ai fait quelques essais avec des lames minces pour obtenir des mesures comparatives. D'accord avec Sir Isaac Newton, j'ai trouvé que la lumière bleue et violette est plus dis-

[1] Ph. Tr. 1802, p. 365. — Voir pag. 228.

persée par la réfraction qu'on ne le croirait d'après les dimensions qu'on trouve en expérimentant avec les lames minces....

...... Les épaisseurs [des lames minces], qui correspondent à l'extrême rouge, à la ligne jaune, au vert clair, au bleu clair et à l'extrême violet sont en rapport inverse des chiffres 27:30:35: 40:45. D'après la correction que le Dr. WOLLASTON a appliquée à la description du spectre prismatique comparée avec ces observations, il devient nécessaire de modifier l'hypothèse, que j'ai exposée dans la dernière „BAKERIAN LECTURE" sur les proportions des fibres sympathiques de la rétine, en substituant les couleurs rouge, verte et violette à celles de rouge, jaune et bleu, et les chiffres 7, 6, 5 aux chiffres 8, 7, 6.

On sait qu'il n'y a rien, dans l'hypothèse de YOUNG, qui choque le public et surtout les peintres comme le choix des couleurs fondamentales, et cela parce qu'on se figure très souvent avoir une impression directe de ce que la couleur violette et la couleur verte en partie sont des couleurs mélangées. Cette idée tient probablement à des souvenirs vagues de faits observés antérieurement, concernant le résultat des mélanges de couleurs de pigment. Le choix de YOUNG paraît peut-être moins bizarre lorsqu'on observe le spectre prismatique directement. Comme YOUNG le remarque plus loin (page 228), la bande du jaune est très étroite et peut être attribuée à un mélange du rouge et du vert ; et comme la différence entre le bleu et le violet n'est pas très prononcée, un observateur inexpérimenté a facilement l'impression de trois couleurs principales, comme je l'ai constaté plus d'une fois.

III. NOTE SUR LE DALTONISME

LECTURES ON NATURAL PHILOSOPHY AND MECH. ARTS.

VOL. II. P. 315. LONDON 1807

A l'édition de ses leçons YOUNG a joint un *„Catalogue of works relating to natural philosophy and mechanical arts"*, espèce de bibliographie contenant l'énumération d'un grand nombre de livres ayant trait au sujet de ses leçons. Souvent il ajoute une note sur ce que contient le livre, et ces notes ont parfois une grande valeur ; voici la note qu'il a ajoutée au célèbre mémoire de DALTON : „*On some facts relating to the vision of colours, Manch. M. V. 28*“, qui contient les premières observations un peu exactes sur la dyschromatopsie :

Contient le cas de DALTON lui-même et quelques observations d'autres personnes.

Au jour, il ne peut pas distinguer le rose du bleu, tandis qu'à la lumière d'une chandelle le rose lui paraît rouge. — Dans le spectre solaire, le rouge n'est guère visible, et le reste du spectre paraît composé de deux couleurs, *jaune* et *bleu*, ou de trois, *jaune*, *bleu* et *pourpre*. — Il admet comme probable que le corps vitré ait une couleur bleu foncée ; mais les anatomistes n'ont jamais rien observé de pareil. Il est bien plus simple d'admettre que les fibres de la rétine, destinées à la perception du rouge, sont absentes ou paralysées. Cette supposition explique tous les phénomènes, sauf que le vert semble bleu à la lumière artificielle. Mais cette dernière observation ne contient peut-être rien d'étonnant.

Cette note contient, à ce que je crois, le seul essai fait par YOUNG, pour appliquer sa théorie aux dyschromatopsies.

IV. LEÇONS DE PHILOSOPHIE NATURELLE

LECTURES ON NATURAL PHILOSOPHY AND MECHANICAL ARTS

LONDON 1807. CHAP. XXXVII

La séparation des couleurs par réfraction est un des phénomènes les plus frappants de l'optique. NEWTON[1] a découvert que la lumière blanche se compose de rayons de différentes espèces, mélangés d'après des proportions données ; que ces rayons diffèrent en couleur et en réfrangibilité ; qu'ils forment une série qui varie graduellement du rouge au violet, et que les substances qui, placées en lumière blanche, paraissent colorées, ne doivent leurs couleurs

[1] *Phil. Transact.* 1671–72. VI, 3075 ; VII, 4059, 4087, 5004, 5012, 5084 ; VIII. 6086, 6108, etc. *Opuscula* II, 181.

qu'à la propriété qu'elles possèdent, de réfléchir surtout certaines espèces de rayons, tandis qu'elles absorbent ou transmettent le reste. A cette série, le Dr. HERSCHEL[1] a ajouté des rayons calorifiques, moins réfrangibles que les rayons rouges, et RITTER[2] et le Dr. WOLLASTON[3] ont découvert, au delà du violet, des rayons encore plus réfrangibles, qui noircissent les sels d'argent.

D'après NEWTON, on a généralement admis que les rayons lumineux, séparés autant que possible par réfraction, montrent sept couleurs différentes, qui dans le spectre occupent des places qui sont à peu près dans les rapports de la gamme ascendante du mode mineur en musique. Ces observations étaient pourtant très imparfaites et l'analogie [avec les sons] absolument imaginaire. Le Dr. WOLLASTON[4] a déterminé bien plus exactement qu'on ne l'avait fait avant la manière dont l'image colorée [le spectre] est divisée : en regardant une ligne lumineuse très-fine à travers un prisme, il produit une séparation des couleurs plus complète qu'on ne peut l'obtenir par la méthode ordinaire, en projetant l'image du soleil sur un mur. Formé de cette manière, le spectre se compose de quatre couleurs seulement, *rouge, vert, bleu* et *violet,* et les espaces qu'elles occupent dans le spectre sont dans le rapport de 16, 23, 36, 25, en mettant la longueur totale du spectre à 100. Le rouge occupe environ un sixième, le vert et le violet environ un quart, et le bleu environ un tiers de la longueur totale. Entre ses limites, chaque couleur ne varie guère en qualité, mais bien en clarté [brightness]; la plus grande intensité se trouve dans la partie du vert la plus voisine du rouge. En général on observe une ligne jaune très fine à la limite entre le rouge et le vert, mais sa largeur ne dépasse guère celle de la fente lumineuse et le Dr. WOLLASTON l'attribue à un mélange de la lumière rouge et verte....

[1] On heat and light. *Phil. Trans.* 1800.

[2] *Gilberts Ann.* VII, 527 ; XII, 409.

[3] Ph. Tr. 1802, p. 365. Voir aussi SCHEELE : On Air and Fire London 1780, § 66.

[4] Ph. Tr. 1802, p. 365.

...... SIR ISAAC NEWTON a observé qu'on peut imiter l'effet de la lumière blanche sur la vue, par un mélange de couleurs prises dans les différentes parties du spectre, en laissant de côté les autres, qui, dans les circonstances ordinaires, font partie de la lumière blanche. Si par exemple on enlève la moitié de chacune des quatre parties principales, le mélange des parties restantes conservera encore l'apparence du blanc. Il est donc probable que les différentes portions de chacune de ces quatre parties du spectre ont exactement le même effet sur l'œil.

Il est certain qu'on peut produire une sensation parfaite de jaune et de bleu par un mélange de lumière rouge et verte, et de lumière verte et violette. Et il y a des raisons pour admettre que ces sensations sont toujours composées d'une combinaison de sensations separées. Cette supposition simplifie au moins la théorie des couleurs ; on peut donc l'admettre avec avantage jusqu'au jour où on la trouverait incompatible avec un phénomène quelconque. Nous allons donc considérer la lumière blanche comme composée d'un mélange de trois couleurs seulement, *rouge, vert* et *violet,* dans la proportion d'environ deux parties de rouge, quatre parties de vert et une partie de violet, quant à la quantité ou intensité des sensations produites.

En mélangeant, dans des proportions convenables, des substances qui montrent ces couleurs dans leur plus grande pureté, et en exposant le mélange à une lumière suffisamment forte, on obtient l'apparence d'un blanc parfait. Dans une lumière plus faible le mélange paraît gris, ayant la teinte qu'on obtient en mélangeant le noir et blanc, si on considère comme noirs les corps qui réfléchissent la lumière blanche dans une proportion très faible. Pour les mêmes raisons, un mélange de substances vertes et rouges paraît en général plutôt brun que jaune, et beaucoup de couleurs jaunes deviennent brunes, lorsqu'on les applique en couche épaisse, ou lorsqu'on les mêle avec du noir. On peut combiner des sensations de différentes espèces de couleurs d'une manière bien plus satisfaisante en peignant [différentes parties de] la surface d'un disque circulaire avec différentes couleurs ; en le faisant tourner assez vite pour que le tout paraîsse être une teinte uniforme, on obtient une combinaison de teintes résultant du mélange des couleurs. (Tab. II. Fig. 96—99.)

Les trois sensations simples nous donnent d'abord sept couleurs primitives. Mais comme on peut les mélanger dans la proportion qu'on veut, le nombre de teintes augmente de manière à dépasser tout calcul. Les trois sensations simples étant *rouge*, *vert* et *violet*, les trois combinaisons binaires sont *jaune*, composé de rouge et de vert, *cramoisi*, combinaison de rouge et de violet, et *bleu*, combinaison de vert et de violet. La septième est la lumière *blanche*, composée de toutes les trois réunies. Mais le bleu qu'on produit en combinant ainsi la totalité des rayons verts et violets, n'est pas le bleu du spectre, car quatre parties de vert et une partie de violet donnent une couleur bleue qui ne diffère que très peu du vert, tandis que le bleu du spectre semble contenir autant de violet que de vert. C'est aussi pour cette raison qu'un mélange de rouge et de bleu donne en général une couleur pourpre, dont la teinte montre une prédominance de violet.

On pourrait exposer à l'œil toutes les combinaisons possibles de trois couleurs à la fois. Deux des couleurs devraient être placées en forme de triangles opposés [?] sur une surface, qu'on mettrait en rotation, tandis que la troisième devrait être placée en projections perpendiculaires à la surface. A mesure que ces dernières passeraient par leurs différentes positions augulaires, elles exposeraient plus ou moins de leurs côtés colorés à un œil placé obliquement [par rapport au disque en rotation]. Le seul changement qu'on pourrait encore faire subir à une de ces teintes dépendrait uniquement des différents degrés d'éclairage. On peut obtenir le même effet en mélangeant les couleurs en différentes proportions avec un pinceau, en prenant trois points équidistants comme centres des couleurs respectives. (Tab. II. Fig. 100.)

La théorie des couleurs de YOUNG est certainement, de toutes ses découvertes, celle qui a le plus contribué à sa gloire, en ce qui concerne l'optique physiologique, et parmi ses partisans on peut compter des hommes comme MAXWELL, HELMHOLTZ et A. KOENIG. Néanmoins, il me paraît douteux que cette théorie représente réellement un progrès, et il me semble que les expressions que YOUNG emploie dans ses leçons, indiquent qu'il avait lui-même des doutes que les choses se passent ainsi en réalité. Le fait fondamental sur lequel elle se base est celui-ci. On peut choisir trois couleurs spectrales de manière à ce qu'on puisse produire toutes les nuances existantes en les mélangeant. Ce fait n'est toujours pas contesté, à ce que je sache, et rien n'empêche par conséquent de se figurer les choses se passant comme YOUNG l'admettait. Mais j'avoue que la théorie me paraît avoir plutôt pour effet de compliquer les phénomènes que de les expliquer. L'opinion de NEWTON n'était évidemment pas, que chaque élément de la rétine fût en rapport avec une série infinie de fibres nerveuses, dont chacune n'était en état de conduire qu'une seule sorte d'impression. Il est plus naturel de comprendre que chaque élément soit en rapport avec une seule fibre, et que les molécules de cette fibre puissent osciller de beaucoup de manières différentes, et conduire ainsi les impressions les plus différentes au cerveau. Je ne vois pas ce qui empêche d'admettre cette explication ou une autre analogue, qui serait à mon avis, en réalité plus simple[1]. Il ne serait pas plus difficile de se figurer un tel mode de propagation, qu'il ne l'est de se figurer la manière dont les rayons lumineux du soleil peuvent se propager jusqu'à nous par les vibrations de l'éther.

Les partisans de la théorie de YOUNG considèrent comme un avantage de n'être obligés d'admettre qu'un seul mode de propagation de l'impression dans les nerfs ; ils rappellent la manière dont les impressions se propagent dans les nerfs moteurs, où l'on ne connaît que deux états, celui d'irritation et celui de repos. L'explication du dernier fait est probablement plutôt que les muscles n'ont qu'une seule manière de répondre à une irritation quelconque des nerfs ; il ne prouve pas que les nerfs ne peuvent pas conduire une infinité d'impressions différentes, et il me semble que la manière dont fonctionnent les autres sens, s'explique mieux avec cette hypothèse.

Un autre avantage de la théorie serait de faciliter l'explication des dyschromatopsies. On ne peut pas dire que ce que nous en savons concorde très bien avec la théorie de YOUNG. Les daltonistes ordinaires (*bichromates*) s'expliquent encore assez bien, en admettant que l'une des couleurs fondamentales des *trichromates* fasse défaut ; mais les

[1] Un essai de ce genre a été fait par KRENCHEL, dont le mémoire „Ueber die Hypothesen von Grundfarben", Graefe's Archiv. 1880, contient beaucoup de remarques très justes sur la vision des couleurs.

monochromates, qui du reste sont très rares, ne semblent avoir qu'une seule couleur fondamentale, qui diffère de celles des trichromates ; et les nombreuses personnes qui possèdent le système trichromate anormal, système découvert, il n'y a pas très longtemps, par Lord Raleigh, semblent avoir au moins une des couleurs fondamentales, différente de celles des personnes normales[1]. — Je dois du reste dire que la théorie concurrente de E. Hering ne me semble pas s'adapter mieux aux faits connus.

Je me permettrai encore d'attirer l'attention sur la question 23 de Newton. Depuis quelque temps on emploie pour l'éclairage des microscopes des tiges de verre, dont l'une des surfaces terminales se trouve près d'une source lumineuse, tandis que l'autre est placée au-dessous du microscope. Une fois entrés dans la tige les rayons lumineux ne peuvent plus en sortir, puisqu'ils rencontrent tout le temps la surface cylindrique sous des angles qui dépassent celui de réflexion totale. Le faisceau sort donc de l'autre bout, sans autre perte que celle due à l'absorption. Si je comprends bien les expressions de Newton, c'est à peu près ainsi qu'il se figure que les ondes lumineuses se propagent directement jusqu'au cerveau. Les fibres nerveuses formeraient donc comme des appendices optiques à l'œil, et la transformation d'action physique en action physiologique n'aurait lieu qu'au cerveau même. — L'hypothèse est très spirituelle et mérite bien l'attention ; je ne vois pourtant pas le moyen de la concilier avec la vitesse relativement faible de la propagation dans les nerfs et avec d'autres faits connus. En tout cas il me semble bien difficile de se figurer que la propagation dans les nerfs se fasse autrement que par une espèce d'ondulation, ce mot pris dans le sens dans lequel Young l'emploie.

[1] Je ne voudrai pas que ces remarques fussent considérées comme contenant un blâme jeté sur les beaux travaux, qui, dans ces dernières années, sont sortis du laboratoire de Berlin (A. Koenig et ses élèves). On remarquera au contraire dans ces travaux une tendance très louable à éviter toute influence d'une théorie quelconque. Je ne le voudrais surtout pas, parce qu'il me semble que ces auteurs suivent le seul chemin possible pour arriver à avoir des idées nettes sur la perception des couleurs, le daltonisme, etc., en travaillant avec des couleurs, dont la longueur d'onde est connue.

IV. LA VISION

LA VISION

LEÇONS SUR LA PHILOSOPHIE NATURELLE ET LES ARTS MÉCANIQUES

LONDON 1807. CHAP. XXXVIII

L'intermediaire par lequel nous faisons connaissance avec la plupart des objets qui nous entourent est l'œil, organe qui présente à l'observateur attentif un arrangement de différentes substances si exactement et si délicatement adaptées aux besoins de la vision, qu'on ne peut s'empêcher d'admirer à chaque instant la sagesse avec laquelle chaque partie est ajustée au reste et le tout arrangé de manière à concourir au même but. Les résultats si éloignés de ce que promet le simple aspect, concordent si bien, que c'est seulement après des recherches laborieuses qu'on est parvenu à comprendre la nature et les fonctions de cette merveilleuse construction, dont le mécanisme laisse loin derrière lui toute rivalité de l'art humain.

Description de l'œil. — L'œil forme un sphéroïde irrégulier, mais qui ne diffère pas beaucoup d'une sphère. Il est principalement constitué de substances transparentes, de différente densité optique, calculées de manière à réunir les rayons lumineux qui divergent de chaque point de l'objet, en un foyer sur sa surface postérieure, laquelle possède la faculté de transmettre à l'esprit l'impression de la couleur et de l'intensité de la lumière, ainsi que l'idée de la situation du point focal, déterminée par la position angulaire de l'objet. (Tab. III. Fig. 101.)

La première réfraction a lieu à la surface antérieure de la *cornée,* la membrane transparente, qui fait saillie en avant de la sphère oculaire. Mais la cornée, qui est très près d'être d'épaisseur égale, ne produit elle-même que peu d'effet. Elle sert surtout à donner à l'*humeur aqueuse,* qui la remplit et la maintient tendue, une forme convenable. L'humeur aqueuse est en partie divisée en deux par l'uvée, ou *l'iris,* membrane de couleur différente chez les différents individus, et qui est perforée au milieu par la *pupille.* Immédiatement derrière l'iris et attachés à sa base, se trouvent les *procès ciliaires,* dont les sommets forment comme une courte frange en avant du *cristallin.* Ce dernier est formé par une substance bien plus réfringente que l'humeur aqueuse, et dont la densité augmente vers le milieu. Le reste de la cavité oculaire est rempli du *corps vitré,* liquide logé dans un tissu cellulaire, formé de membranes extrêmement fines. La *rétine* revêt le côté concave de la paroi postérieure de la cavité. A moitié transparente, elle est supportée par la *choroïde,* membrane noire ou brune, extrêmement opaque, qui forme la continuation de l'iris et des procès ciliaires. A l'endroit où la rétine se joint au *nerf optique,* la choroïde est nécessairement perforée, et une petite partie de la rétine est presque insensible à cet endroit. Le tout est entouré de la sclérotique, membrane opaque qui forme la continuation de la cornée.

Image rétinienne. — Après avoir passé par la cornée et traversé la pupille, les rayons lumineux sont rendus encore plus convergents par le cristallin et viennent se réunir en foyer sur la rétine. Ils forment ainsi une image qui, d'après les lois ordinaires de l'optique, est renversée, car les rayons centraux de tous les faisceaux se croisent un peu en arrière de la pupille. Il est facile d'observer cette image dans un œil mort, en mettant à nu la surface postérieure de la rétine. (Tab. III. Fig. 102.)

Avantages de la construction optique de l'œil. — Cet arrangement des différentes substances réfringentes offre beaucoup d'avantages. Si la surface de la cornée avait été plus convexe, elle n'aurait pas, à elle seule, pu réunir les rayons latéraux d'un faisceau direct en un foyer parfait, à moins que sa courbure n'ait changé vers les bords, et, en ce cas, les faisceaux obliques auraient subi des aberrations plus fortes et n'auraient pas pu être réunis en foyers sur la rétine. Une deuxième réfraction accomplit ces deux fonctions d'une manière bien plus complète et a aussi l'avantage d'admettre une quantité de lumière plus grande. Ensuite, s'il y avait eu un changement brusque de densité aux surfaces cristalliniennes, une réflexion aurait eu lieu à chacune de ces surfaces, et la vue distincte d'un objet lumineux quelconque aurait été gênée par l'apparition d'un nuage lumineux ; cet inconvénient est écarté par l'augmentation graduelle de densité vers le milieu, qui a aussi pour effet de rendre le cristallin équivalent à une lentille de la même grandeur, mais bien plus réfringente. — La densité plus faible des parties latérales empêche en même temps l'aberration ordinaire des surfaces sphériques, qui produit une réfraction trop forte des rayons latéraux des faisceaux directs, et elle a pour effet de faire tomber le foyer des faisceaux obliques exactement ou presque exactement sur la surface concave de la rétine dans toute son étendue.

Les remarques que Young fait ici ont une grande importance pour l'étude de la dioptrique oculaire.

Il fait d'abord remarquer que la cornée aurait dû être bien plus convexe pour produire à elle seule toute la réfraction oculaire, et comme l'aberration de sphéricité augmente avec le cube de la courbure, elle aurait en ce cas atteint des degrés très considérables ; pour obtenir une image à peu près bonne, il aurait alors été nécessaire de diminuer démesurément le diamètre pupillaire, ce qui aurait enlevé trop de lumière. — La répartition de la réfraction sur plusieurs surfaces de moindre courbure est du reste un des moyens qu'on emploie le plus souvent dans les instruments d'optique pour diminuer l'aberration de sphéricité. — On aurait bien pu diminuer l'aberration d'un faisceau direct par un aplatissement de la cornée vers les bords, mais un tel aplatissement — qui du reste existe en réalité — aurait produit une aberration énorme des faisceaux obliques, pour lesquels il serait préférable que le milieu fût plus aplati que la périphérie.

Malgré la répartition de la réfraction oculaire à ces différentes surfaces, l'aberration de l'œil aurait encore été très considérable, s'il n'y avait pas d'autres précautions prises. Je calcule que si les surfaces avaient été sphériques et l'indice du cristallin uniforme, l'aberration aurait été près de quatre dioptries, en prenant 5^{mm} pour l'ouverture pupillaire. Autrement dit, un œil qui serait emmétrope pour des rayons centraux, aurait eu une myopie d'environ quatre dioptries pour les rayons périphériques du même faisceau. Mais c'est un fait qu'il existe un nombre assez grand d'yeux qui sont exempts d'aberration de sphéricité (ceux de Young et de Helmholtz par exemple), et quelques-uns même l'aberration surcorrigée (voir pag. 187). Cet effet est dû en partie à l'aplatissement périphérique de la cornée, mais surtout à la diminution d'indice vers la périphérie du cristallin ; le dernier de ces deux facteurs est de beaucoup le plus favorable aux faisceaux obliques.

Young croyait que la diminution d'indice vers la surface du cristallin allait jusqu'à rendre la différence d'indice entre cette dernière et l'humeur aqueuse à peu près nulle, de manière à ce qu'il n'y eût pas de réflexion aux surfaces cristalliniennes. Nous savons maintenant que ce n'est pas le cas : il se fait sur ces surfaces une réflexion, qui produit les images de Purkinje. Mais la conséquence en est aussi celle que Young prévoyait, à savoir, qu'une partie de la lumière réfléchie est de nouveau réfléchie à la surface antérieure de la cornée et revient vers la rétine. C'est cette lumière que j'ai désignée comme la lumière nuisible, et qui forme la cinquième et la sixième images catoptriques de l'œil, que j'ai décrites dernièrement (Revue générale des sciences 15 Décembre 1892). — Mais il va sans dire, que toutes ces images auraient été bien plus brillantes si l'indice du cristallin avait été uniforme, ce qui forme encore un avantage de sa structure spéciale.

Renversement de l'image. — On s'est souvent occupé de la question de savoir pourquoi nous voyons les objets dans leurs positions naturelles, l'image rétinienne étant en réalité renversée ; on a eu tort, car la situation d'un foyer dans la partie supérieure de l'œil n'est certainement pas une raison pour admettre que l'objet correspondant ait une position élevée. Nous considérons comme partie inférieure d'un objet celle qui est la plus rapprochée du sol ; et comme l'image rétinienne d'un tronc d'arbre est en contact avec l'image du sol, on en conclut tout naturellement que le tronc même est en contact avec le sol réel. L'image des branches étant plus éloignée de l'image du sol, nous en concluons nécessairement que les branches sont plus élevées que le tronc. Il est bien plus simple de comparer l'image du parquet avec l'image de nos pieds, qui est en contact avec elle, qu'avec la situation réelle de notre front, près duquel l'image se trouve en réalité, mais par un pur hasard, et avec laquelle il serait impossible de la comparer, au moins autant que nous basons notre jugement sur une sensation immédiate.

[L'influence de] l'instinct. — Nous sommes certainement à chaque instant obligés d'appeler l'expérience en aide pour corriger les erreurs d'un des sens par la comparaison avec les perceptions des autres. Il me semble que certains savants se sont trop avancés en déclarant que l'usage de tous nos sens est dérivé de l'expérience seule, sans vouloir admettre l'existence d'un instinct à côté d'elle. Sans autre preuve que leur propre imagination, ils ont nié l'observation, relatée par Galien, sur les instincts d'un chevreau, observation qui est trop digne de foi pour pouvoir être réfutée par une simple négation. Séparé de sa mère au moment de sa naissance, le petit animal courut un instant après vers quelques plantes vertes, qu'il se mit à flairer et puis à brouter et à avaler. Il n'est pas possible de se figurer comment l'expérience aurait pu mener le chevreau à se sentir tenté par la vue de sa nourriture, à faire agir ses muscles locomoteurs pour s'en rapprocher et la flairer, et comment l'odeur aurait pu l'amener à la mâcher, et le goût à l'avaler, s'il n'avait pas été pourvu de quelques instincts fondamentaux, dus à la même intelligence, qui a calculé l'ajustement de l'œil de manière à ce que le cristallin soit en état de produire une image parfaite de tous les objets environnants, et que la rétine ait la forme exacte qui convient pour recevoir l'image, qui s'y forme.

Il me semble que ces mots de Young peuvent encore trouver leur application aujourd'hui. Les théories empiristiques exercent nécessairement une grande attraction sur l'esprit, parce qu'elles essaient de donner une explication de faits devant lesquels les théories nativistiques sont obligées de s'incliner avec un „non possumus". La grande influence qu'a eue v. Helmholtz sur la direction des études modernes d'optique physiologique, a également contribué à donner cours aux théories empiristiques. J'exposerai ailleurs quelques points, où il me semble que le grand physicien de Berlin a poussé un peu loin sa prédilection pour les théories empiristiques. — Depuis quelque temps on a essayé de modifier les théories empiristiques dans le sens Darwinien, en admettant que les qualités en question sont le résultat d'expériences faites, non par l'individu, mais par le *genus*. Il n'y a rien à mon avis qui empêche de se figurer que les choses se sont passées ainsi, mais il faut bien remarquer que, prises en ce sens, les théories empiristiques ne diffèrent guère des théories nativistiques, les qualités étant alors congénitales dans le même sens que, par exemple, la forme actuelle de nos organes ; et il y aura lieu de distinguer nettement entre ce qu'on peut supposer appris par l'individu même, et ce qui est dû à l'expérience du *genus*.

La sensibilité de la rétine. — Toute la surface de la rétine semble en général occupée par une telle image ; il n'y a cependant qu'une petite partie voisine de l'axe qui possède la faculté de transmettre des impressions distinctes de petits objets. Mais cette vision parfaitement distincte, limitée à une petite tache, nous est bien plus utile que ne le serait une vision passablement bonne, étendue sur un champ plus grand ; en effet, grâce aux muscles extérieurs, il est facile de changer la position de l'œil de manière à ce que l'image d'un objet quelconque, placé devant nous, puisse être amenée à l'endroit le plus sensible de la rétine.

Il est facile de constater le défaut de sensibilité de l'entrée du nerf optique, en plaçant deux bougies de manière à ce que la distance de chacune d'elles à l'œil soit environ quatre fois plus grande que la distance qui les sépare ; en dirigeant l'œil droit vers la bougie qui se trouve à gauche, la bougie droite se perd en un nuage faiblement lumineux, son image rétinienne tombant sur l'endroit où la sensibilité fait défaut.

Le foyer de l'œil ; l'accommodation. Lorsque l'attention n'est pas dirigée vers un objet spécial, le pouvoir réfringent de l'œil est ajusté pour dépeindre nettement des objets situés à une certaine distance, qui diffère pour les différents individus, et qui en général augmente avec l'âge. En ouvrant les yeux subitement, sans préparation spéciale, on trouvera que ce sont seulement les objets éloignés qui paraissent aussi distincts qu'on puisse les voir ; mais sous l'influence de la volonté l'œil peut s'accommoder à distinguer nettement des objets rapprochés jusqu'à une certaine limite. A l'âge de 40 ou 50 ans le pouvoir réfringent de l'œil commence en général à diminuer, mais si sa force est trop grande, il arrive quelquefois que ce défaut persiste jusqu'à un âge très avancé sans changement. Il semble aussi qu'après l'âge de 50 ou 60 ans, la faculté de changer le foyer de l'œil est toujours très affaiblie, quelquefois même complètement perdue.

Le changement du cristallin pendant l'accommodation. — Le changement par lequel l'œil s'accommode à différentes distances a été pendant longtemps un sujet de recherches et de disputes, mais je crois la question actuellement tranchée : le changement est dû à une augmentation de la convexité du cristallin, produite par une cause interne. — Deux espèces d'arguments conduisent à cette conclusion. Les uns, négatifs, sont dérivés de l'impossibilité d'imaginer un autre changement qui pourrait produire l'accommodation, sans dépasser les limites données par les dimensions réelles de l'œil. On a aussi soumis l'œil à divers examens qui auraient certainement révélé l'existence d'un changement d'un autre nature, s'il existait. On a pu, par exemple, plonger l'œil dans l'eau, ce qui neutralise complètement l'effet de la cornée, sans qu'il en résultât aucune diminution du pouvoir accommodatif. On a aussi fixé l'œil, préalablement dirigé vers le nez, de manière à rendre absolument impossible un changement appréciable de sa longueur. D'autres arguments, positifs ceux-là, prouvent directement un changement de forme du cristallin. On les déduit de phénomènes particuliers concernant la réfraction et l'aberration de l'œil dans ses différents états, et qui montrent que les surfaces du cristallin, à peu près sphériques en état de repos, prennent, pendant l'accommodation, une autre forme, qu'on est en état de déterminer. La seule objection qui ait été faite contre cette conclusion, se base sur l'existence d'un faible pouvoir accommodatif qu'on a cru avoir constaté dans un œil dont on avait extrait le cristallin. Le fait n'a pas été suffisamment prouvé, et l'accommodation apparente n'était guère considérable. Même s'il était prouvé qu'un œil privé du cristallin fût capable d'un faible changement, on ne peut pas en conclure qu'il pourrait exécuter un changement cinq ou dix fois plus grand.

Ce qui précède est un résumé du mémoire sur le mécanisme de l'œil. La preuve directe dont il est question consiste dans la surcorrection de l'aberration de sphéricité que Young avait constatée pendant l'accommodation (Voir page 180—81).

Fonctions de l'iris. — Par ses variations l'iris sert à arrêter une partie de la lumière qui a traversé la cornée, lorsque son intensité serait trop grande. — Au jour, la pupille est donc généralement petite ; son ouverture, plus grande pendant la nuit, prête à l'œil une apparence plus brillante. — L'iris arrête les rayons qui rencontreraient des parties incapables de les réfracter régulièrement, et sa contraction pendant le regard de près diminue la confusion que produisent les cercles de diffusion lorsque l'œil ne peut pas s'accommoder complètement. Même dans un œil parfait, une contraction de la pupille accompagne presque toujours la diminution de la longueur focale ; on s'en aperçoit facilement en se rapprochant de plus en plus d'une glace et en observant la grandeur pupillaire, à mesure qu'on se rapproche de l'image. Il est difficile d'indiquer une raison de ce changement de la grandeur pupillaire, dans les limites de la vision distincte, à moins d'admettre que les parties marginales du cristallin prennent une forme irrégulière pendant l'accommodation. — L'iris est en outre d'une utilité tout à fait spéciale, en écartant telles parties des faisceaux lumineux latéraux qui, en rencontrant la cornée très obliquement, seraient trop réfractées — et en laissant seulement une partie plus petite et plus directe traverser la pupille.

On conçoit mieux le sens de la dernière phrase, en se figurant un œil privé de cristallin, et dont l'iris se trouverait dans un plan passant par le centre de courbure de la cornée. Dans un tel œil, tous les faisceaux obliques seraient centraux, et ne subiraient par conséquent pas de réfraction astigmate. Le même effet se produit dans l'œil humain, mais à un degré moindre, parce que l'iris est situé en avant du point nodal.

Optomètre. — On peut déterminer le pouvoir réfringent de l'œil d'une manière très convenable au moyen d'un instrument auquel j'ai donné le nom d'optomètre, nom que le docteur PORTERFIELD a employé le premier, à peu près dans le même sens. Lorsque deux ou plusieurs portions de rayons du même faisceau traversent des parties de la pupille séparées les unes des autres, elles ne se réunissent sur la rétine que lorsque la mise au point est parfaite. Lorsqu'on regarde, à travers deux petits trous ou fentes, un petit objet pour lequel l'œil n'est pas accommodé il paraît donc double, et si l'objet est une droite dirigée vers l'œil, chacun de ses points paraît double, excepté celui qui se trouve à la distance de la vision distincte ; de façon qu'on voit deux lignes qui se croisent en ce point. On peut donc déterminer la distance focale par un simple coup d'œil dans l'optomètre. On peut allonger l'échelle au moyen d'une lentille, ce qui permet d'obtenir l'effet d'une ligne plus longue, sans rendre l'instrument plus encombrant.

Myopie et Presbytie. — Lorsque le pouvoir réfringent de l'œil est trop grand pour permettre une vue distincte des objets éloignés, la pupille est souvent large, et on peut alors diminuer la confusion de l'image en clignant des paupières. A cause de cette habitude un tel œil est dit *myope.* On peut augmenter la divergence des rayons au moyen d'une lentille concave, qui forme une image virtuelle aussi voisine que l'exige la vision parfaite. — Un œil presbyte exige au contraire une lentille convexe, qui produit une image virtuelle, située au delà de l'objet. Il arrive souvent que non seulement on rend les rayons moins divergents, mais même qu'on les fait converger vers un foyer situé derrière l'œil, pour rendre la vue distincte. — Comme les presbytes ont habituellement une pupille très petite, ils ne prennent pas souvent l'habitude d'en couvrir une partie en clignant des paupières.

Vision simple. — Lorsque les deux images du même objet se forment sur des points correspondants des deux rétines, elles apparaissent comme une seule à notre esprit ; si au contraire elles tombent sur des points non correspondants, l'objet paraît double. On peut dire qu'en général tous les objets situés à la même distance apparaissent ou tous simples ou tous doubles, tant que les yeux gardent la même position. — Les axes optiques, ou, autrement dit, les directions de rayons, tombant sur les deux points de vision parfaite, se rencontrent [en état de repos] à une distance très grande, étant presque parallèles. Lorsqu'on regarde un point voisin, on les fait converger vers ce point par l'action des muscles externes de l'œil. Dans les yeux normaux, le pouvoir réfringent change en même temps, de manière à former une image distincte d'un objet, situé à cette distance. Chez beaucoup de personnes cette correspondance entre la direction des axes et la distance focale des yeux est invariable ; quelques-uns peuvent peut-être la varier à un degré très faible et il y a des personnes chez lesquelles l'accord est imparfait. — Mais chez la plupart, les deux yeux semblent invariablement liés ensemble quant au changement du pouvoir réfringent, et cela malgré la grande différence de pouvoir réfringent des deux yeux [en repos], qu'on rencontre quelquefois.

Jugement de la distance. — Dans certaines limites ces mouvements nous permettent de juger la distance d'un objet avec beaucoup d'exactitude ; et en dehors de ces limites le degré de netteté ou de confusion de l'image peut encore guider notre jugement. Nous jugeons les distances beaucoup moins bien avec un œil qu'avec deux, puisque nous sommes alors privés de l'assistance que nous fournit ordinairement la connaissance de la situation relative des deux axes optiques. Si, après avoir fermé un œil, on essaie de passer le doigt ou une baguette courbe, venant de côté, à travers un anneau, on réussit rarement du premier coup. — Un autre facteur, qui guide souvent notre jugement de la distance, c'est la connaissance de la grandeur réelle de l'objet dont nous observons la grandeur angulaire ; et d'un autre côté, notre connaissance de la distance, réelle ou imaginaire, d'un objet influe souvent sur notre jugement de sa grandeur réelle. La quantité de lumière absorbée par la couche d'air interposée, et l'intensité de la teinte bleue qu'elle communique aux objets, fournissent aussi des éléments à notre calcul inconscient. C'est ainsi que le brouillard augmente la distance apparente et par conséquent la grandeur qu'on attribue à un objet inconnu. — Pour juger la distance nous faisons aussi attention au nombre et à l'étendue des objets interposés : une église lointaine paraît plus éloignée, lorsqu'elle est située dans une contrée boisée ou accidentée, que lorsqu'elle se trouve dans la plaine. La distance d'un objet vu sur la mer paraît, au contraire, plus petite qu'elle ne l'est en réalité. La ville de *Londres* est certainement plus grande que celle de *Paris,* mais la différence semble au premier moment plus grande qu'elle ne l'est en réalité, probablement à cause de la fumée produite par le charbon, qu'on brûle à *Londres.*

Grandeur apparente du soleil et de la lune ; perspective aérienne. — Le soleil, la lune et les étoiles sont beaucoup moins lumineux près de l'horizon que lorsqu'ils sont plus élevés, à cause de la perte de lumière bien plus grande due à l'absorption par la couche plus épaisse de l'atmosphère que les rayons traversent alors. On observe aussi une quantité plus grande d'objets, placés à peu près dans la même direction ; nous sommes donc forcés de nous les figurer plus éloignés, et comme l'angle sous lequel ils paraissent reste le même, ils semblent plus grands. — Pour des raisons analogues la forme apparente du ciel étoilé sans nuages est celle d'une voûte aplatie, dont le sommet nous paraît bien plus rapproché que les parties horizontales. Une constellation paraît également plus grande près de l'horizon qu'au zénith. (Tab. III. Fig. 103.)

[Illusions produites par] la peinture. — Notre faculté de pouvoir juger la distance réelle des objets est un obstacle à l'illusion

que les peintres s'efforcent de produire. Quelques-uns des effets que produisent les objets situés à différentes distances peuvent cependant être imités dans une peinture plane. En supposant l'œil accommodé à une distance donnée, on peut représenter tous les objets situés à d'autres distances avec les mêmes contours diffus, qu'auraient leurs images rétiniennes. Si l'on néglige cet artifice, on obtient un effet dur et désagréable. — La géométrie descriptive fournit des règles pour imiter la grandeur apparente et la situation relative des objets, de manière à être parfaitement d'accord avec la réalité, et on peut encore améliorer la représentation de la distance en tenant compte de la perspective aérienne, c'est-à-dire de la perte de lumière et de la teinte bleuâtre que communique l'interposition d'une couche d'air plus ou moins épaisse entre nous et les différentes parties du paysage.

Les panoramas. — On ne peut certainement pas arranger un tableau de manière à ce que la distance focale des yeux et la direction des axes oculaires soient pareilles à ce qu'exigent les objets réels ; mais nous pouvons placer le tableau de manière à ce qu'aucun de ces critériums ne puisse nous aider beaucoup à découvrir l'illusion, et par l'interposition d'une large lentille on peut changer la marche des rayons lumineux, comme s'ils provenaient d'un tableau situé à une distance quelconque. — Dans le panorama, qui vient d'être exposé à plusieurs endroits en Europe, les effets d'un paysage naturel sont très bien imités. L'illusion est favorisée par l'absence de tout autre objet visible, et par la faiblesse de l'éclairage, qui contribue à masquer les défauts de la représentation, et à laquelle l'œil est en général préparé par le séjour prolongé dans le long corridor obscur qui mène à la salle d'exposition.

Durée des sensations [visuelles]. — L'impression que cause la lumière sur la rétine semble toujours avoir une certaine durée, d'autant plus grande que la lumière est plus forte, mais il est douteux que la rétine possède simplement la propriété des „solar phosphorus“ [phosphorescence], ou que le phénomène soit dû à son organisation spéciale. La durée de l'impression varie en général entre un centième de seconde et un demi-seconde ou plus. Elle est la cause de l'anneau lumineux qu'on observe lorsqu'on décrit rapidement un cercle avec un objet lumineux. Les étoiles filantes laissent également une traînée de lumière qui n'est pas toujours réelle. Lorsque l'éclat de la lumière est assez fort pour produire de la gêne, il laisse en général une tache permanente qui, pendant quelque temps, passe par différentes couleurs sans grande régularité, en se perdant peu à peu. Ceci peut pourtant être considéré comme un effet pathologique.

Images secondaires. — Lorsqu'après avoir fixé un petit objet vivement coloré, on dirige l'œil vers une surface blanche, il y apparaît une légère tache de même forme et de même grandeur que l'objet, mais de la couleur contraire, c'est-à-dire de la couleur qu'on obtiendrait en enlevant la couleur de l'objet à la lumière blanche. Cela tient probablement à ce que la partie affectée de la rétine ou du sensorium a perdu une partie de sa sensibilité pour la couleur à laquelle elle a été exposée ; d'où résulte que les autres rayons de la lumière blanche produisent un effet relativement plus fort. Un effet analogue se produit souvent lorsqu'on regarde un objet blanc ou gris sur un fond coloré, même en ayant soin de ne pas changer la direction du regard ; toute la rétine est alors influencée à peu près comme l'était une petite partie dans le cas précédent. Les ombres d'objets placés en lumière colorée montrent surtout très bien ce phénomène : l'ombre semble avoir la couleur contraire à celle de la lumière, même si elle est éclairée par une lumière plus faible de la même couleur que la forte. Il paraît que l'œil perd en partie sa faculté de distinguer les couleurs, lorsque la lumière est très faible — comme par exemple la lumière de beaucoup d'étoiles fixes, que le docteur Herschel a trouvée vivement colorée — et aussi lorsque la lumière est trop vive. — Lorsqu'une partie considérable du champ visuel est occupée par une lumière colorée, celle-ci paraît blanche ou plutôt moins colorée, qu'elle ne l'est en réalité. C'est ainsi qu'une feuille de papier blanc garde sa couleur blanche lorsqu'on éclaire la chambre avec la lumière jaune d'une bougie ou la lumière rouge du feu. Si l'on enlève une partie des rayons jaunes de la lumière de la bougie, en ne laissant que la partie réellement blanche, l'effet est presque le même que lorsqu'en enlevant les rayons jaunes de la lumière blanche on laisse du bleu (indigo). On observe également souvent que l'éclairage du jour, comparé avec celui d'une bougie, montre une teinte pourpre. (Tab. III. Fig. 104—106.)

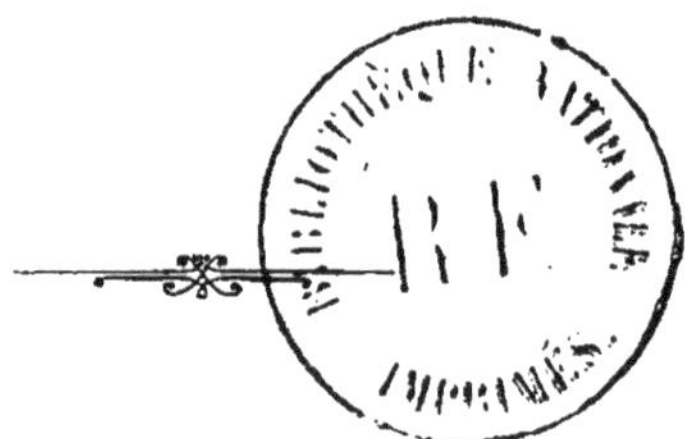

TAB. I

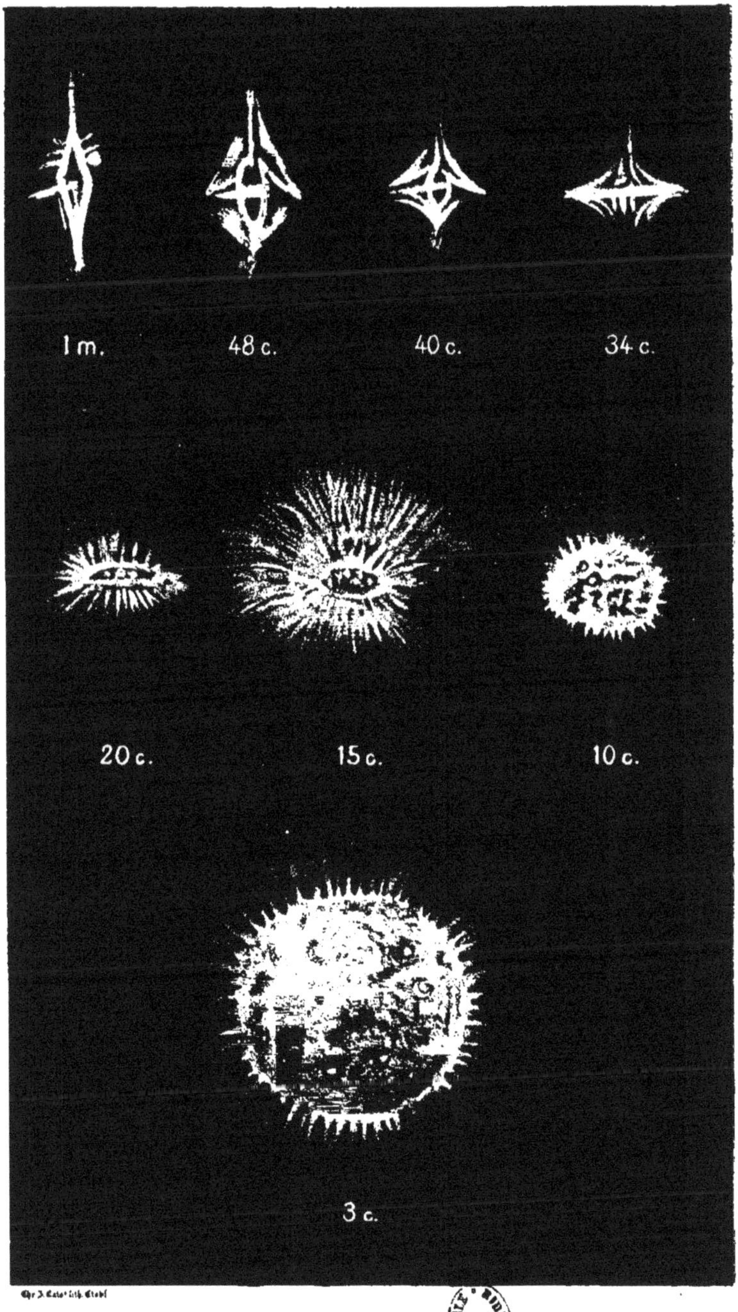

1 m. 48 c. 40 c. 34 c.

20 c. 15 c. 10 c.

3 c.

Chr J. Cato' lith. Etabl

Fig. 48. 1

Tab. II

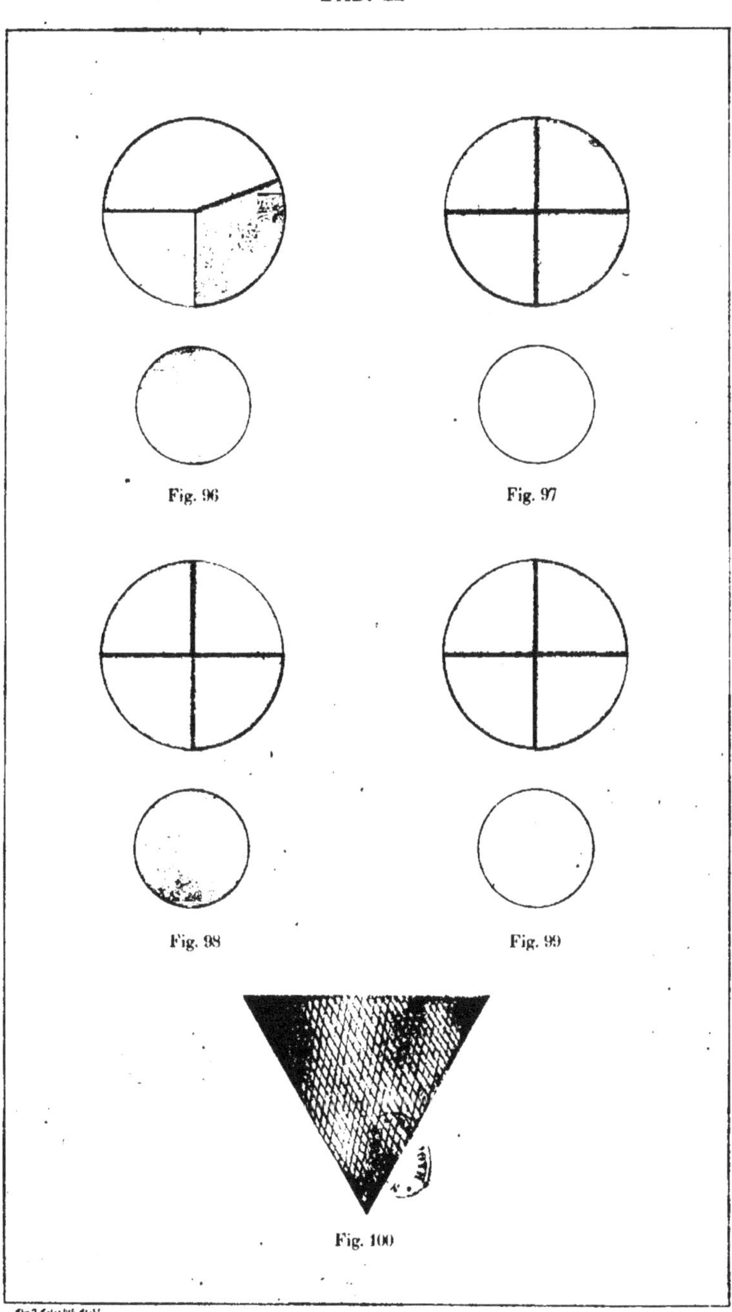

Fig. 96

Fig. 97

Fig. 98

Fig. 99

Fig. 100

TAB. III

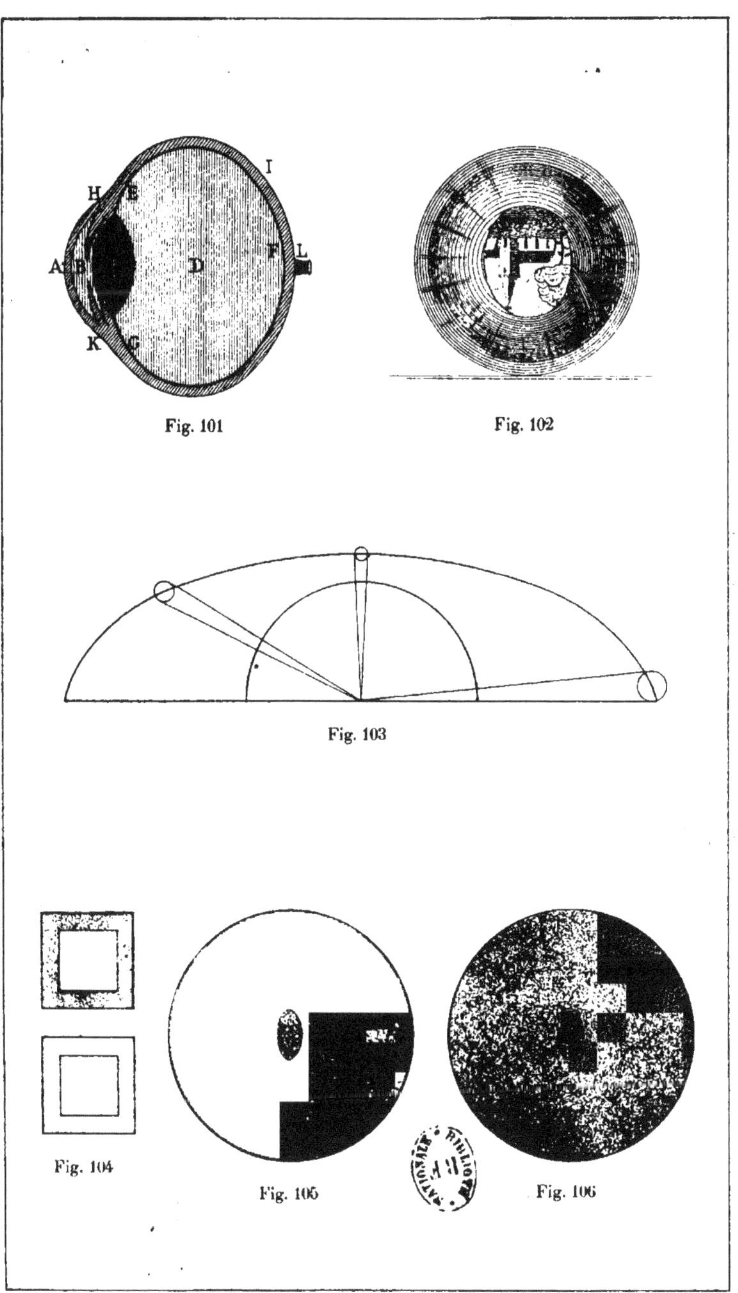

Fig. 101

Fig. 102

Fig. 103

Fig. 104

Fig. 105

Fig. 106

www.ingramcontent.com/pod-product-compliance
Ingram Content Group UK Ltd.
Pitfield, Milton Keynes, MK11 3LW, UK
UKHW020544180726
13838UKWH00001B/34

9 782329 335759